高等医学院校康复治疗学专业教材

人体发育学

（第二版）

江钟立　主编

華夏出版社

图书在版编目(CIP)数据

人体发育学/江钟立主编. -2版. -北京:华夏出版社,2011.10(2024.3重印)
高等医学院校康复治疗学专业教材
ISBN 978-7-5080-6618-9

Ⅰ.①人… Ⅱ.①江… Ⅲ.①发育-人体生理学-医学院校-教材 Ⅳ.①R339.3

中国版本图书馆CIP数据核字(2011)第200031号

人体发育学

江钟立 主编

出版发行 华夏出版社有限公司
(北京市东直门外香河园北里4号 邮编:100028)
经　　销 新华书店
印　　刷 三河市少明印务有限公司
装　　订 三河市少明印务有限公司
版　　次 2011年10月北京第2版
2024年3月北京第7次印刷
开　　本 787×1092 1/16开
印　　张 11.25
字　　数 274千字
定　　价 25.00元

高等医学院校康复治疗学专业教材(第二版)
组织委员会与编写委员会名单

组织委员会

顾　　问　吕兆丰
主任委员　李建军
常务副主任　董　浩　线福华
副主任委员　王晓民　高文柱　张　通　梁万年　励建安
委　　员　李义庭　付　丽　张凤仁　杨祖福　陆学一
马小蕊　刘　祯　李洪霞

编写委员会

学术顾问　卓大宏　周士枋　南登昆　吴宗耀
主　　审　纪树荣　王宁华
主　　编　李建军
副主编　董　浩　张　通　张凤仁
编　　委(以姓氏笔画为序)
江钟立　刘克敏　刘　璇　纪树荣　华桂茹
朱　平　乔志恒　李建军　李胜利　陈立嘉
陈小梅　陈之罡　张　琦　金　宁　赵辉三
恽晓平　贺丹军　桑德春　敖丽娟　付克礼

办公室主任　杨祖福　　**副主任**　李洪霞

《人体发育学》(第二版)
编委会名单

主　编　江钟立　南京医科大学

副主编　吴卫红　首都医科大学

编　委(以姓氏笔画为序)

江钟立　南京医科大学

吴卫红　首都医科大学

张　雁　首都医科大学

林　枫　南京医科大学

贺丹军　南京医科大学

高等医学院校康复治疗学专业教材
再版序言

高等医学院校康复治疗学专业教材第一版是由首都医科大学康复医学院和南京医科大学第一临床学院联合组织编写的，一大批具有丰富临床和教学经验、有高度责任感、有开创精神的老教授和康复医学工作者参与了教材的创建工作。本套教材填补了我国这一领域的空白，满足了教与学的需求，为推动康复治疗学专业快速发展做出了巨大贡献。

经过自2002年以来的各届学生使用后，根据教学反馈信息、康复医学的发展趋势和教育教学改革的要求，首都医科大学康复医学院又组织在临床、教学、科研、医疗第一线的中青年教授、学者，尤其以康复治疗学专业一线的专家为主，继承和发扬老一辈的优良传统，借鉴国内外康复医学教育教学的经验和成果，对本套教材进行修订和改编，力争使修订后的第二版教材瞄准未来康复医学发展方向，参照国际PT和OT教育标准，以培养高素质康复治疗专业人才为目标，以满足教与学的需求为基本点，在阐述康复治疗学理论知识和专业技能的同时，紧密结合临床实践，加强了教材建设改革和创新的力度，形成了具有中国特色的康复治疗学专业教材体系。

二版教材的修订和编写特点如下：

- 在对教师和学生广泛与深入调研的基础上，总结和汲取了第一版教材的编写经验和成果，尤其对一些不足之处进行了大量的修改和完善，充分体现了教材的科学性、权威性与创新性，并考虑其在全国范围的代表性与在本土的适用性。

- 第二版教材坚持了“三基（基本理论、基本知识、基本技能）、五性（思想性、科学性、启发性、先进性、适用性）”和“三特定（特定对象、特定要求、特定限制）”的原则，以“三基”为重心、以临床应用为重点、以创新能力为培养目标，在继承和发扬第一版教材优点的基础上，保留经典且注重知识的更新，删除了陈旧内容，增补了新理论、新知识和新技术。

- 第二版教材的内容抓住了关键，突出了重点，展示了学科发展和教育教学改革的最新成果，体现了培养高素质康复治疗学专业人才的目的。因其层次分明，逻辑性强，结构严谨，图文并茂，并且做到了五个准确——论点准确、概念准确、名词术语和单位符号准确、语言文字准确、数据准确，且材料来源可靠，所以属于现阶段的精品教材。

- 第二版教材共计19种，根据康复治疗学专业的要求，新增《职业关联活动学》1种。

1.《康复医学导论》由李建军教授主编，主要介绍康复与康复医学的基本概念、基础理论知识、康复医学的基本方法、康复医疗服务体系、康复专业人员教育和培养，以及残疾人康复事业等相关问题，是学习康复医学的入门教材。

2.《人体发育学》由江钟立教授主编，是国内第一部以新的视角论述人体发育与康复治疗理论的专著。

3.《运动学》由刘克敏主任医师和敖丽娟教授主编，是康复治疗理论的基础教材，内容包括：生物力学、正常人体运动学、运动障碍学、运动生理学、运动生化学、运动心理学。

4.《物理疗法与作业疗法概论》由桑德春主任医师主编，主要介绍物理疗法和作业疗法的发生、发展过程，与之有关的基本概念、基本理论、基本特点，以及学习、运用的基本方法。

5.《康复疗法评定学》由恽晓平教授主编，全书系统介绍康复评定学概念及理论、相关基础知识、评定原理、评定所需仪器设备和方法，以及临床结果分析，理论与临床操作相结合，兼顾学科新进展，是国内外首部，也是唯一一部全面、详尽论述康复评定理论与实践的专业著作。

6.《运动疗法技术学》由纪树荣教授主编，是国内第一部运动疗法技术学专著，详细介绍运动疗法技术的基本理论、常用的各种治疗技术及其在实际工作中的应用方法。

7.《临床运动疗法学》由张琦副教授主编，根据国际上运动疗法发展的新理念，结合国内运动疗法及其临床应用编写而成，是国内目前内容最全面的临床运动疗法学教材。

8.《文体疗法学》由金宁主任技师主编，主要介绍利用体育、娱乐项目对患者进行治疗的方法，是PT和OT的补充和延伸，也是国内第一部文体康复治疗的专著。

9.《理疗学》由乔志恒教授和华桂茹教授主编，内容包括物理疗法概论、各种电疗法、光疗法(含激光)、超声疗法、磁场疗法、温热疗法、水疗法和生物反馈疗法等。

10.《基础作业学》由陈立嘉主任医师主编，主要介绍现代作业疗法的基本理论、基本技术和基本方法，也是第一部此领域的专著。

11.《临床作业疗法学》由陈小梅主编，国内和日本多位具有丰富作业疗法教学和临床治疗经验的专家共同撰写，涵盖了作业疗法的基本理论、评定和治疗方法等内容，并系统地介绍了脑卒中、脊髓损伤、周围神经损伤、骨科及精神障碍等不同疾患的康复特点和作业治疗方法，内容全面，具有很强的实用性。

12.《日常生活技能与环境改造》由刘璇副主任技师主编，是我国国内有关残疾人日常生活动作训练，以及患者住房和周围环境的无障碍改造的第一部专著。

13.《康复心理学》由贺丹军主任医师主编，从残疾人的角度入手，论述其心理特征及康复治疗手段对康复对象心理的影响，将心理治疗的理论和技术运用于心理康复，是国内第一部康复心理学方面的专著。

14.《假肢与矫形器学》由赵辉三主任医师主编,内容包括:与假肢装配有关的截肢,截肢者康复的新观念、新方法,常用假肢、矫形器及其他残疾人辅具的品种特点、临床应用和装配适合性检验方法。

15.《中国传统康复治疗学》由陈之罡主任医师主编,内容主要包括中国传统医学的基本理论、基本知识,以及在临床中常用且比较成熟的中国传统康复治疗方法。

16.《言语治疗学》由李胜利教授主编,借鉴国际言语康复的现代理论和技术,结合国内言语康复的实践经验编写而成,是国内第一部内容最全面的言语治疗学教材。

17.《物理疗法与作业疗法研究》由刘克敏主任医师主编,是国内第一部指导PT、OT专业人员进行临床研究的教材,侧重于基本概念和实例分析,实用性强。

18.《社区康复学》由付克礼研究员主编,是PT、OT合用的教材,分上、中、下三篇。上篇主要介绍社区康复的最新理论、在社区开展的实践活动和社区康复管理知识;中篇主要介绍社区实用的物理疗法技术和常见病残的物理治疗方法;下篇主要介绍社区实用的作业疗法技术和常见病残的作业治疗方法。

19.《职业关联活动学》由吴葵主编,主要介绍恢复和提高残疾人职业能力的理论和实践方法。

在本套教材的修订编写过程中,各位编写者都本着精益求精、求实创新的原则,力争达到精品教材的水准。但是,由于编写时间有限,加之出自多人之手,难免出现不当之处,欢迎广大读者提出宝贵的意见和建议,以便三版时修订。

本套教材的编写得到日本国际协力事业团(JICA)的大力支持,谨致谢忱。

高等医学院校

康复治疗学专业教材编委会

2011年6月

《人体发育学》
再版前言

人体发育学是研究人生各个发展阶段中运动功能、智能、心理功能、社会功能、人格特征等发生和变化规律的学科。学习《人体发育学》对于加深理解康复治疗技术的内涵和外延，促进康复治疗技术的提高和创新具有重要的临床意义，是康复医学专业和康复治疗学专业的必修内容。

《人体发育学》第一版于2004年1月由华夏出版社出版，在早期全国大多数医学院校康复治疗学专业的教学中发挥了重要作用。本次修订再版根据国家教育部有关教材编写的思想性、科学性、先进性、启发性和实用性的基本要求，力求科学严谨，简明扼要，可理解性强，注重了理论联系实际，强调了实用性和对临床工作的指导性。

参加编写的人员都是具有丰富临床实践经验，并长期从事康复医学教学和临床工作的第一线的学者，结合自身的教学经验，参考国内外相关领域的研究进展，对原书存在的不足进行了认真的修改、补充和完善，尽可能使得本书适应飞速发展的医学形势的需要，更具有创新性、实用性和临床指导性。

本书以高等医学院校本科生康复治疗学专业教学为主要目标，也可作为康复医学专业技术人员和继续教育培训的基础教材，还可作为中等专业卫生学校康复医学师资培训的参考书，同样也适合于师范类、幼教类、保健类、护理类、特教类等专业学生的学习。

本教材的编写得到了首都医科大学康复医学院、南京医科大学、江苏省人民医院有关领导的关心和支持，在此我们表示衷心的感谢。对在编写过程中曾参阅的有关专家、学者的著作和文献，均以参考文献的方式列于书后，且在此致谢。对在编写过程中曾经给予帮助的其他同道也表示衷心感谢。

尽管我们高度重视本书的修订再版，对书稿进行了反复的核对和修改，但由于能力和水平有限，错漏之处在所难免，欢迎批评指正。

江钟立

2011年9月

目　　录

第一篇　总　　论

第二篇 各 论

第一篇　总　论

第一章 人体发育学概述

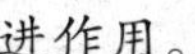

学习目标

1. 了解人体发育学的发展历史。
2. 熟悉发育学的概念。
3. 熟悉人体发育学的研究范围。
4. 掌握心理社会发育课题与发育危机。
5. 掌握人体发育学对康复治疗技术形成和发展的促进作用。

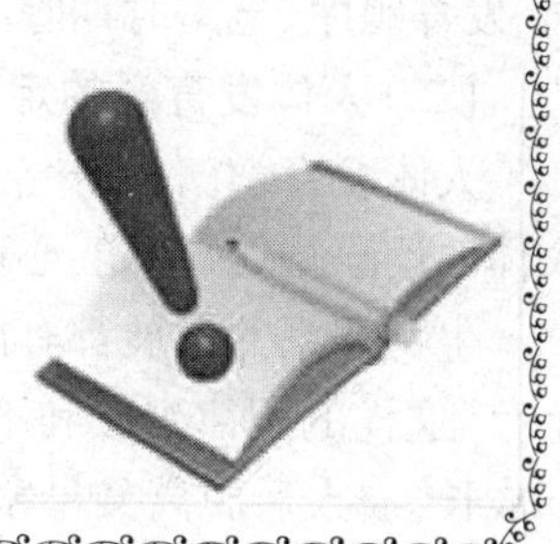

人体发育学是研究个体生命全过程的科学,它不同于组织胚胎学或细胞发育学,后者是从生物学的角度研究人体某一阶段的细胞或脏器的发育过程及其相应的生理功能状态,是人体发育学的一部分。每个人都是一个独立的个体,其生长发育受个体的环境如家庭养育环境、经验背景、社会环境以及所扮演的角色的影响。而且,人体的发育涉及生理、认知、情感和心理社会功能的发育过程,在不同阶段有其各自的发育特征。康复治疗技术是通过研究人体发育过程,建立针对促进不同发育阶段的方法,用于治疗因伤病导致的功能缺陷。因此,首先必须了解人体发育学的基本概念。

一、人体发育学基本概念

(一)发育学的概念

人体发育学属于发育科学(developmental science)的领域。发育科学是研究事物发生、发展及其变化规律的科学,研究对象是伴随时间过程而发生变化的物体。例如,天文学、地质学、考古学、生物学、历史学等,甚至包括许多其他社会科学,它们都可归类于发育科学的研究范围。发育科学的研究手段大都采用历史的方法,如史料记载、化石分析、遗迹观察等,研究事物变化的过程,判断事物发生和发展的各个阶段,推测其原因。因此,无法像自然科学那样,准确地解释事件的真相或科学地预测事物的发展情况。

发育一词来自英语 development, development,本身的含义是"内在隐藏着的东西逐渐显露出来的过程"(gradual unfolding)。人体的发育是个体内在的、固有的、潜在的功能随着时间的变化逐渐表现出其相应的特征,当然个体功能的显露和增进也是通过学习而获得的。

早期的心理学者认为发育和学习是两个相互独立的概念,代表性理论有"发育预定论",认为发育是一个由遗传基因所决定的发展过程,忽视了学习对功能完善和促进的作用。近些年的观点认为,发育是学习的一种特殊表现形式,两者是对立统一的结合体。

发育是一种固有的变化过程，是身体、认知、情绪、社会等各种功能有机地统合并伴随着时间而变化的过程。因此，发育包括成长和成熟两部分。

1．成长（growth） 成长指体格的增大，反映了量的变化，而质的变化被称为发育。发育的过程是无法直接观察到的，所能观察到的只是成长的过程，两者接近于同义。因此，发育也是指包含成长在内的到达成熟的过程，是量变和质变的过程。

2．成熟（maturation） 成熟有两层含义。生物学意义上的成熟是指生命体的结构和功能在有机结合成长的过程中成为完全发育状态，即机体具有相对稳定的结构和功能状态；心理学上的成熟是指内在自我调节机制的完成和完善状态，自我调节机制决定了个体发育方向、发育顺序、显露时期等一系列过程的完成状态。因此，成熟与遗传基因有密切的关系。

（二）人体发育学的定义

人体发育学就是研究人生的发育全过程的科学。人生发育全过程包括发育成长各阶段人体的运动功能、智能、心理功能、社会功能、人格特征等。

生物种系的发展都有出生、兴起、衰弱和再兴起这样的过程，并且按照生物进化论“适者生存”这样的规律延续和不断进化。新诞生的人类生命体在父母及周围大人的照料和教育下成长，成人后脱离父母家庭，开始独立生活、工作，然后与异性相遇、相爱结婚，生育子女，繁衍后代，最终衰老死亡。人体发育具体到每一个人来说，往往又有从胎儿的形成到婴幼儿的生长发育，从青少年的性萌动到逐步成熟的青年与成人，以及人到中年后步入老年、经历临终与死亡等这样的不同阶段。这就是普通人的一生必然经历的过程。

从胎儿期经婴幼儿期、儿童期到青年期的人体发育过程是个体功能逐渐走向成熟的过程，也可以说是个体的发育过程。但是，成人期后直至老年期出现了人体功能的衰退，很难用人体发育的术语来理解。诚然，随着年龄的增高，逐渐出现人的眼耳等生理功能的下降，跳、跑等瞬间暴发能力的衰退，计算能力和记忆力等的减退等等，这些都是衰老的变化，是客观存在的现实，仍属于整个人生过程的一部分。因此，无论是婴幼儿期、青年期或老年期，以人体生命轨迹为研究对象的人体发育学，应该包括生长和衰退这两种变化的过程。这也是学习和研究人体发育学的基本立足点。

人体的发育是遗传基因和环境因素相互作用的结果，是身体结构和功能沿着一定方向分化、发育、统合、多样化、复杂化的过程。人体发育涉及从诞生到死亡的整个人生阶段，是各个不同时期获得不同日常生活活动能力的连续过程，并按一定顺序进行。某一功能的获得是完成下一功能的前提，例如幼儿要会站和走，必须先学会坐和爬。人体身心发育的规律是可以预测的，但是学会或运用某一功能所需的时间则有个体差异，并不是一成不变的。

二、人体发育学研究范围

人体发育学主要研究人生发育的全过程。这一过程涉及到人的整个生命过程中的生物、心理和社会等各种发育的相关要素，包括人生各阶段的运动功能、智能、心理功能、社会功能以及人格特征等变化的规律。

（一）运动功能发育

运动功能发育是指运动功能随人体的成长而不断分化、多样化、复杂化的过程。运动功能的正常发育是一个有序的不断进行的过程。运动行为与年龄的变化几乎是一致的，而运动能力和技能则受遗传因素、身高、性别、性格及个体经历等因素的影响。所以，儿童期后，生活年龄和发育年龄常常是不一致的。发育包含了成长和成熟的过程加上生活经验而引起的一种变化性适应。

（二）心理功能发育

心理功能的发育大致由三大阶段组成：从婴儿期到青春期的性格形成阶段、成年期稳定阶段以及老年期至死亡的衰退阶段。人体发育，除了身体在生物意义上的发育、成熟以外，是一个伴随人的一生的过程。现代发育论认为，行为变化过程贯穿于从胎儿期到死亡的全部一生。行为变化过程反映了不同的个人的不同行为表现增强和减退的情况。例如，人进入老年以后，虽然身体的灵活性减退了，言语能力往往还在继续加强。尤其是对那些在不断学习和提高的人来说，当将言语和操作结合起来时，言语能力在人的一生中仍呈普遍增强的趋势（图1－1－1）。

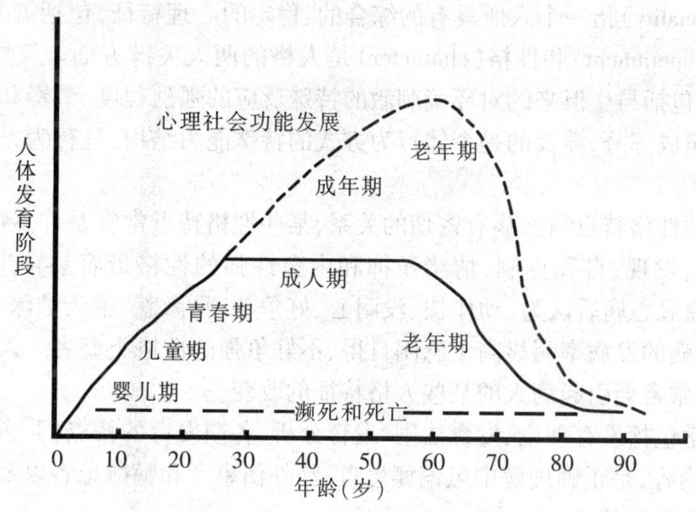

图 1-1-1　人体运动功能和心理社会功能发育过程

（三）智能发育

智能包括能力（ability）与智力（intelligence）。能力和智力是个性特征的重要方面，在一定程度上决定着一个人的成就。从医学的角度看，能力的鉴别有助于了解脑功能和器质性疾病方面的问题。

1．能力　能力是人顺利地完成某种活动所必备的心理特征。能力在活动中形成和发展，并在活动中表现出来。通常把能力划分为一般能力和特殊能力：一般能力是指完成各种活动都需要的共同能力，大致包括观察力、思维能力、记忆力、想象力、言语能力以及操作能力等；特殊能力是指从事某种特殊活动或专业活动所必须的能力。能力有个体差异，表现在年龄和特殊能力的类型上。

2．智力　智力属于一般能力，其核心是抽象逻辑思维能力。智力表现为对复杂事物的认识程度、领悟能力和在分析解决疑难问题时的正确性、速度及完善程度。智力同样存在着个体差异。就个体的发展来说，从出生到青春期智力伴随年龄迅速增长，以后逐渐减缓，到20～34岁时达到高峰，中年期保持在一个比较稳定的水平；就群体来说，智力在人群中表现为服从正态分布的规律，即非常优秀和较差水平的处于两个极端，而绝大多数人处于中间水平。智力的差异同样涉及到遗传和环境的影响。

(四)社会功能发育

基本的社会心理过程主要指社会知觉、人际吸引、人际沟通以及人际相互作用。

社会知觉(social perception)指对人、对己和对群体的知觉,指的是交往过程中人们之间的相互认识和了解。

人际吸引(interpersonal attraction)是人际关系的一种特殊形式,这里情感占有优势,在社会生活中,人们彼此之间不仅相互知觉、相互认识,而且也形成一定的情感联系。

人际沟通(interpersonal communication)指人们之间的信息交流过程,也就是人们在共同活动中彼此交流各种观点、思想和感情的过程,这种交流主要是通过言语、副言语、表情、手势、体态以及社会距离等来表示。在人际沟通过程中,发生人际相互作用。

(五)人格特征的形成

人格(personality)指一个人所具有的综合的、稳定的心理特征,包括需要、气质、性格、能力等。气质(temperament)和性格(character)是人格的两大关键方面。气质是先天的,基本由遗传决定,它包括与生俱来的对环境刺激的特殊反应的强烈程度、节奏和阈值。性格是人格的另一重要组成部分,涉及的是个体行为方式的特殊能力结构,是行为方式在不同层面的反映。

已经形成的性格特点与疾病有密切的关系,某些性格特点常常是许多疾病发生的基础。研究癌症的资料发现,自我克制、情绪压抑和内蕴性强的性格最容易罹患癌症;弗里德曼(Friedman)研究冠心病后认为,动作快、没耐心、好争斗、易激惹、整天忙碌、慌慌张张的性格类型者,其冠心病的发病率明显高于悠闲自得、不好争强的性格类型者。人格对疾病有重要的影响,疾病也常常会引起病人的某些人格特征的改变。

人体发育学包括发育理论、发育法则、发育分析、各期发育的特点(儿童期、青年期、成年期、老年期)等内容,是正确理解中风偏瘫患者、脑外伤患者和脑瘫患者以及其他疾病患者与伤残者的康复治疗的基础。

人体发育学的研究是以人的整个一生发展过程为研究对象的,应该视为人类历史研究的一部分。由于人一生跨越相当长的时间,而且经历许多不同的环境,因此每一个相关的学科,对人生发展过程的重要性各不相同。例如,观察人类行为的发展过程发现,最早是动物的生物学行为,然后是生物-社会性行为,及至最后是生物-心理-社会性行为。所以,人体发育学的研究需要采用生物学、心理学和社会学以及其他相关的领域等多学科交叉结合的方法,探讨和研究如何把人从胎儿期到死亡的生物、心理和社会过程结合起来,如何把相关的学科如历史、教育、哲学、经济学和卫生科学的有关发现结合起来。

三、人体发育学发展简史

(一)古希腊时期

回顾人体发育学的研究历史,最早的古希腊时期 Aristoteles(公元前384~322)就提出了生命体具有实现自我的潜能(entelechy)的观点,这种实现过程就是成长过程。到了17~18世纪,当时社会还不认为儿童有其独自发育阶段,只把儿童看成是"小大人"。

(二)17~18世纪

英国 Locke(1632~1704)提出人出生时是一张"白纸",孩子出生时不存在善良和邪恶,培养儿童的认知和习惯需要依靠教育的力量,通过学习和经验促进精神的发育。重复、模仿、赏罚等 Locke 的发育理论对现代学习理论产生了重要的影响。

法国 Rousseau(1712～1778)的某些思想类同于 Locke,认为孩子和成人有所不同,出生时就具备了自生的感性。他将人体的发育分为5个阶段,即幼儿期、儿童期、少年期、青年前期、青年后期——由感觉判断发育到情绪判断,最后上升到理性判断。Rousseau 本人并没有接受过正规教育,全靠自学,他的论点常常带有强烈的感情和敏锐的直观感觉,其理论随着时间的推移逐渐显露出矛盾,但为近代的自由教育开辟了途径。

(三)近代

到了近代,行为科学的发展为人体发育学的研究注入了新鲜血液,典型的代表人物有格塞尔(Gesell)、皮亚杰(Piaget)、Wallon、Watson、弗洛伊德(Freud)等。

1. 格塞尔(1880～1960)　是美国的小儿科医师,从分析小儿的行为入手,开始研究行为发育的原理。他认为人的行为方式不是偶然的产物,是一个经过胎儿、婴儿、幼儿、成人等有规律的成长过程。格塞尔从外部观察行为和反应来判断神经生理学的成熟度,建立了"发育诊断学",为中枢神经系统障碍的早期发现、治疗和预防发挥了重要的作用。

2. 皮亚杰(1891～1980)　是瑞士的心理学家,对现代心理学和教育学有着重大的影响。他着重于认知发育方面的研究,提出了独自的理论。将认知发育过程分为感觉运动期(0～2岁)、前操作期(2～7岁)、具体操作期(7～11岁)、形式操作期(11岁以上)等4个阶段。强调发育是一个由自我中心性向社会性发展的社会化过程。以言语表现为例,儿童最初处于不能区别自己和自己以外的状态,语言的表达都是以自我为中心的,随着成长逐渐表现出能够理解他人的立场和观点的态度。即孩童从最初的自闭阶段,然后逐渐到自我中心阶段,最后过渡到认同他人的人格状态。因此,社会化是皮亚杰发育理论的核心。

3. Wallon(1879～1962)　是法国的心理学家,认为儿童的发育依赖于社会的存在。孩子在同其他人的共同生活过程中,在与别人、集团、社会之间的纠葛和对立中而获得自身的感情,是一个自我觉悟、确立个体的"个性化"发育过程。因此,社会性是从个体发育的过程中获得的,是儿童生存和发育的绝对条件之一。

4. Watson　将 Pavlov 的条件反射理论用于人体的发育和适应,认为各种学习理论均适用于行为发育的过程。他预言给予某种条件或刺激,人体可以出现具有规律性的反应。根据学习理论,有关发育的各种内在的联系是不存在的,发育阶段也不能被设定。赞成此学说的还有 Hull、Skinner、Bandura 等学者。Bandura 认为出生后的经验和学习是至关重要的,提出了重视素质教育的成熟论,使得两者协调发展,建立了社会学习理论(social learning theory)。根据这一学说,遗传或生来就有的某些特性并不会随着发育和成熟而表现出来,而是通过经验、学习、培养的环境而表现出来。他还认为社会的观察学习(观察和学习他人的行为,变为自身的东西)是核心,人体的发育是社会学习的过程。常言道,孩子是父母的影子,双亲和教师是孩子的重要学习榜样。人为制造的模特儿或理想人物的观察学习,尤其是现代媒体对孩子的影响力极大。他的理论认为,人的行为发育是建立在社会学习基础上的。

5. 弗洛伊德(1856～1939)　创立了精神分析理论,认为人体的发育与人格的发育有关,特别是对儿童性欲的思考方法,使得发育研究者面向人生的早期阶段,创立了以力比多(libido,性或生的能量)为中心的独特的精神发育论,并将儿童的发育分为口欲期、肛门期、生殖器期、潜伏期、生殖期5个阶段,受到世人的重视。

6. 艾力克森(1902～1994)　将弗洛伊德的性心理阶段扩展为一生的心理发育,创立了独自的发育理论,将精神发育阶段延伸至老年期。艾力克森强调的是自我在社会结构中的发展,而非由于本能冲动所致。艾力克森的心理社会阶段从注意身体的一部分开始,逐步发展至关心社会层面的儿童行为。例如:弗洛伊德的口欲期认为婴儿的主要满足感来自吸吮和喂食;艾力克森则强调心理社会的发育,认为母亲是否能妥善照顾婴儿的需求会影响到婴儿对社会的基本信任感或不信任感的发育。又如:相对于弗洛伊德注重儿童大小便控制的肛门期,艾力克森则从社会心理的角度提出,训练排便习惯的同时,还着重身体控制协调能力及儿童生活空间扩展能力的训练,将这一期称为"自律和羞惭、怀疑"期。艾力克森认为心理社会发育的每一个阶段都存在着正反两种相对立的态度,在发育的不同阶段通过不断地平衡这两种对立态度的过程解决发育问题(通常都是较倾向正面态度)。这一对矛盾在每个阶段的发育过程中不可能完全获得解决,只是转变成个人心理社会发育过程的一部分,进而影响到下一阶段的发育。同时,艾力克森也强调社会经验文化对人格、心理发育的影响。当然,有些人也会因无法达到平衡的状态而不能顺利进入下一阶段,而一直停留在某一时期,甚至当某些特殊事件或挫折发生时(如弟妹的诞生,上学,生病,与所爱的人分离,迁移,家庭混乱等)会破坏原已建立的平衡,使某些儿童退回到上一阶段,这时就需要医师帮助这些儿童建立新的平衡,使之继续向下一阶段进展。

四、人体发育学基本观点

从出生到死亡的一生过程中每个人都会有丰富多彩的经历和经验。人生周期是一次生命的循环过程,即从受精卵→胎内发育→出生后发育→成长→成熟→衰老→死亡的过程。一个生命只有一次循环,然后一代一代地繁衍循环下去。所有的人都会经历这种循环周期。

儿童和年轻人的发育除了受家庭环境影响以外,必然与幼儿园或学校及其社区的环境密切相关,即社会环境因素对人体发育的影响相当重要。

人体的发育涉及整个人生,不能仅重视人体某些功能的发育,而应站在整体的立场上去研究人体发育,不能忽视身体的、精神的、社会发育的任何一个方面,而应协调地、综合地去看待和研究人体发育的全过程。艾力克森是这方面非常优秀的研究者,他继承了弗洛伊德的精神分析理论,并将其拓展为精神社会发育理论,提出人生周期分为 8 个阶段,即在弗洛伊德的 5 个阶段的基础上添加了从成人期至死亡的 3 个阶段。艾力克森的人生周期中包含了渐进(epigenesis)的意义,即某一发育阶段从时间和空间上是在前一阶段的基础上产生的,但人生周期的各个阶段不是顺序的延续,而是呈台阶样发展的,按序进入人生终点,是一个渐进发育的过程,又称渐进发育理论。

人生不是静止的,而是一个动态过程。随着时代的变迁,艾力克森的精神社会发育理论也需要不断修正和完善。例如,人类寿命的延长,原发育阶段的区分是否仍然合理?随着自然环境和社会环境的急剧变化及大规模的改变,会对人的身体和精神产生什么样的作用?对人体的发育又有哪些影响?随着社会文明的进步,男女平等参与社会活动的机会越来越多,各个发育阶段又会出现哪些变化?这些都是必须重新审视的问题,需要有新的理论体系来回答这些问题。

(一)精神社会课题和发育危机

艾力克森认为,在人体发育的各个阶段都有其固有的发育课题,同时也伴随着发育危机。所谓发育课题是由社会结构和传统方法决定的各发育阶段的固有的任务,是人体发育必要的动机。即人离开社会环境是无法生存的，每个人时时刻刻都生活在个人的欲望与其赖以生存的社会文化期望之间的纠葛和紧张状态之中。因此，人体的发育过程实质上是个人的欲望和能力与社会的期待和要求相互作用的结果，是矛盾的对立和统一的结果。人们所面临的这种矛盾被艾力克森称为精神社会课题。

面对人生各个阶段的发育课题，如何正确处理并为之努力，每个人的态度有所不同。是前进还是停止或倒退，是统合还是分离，在发育的各个阶段都隐藏着危机。艾力克森根据人生的不同周期，提出了各相应阶段健康人格形成所必要的8个课题。各个课题都有相应的时期，某一课题在相应的时期不能完成的话，到了下一阶段不仅遗留前一课题的问题，连该阶段的发育课题也难以完成，从而影响到人生周期中下一阶段的发育。因此，各个阶段的发育课题和发育危机都是相互密切关联着的。

表1-1-1列举了各阶段的发育危机相对应的人格特性表现。人生早期Ⅰ阶段（口欲期）的发育危机是“基本信任与不信任”，Ⅱ阶段（肛门期）是“自律性与羞耻、疑惑”。因此，如不能获得发育课题，也就不能解决发育危机。

表1-1-1 人生周期和发育模式

人生周期（发育阶段）		发育危机	人格形成
弗洛伊德	艾力克森		
	老年期（60岁以后） 成熟期（50~60岁） 成年期（22~50岁）	统合性与绝望感 生殖性与停滞性 亲密性与孤立性	智慧 照顾 爱情
生殖期	青年期（12~22岁）	同一性与角色混乱	忠诚
潜伏期	学龄期（6~12岁）	勤勉（生产）性与劣等感	能力
生殖器期	游戏期（3~6岁）	主导性与罪恶感	目的
肛门期	幼儿期（1~3岁）	自律性与羞耻、疑惑	意志
口欲期	婴儿期（0~1岁）	基本信任与不信任	希望

危机的解决并不是只强调肯定的方面（如Ⅰ阶段的信任感），而排除否定的方面（如Ⅰ阶段的不信任感），在发育的过程中两种结果必然同时出现，问题是两者之间谁占优势，如信任感战胜不信任感，在发育的Ⅱ阶段中自律性战胜羞耻和疑惑，使得发育能按序发展。其他发育阶段也同样，解决危机的关键是看矛盾对立的双方哪一方占主导地位。

（二）道德观念的形成

在古英语中 virtue 是指药物的效能，含有给予生命、给予活力、有价值的灵魂的意思。virtue 不是俗称的“美德”，是指经历人生周期中的人格活力，使人能够坚强生活的最佳伦理。从药物的功效可以理解，药物长期放置后药效必然减弱消退，因此人格活力也同样具有很强的时间性和阶段性。

艾力克森将人格形成分为8个阶段，即希望（hope）→意志（willpower）→目的（purpose）→能力（compelence）→忠诚（fidelity）→爱情（love）→照顾（care）→智慧（wisdom）。这8种人格活力不是各自独立的，而是密切相关的。这种人格的活力是在各阶段的危机解决和发育课题实现的过程中获得的。

例如婴儿期“希望”的信念是在解决“基本信任与不信任”的危机过程中逐渐确立和培养出来的。其他各阶段的发育也同样通过解决发育危机而形成相应的人格特征。

以上8个阶段的人格特征的形成是一个渐进的过程,没有“希望”,很难培养出“意志”,“目的”是在意志形成的基础上建立的。顺序反过来是行不通的,没有“目的”不存在“意志”,同样没有“意志”的“目的”也是不可能存在的。

人从出生到死亡是一个连续的、渐进的发育过程,人和动物一样追求的生物学目标是留下后代子孙,而与动物的区别在于人同时具有确立自我的同一性、探索人生意义的能力。因此,人出生后通过各种各样的学习最终能够迈向“自我统合”的最高发育阶段。

五、研究人体发育学的意义

人体发育学是以人的整个一生发展过程为研究对象的,应视为人类历史的一部分,人体发育学研究需要采用多学科交叉结合的方法开展。

(一)促进各相关学科对人体行为的总体研究

人体发育学是一门新出现的学科,研究从出生到死亡的人体生物、心理和社会全过程,并同时结合各关联学科如历史、教育、哲学、经济学和卫生科学等对人体行为发展的有关发现,通过多学科综合分析,把不同的信息系统紧密结合起来,对个人在整个生命周期中的差异和稳定性提出新的深刻见解。

(二)促进人生阶段和事件互相结合的整体研究

把与年龄相关的人生阶段和事件相互结合起来使之成为一个更富于意义的整体,例如将婴儿期或青春期的研究,与整个生命周期或其前后各阶段的研究结合起来,就变得更有意义了。正是在这广阔而又有连续性的框架中,我们有可能发现在某一阶段发挥重要作用的过程和事件,也可能对一生起重要作用。已有证据表明,母亲的营养状况对孩子在婴儿期,甚至一生的健康发展都是最重要的因素。

(三)形成人体发育科学的新观点

人生的发展过程除了身体在生物意义上的成长和成熟以外,还有心理社会功能的变化,是伴随人的一生的过程。人体发育学的研究应该立足于生物、心理、社会三个层面上分析整个人体结构和功能,不能局限于某一两个发育阶段,或局限于某一两个层面,这样会失之偏颇。尤其是对合并有功能障碍的人,除了生理功能评估和治疗之外,心理社会功能的评估和康复也十分重要,后者反过来又会促进功能的恢复。这也是康复医学的基本理念,是人体发育科学的新观点与传统的机械观点对生物、心理、社会发展认识上的根本差别。

(四)促进康复治疗技术的发展

康复治疗技术大致可归为三大类:运动疗法(physical therapy,PT)、作业疗法(occupational therapy,OT)以及言语治疗(Speech therapy,ST)。这些康复治疗技术的建立和发展都是以人体各种功能发育为理论基础的,与人体发育学有密切关系。运动疗法中常用的Rood技术、Bobath技术、Brunnstrom技术以及本体感觉促进技术(PNF)等神经肌肉促进技术,是治疗脑瘫儿童和脑卒中合并肢体功能障碍患者的重要手段,不了解人体神经系统的正常发育规律,就不可能正确应用这些技术。对偏瘫患者进行平衡训练和步行训练时,如果不了解人体站立和步行前所必须具备的基本的发育要素,则会导致盲目训练,造成肢体的误用综合征,反而影响患者的功能恢复。如果对手功能及感认知功能的发育顺序不清楚,就很难选择适当的作业治疗手段以获得良好的康复治疗效果。同样,不熟悉婴幼儿言语发育的规律,也就不可能对合并言语障碍的患者实施正确有效的言语治疗。因此,人体发育学是康复治疗学专业的基础学科,学习人体发育学可以帮助加深理解康复治疗技术的内涵和外延,对提高和促进康复治疗技术向更高水平的发展具有重要的意义。

（江钟立）

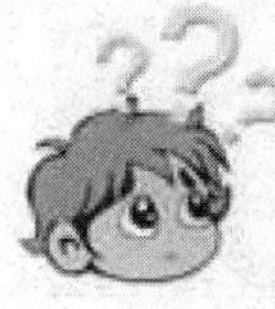

思考题

1. 试述发育、成熟、成长的定义。
2. 试述人体发育学定义。
3. 试述人生周期和人格特征的关系。
4. 简述发育课题和发育危机。
5. 简述人体发育学的康复医学临床意义。

第二章 发育理论

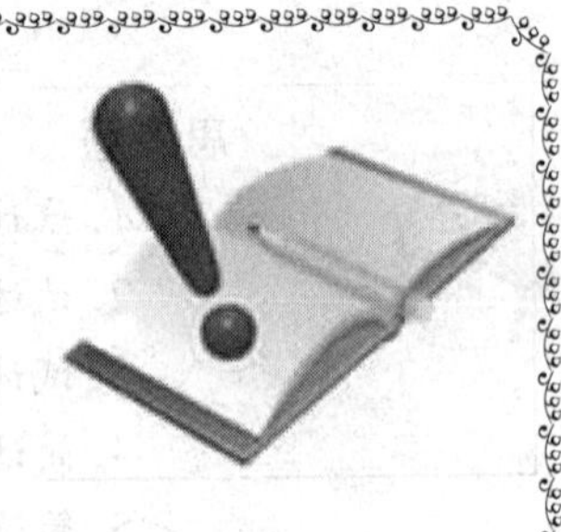

学习目标

1. 了解发育模式的形成及其理论依据。
2. 掌握格塞尔成熟理论的基本内容。
3. 熟悉弗洛伊德性心理发展阶段理论的特点。
4. 掌握艾力克森心理社会理论各阶段发展的特点。
5. 熟悉皮亚杰认知发育理论各期的特点。
6. 了解道德发育理论各期的特点。

近代发育学的研究起始于19世纪,伴随着达尔文进化论的提出而开展。最初主要是对儿童的发育随时间而变化的过程进行纵向性研究。格塞尔、Halverson、McGraw等都是20世纪初的代表人物。他们的工作主要是调查发育变化的顺序,关注这些变化出现的时期,然后根据变化的记录,利用年龄区分发育阶段,引入各阶段的发育概念。此外,还通过个体差异的研究,确立各阶段的理想型发育模式。到40年代,在感知、认知、记忆、智力、情绪等领域也设定了标准年龄的发育阶段,发育研究从新生儿扩展到成年人。到了50年代,由于受学习理论的影响,发育研究从临床观察进入实验研究阶段,开始注重发育基础、发育过程以及发育因果关系的研究。60年代,受皮亚杰理论的影响,流行认知发育的研究。至此为止,已形成了多学派的发育理论,而这些理论的研究方法和应用各不相同,但迄今为止尚无一种发育理论或流派能够解释目前所有的研究成果。

一、发育模式

人体的发育是遗传因素所决定,还是环境因素所决定,至今仍有争议。一直到18世纪中期,对整个人生的发育过程的基本解释是胎中预成说(preformationism),认为男性精子里包含着一个早已预先形成的微型成人,只需要食物和时间来完成身体和心理特征的发育,母亲的作用只是为受精卵提供食物和栖身之处。显微镜发明后,胎中预成说理论被摒弃,取而代之的是遗传决定说(genetic predeterminism),认为遗传是人体发育过程中唯一起决定作用的基石。到20世纪40年代末,科学研究才证实环境因素对生命发育过程的巨大影响。回顾人体发育学的研究历史曾有过三种发育模式,其中主效应模式源于格塞尔的成熟理论和Watson及Skinner的学习理论,相互渗透模式来源于皮亚杰的认知发育理论。对发育研究有重大贡献的理论主要有:成熟理论、精神分析理论、心理社会理论、认知发育理论。

(一)主效应模式(main - effect model)

这种模式孤立地强调单一因素决定人体的死亡与发育。强调遗传因素决定论的学说有:生得说、前成说、预定说;强调环境因素的学说有:养育说、后成说等。

(二)相互作用模式(interactional model)

这种模式认为人体的发育取决于遗传因素和环境因素的比例关系,是两者加减的结果。这一模式不认为个体或环境随着时间的推移而发生变化,它是一种静止的模式。

(三)相互渗透模式(transactional model)

这种模式认为人体的发育是遗传因素和环境因素相互作用的结果,个体离不开环境,与环境相互作用,两者同时发生作用。在这一模式中,个体和环境都是可塑的,个体的行为不只是单纯地对环境作出反应,而是个体的主观世界对环境具有能动作用。

二、成熟理论

格塞尔通过观察和分析婴幼儿不同时期行为和动作发育的变化,研究总结了不同的年龄阶段行为和动作发育的规律性,以此来判断儿童神经生理学发育的成熟度,提出发育成熟理论,作为评判儿童行为和动作发育的诊断依据。格塞尔在大量的观察和分析资料的基础上,提出了儿童的行为发育涉及到五个方面的内容:

(一)儿童发育的五方面内容

1. 适应性行为　主要包括儿童的知觉、定向行动、手指操作能力、注意、智力等发育指标,这些认知方面的发育成熟提示儿童具备了适应外环境变化而生存的能力。

2. 大肌群运动行为　主要包括姿势、移动运动等粗大运动能力发育的指标,这些指标有助于判断各年龄阶段的儿童是否已具备了基本的起坐、站立、步行、跑跳等移动运动发育成熟的能力,可以及时地躲避危险环境而保护自己。

3. 小肌群运动行为　主要包括抓握和放开动作、手指精细操作、眼手协调运动,以及双手、手足甚至全身的协调运动等精细动作和调控能力的发育,精细动作的发育使得上肢的功能从支撑体重中解放出来,活动范围有了进一步的拓展,充分发挥着利用和改造外部环境为我所用,改善生存条件的主观能动作用。

4. 言语行为　言语行为反映了儿童对人或事的模仿能力、人与人之间的交流能力以及相互理解沟通的能力。言语行为的发育使得儿童能够逐渐理解人和事物,能够进行交流,表达自己的感情和意志。言语的发育也提示儿童逐渐具备了能够应用抽象的符号进行思维、判断和推理的能力,具备了创造新事物的能力。

5. 个体和社会行为　社会行为主要包括对他人的反应、对所属民族文化压力的反应,对家庭生活、集团生活以及社会习惯等的反应及态度。社会行为的发育使得儿童开始逐渐理解其所生活的社会的各种规则,并在日常生活活动中自觉地遵守,更好地适应所处的社会环境而生存。

(二)动作行为检查的意义

对婴幼儿进行动作或行为检查的目的,主要是了解中枢神经系统的成熟度和统合能力。完成某一任务或动作的顺序性在这一阶段显得尤为重要。Halverson 采用格塞尔的研究方法,对幼儿搭积木、抓球、抓小物件和抓绳等动作进行发育观察,发现了抓握动作发育的规律:出生后 16 周婴儿尚不能触摸物体,20 周时出现对身边物体的原始抓握反应,24 周左右双手出现了抓握的形状,28 周能够掌握用手或手掌抓握的方法,32 周会采用带动手指的手掌抓握动作,36 周能够采用手指远端抓捏动作,52 周能用手指尖完成抓捏动作,至此基本的抓握动作已经发育完成。

McGraw 定期地选择儿童观察特定运动的发育完成情况，并进行记录和分析，描绘出运动发育的时间变化曲线，提出特定的运动能力与神经的解剖学结构有关，所选定的运动有反应、原始把握反射、水中运动、反吊反应、仰卧到俯卧的姿势变化、爬行运动、坐位姿势、站立步行的发育情况。McGraw 将其分为几个时相，用图表显示各个时期的情况，明确记叙了各种运动发育出现和消失的年龄。

三、精神分析理论

精神分析是由奥地利学者弗洛伊德在对神经症治疗实践中所创立的一种心理治疗的理论和方法。弗洛伊德从对精神病人的治疗经验中，总结提出了精神分析的理论，强调双亲与儿童之间的心理纠葛导致了人格的形成。他尤其重视心理和性的发育，认为身体的成熟和幼儿的经验对其今后的行为是非常重要的。弗洛伊德的人格理论通过特定身体部位与性的关系揭示了人体的发育阶段。

（一）潜意识理论

潜意识包括原始的本能冲动以及与本能冲动有关的欲望，特别是性的欲望。由于这些冲动不被社会风俗、道德、习惯所容纳，被排挤到意识阈之下，但它们并没有消失，而是在潜意识中积极活动，追求满足。这种潜意识的心理过程，虽不为人们所察觉，却在人的一生中占有重要的支配地位。

（二）精神结构理论

弗洛伊德另一不朽的贡献，在于他将意识的结构分成三个层次：本我（id）、自我（ego）和超我（superego）。本我是指人的原始本能和驱动力，在出生时与生俱来即主宰人类。自我是指心理过程中有计划、有理性的一部分，是使个人能与环境维持适应状态的一种心理功能，包括感觉、运动控制、记忆、情感、思考等。一开始自我受控于本我之下，用来寻找方法满足本能的需要。在长期满足本能的需要和避免不适的要求之后，自我逐渐地脱离了本我的控制，反过来掌控了本能的需求。超我是指个人心理上的道德规范和理想精神，即一般人所说的良心。认同作用是自我逐渐掌控本能的理论过程，通过认同外界的人与事，获得高强度的心理动力。儿童会通过他们所看到的和所经验的事件来学习。梦幻的满足是自我控制本我的另一种过程，藉由幻想（梦或白日梦）的本我需要来满足本能的欲望。本能的需求很容易被满足，所以就会受到自我的控制。这就是游戏治疗的理论根据。

根据弗洛伊德的理论，超我的形成是在性萌发期的 3～6 岁间，通过恋母情结的部分转化，认同父母亲的道德标准、形象而逐渐形成的。恋母情结是指儿童对父母双方有相反的情绪态度（妒忌父亲的角色，希望能取而代之独占母亲）。这种害怕被报复、害怕丧失爱的愿望，导致超我的形成来控制本能的冲动。超我形成后，当违反超我的要求时便会产生一系列的焦虑。超我的功能会使人们自觉产生罪恶、潜意识的自卑感和欢喜、自我满足感。

弗洛伊德认为人的精神世界是由本我、自我和超我三个层次组成的。本我是精神结构中最古老的部分，是遗传的、生来就有的；自我是从本我中发展出来的，代表人们在满足外部现实制约的同时又满足本我的基本冲动的努力，可以保护个体免受来自挫折的焦虑。自我的活动在于同时满足本我、超我和现实的要求，协调它们的要求；超我是人格的道德部分，主要是在漫长的儿童期受父母的影响，是儿童以成人自居，内化成人的价值观而形成的，主要作用是限制自我对本我的满足。

(三)性心理发展阶段理论

1. 口欲期(0~1岁)　口欲期是婴儿最初的心理和性的发育阶段,此时刺激的主要焦点是口唇和口腔,用来满足吃的欲望。婴儿在这一阶段所获得的生活经验都是通过与进食相关联的活动来实现的。能满足口欲期基本欲求的是母亲,这一时期的满足感觉可能成为贯穿一生的满足源泉。除了生物学必要的摄食行为外,口唇的活动可以获得各种各样的快感。通过摄食可以唤起刺激,吮吸、口含、咀嚼等动作均能带来快感。

2. 肛门期(1~2岁)　这一时期,幼儿通过排泄体内的粪便来消除紧张和不快的情绪而获得快感。最初儿童不能控制肛门和膀胱,但是社会和环境要求儿童必须控制与排泄有关的一切动作。儿童必须经历排泄训练中即刻排泄带来的快感和延迟排泄造成的不快感这两种对立的情绪纠葛,训练结束时最终能获得社会认可的排泄行为,从而获得满足感。

3. 生殖器期(3~5岁)　这一时期幼儿开始意识到性别的差异,兴趣集中于有无男根。男孩常以有男根获得优越感,女孩因无男根而产生劣等感。幼儿已意识到个人的主体性,与他人不同的现实,常常与双亲之间发生纠葛。例如,母亲对男孩具有非常大的魅力,而男孩对父亲则产生相当强烈的敌意和竞争心,对双亲的这种心理状态又称俄狄浦斯情结(Oedipus complex)。感情和行为是相互关联的,这种纠葛的结果使得幼儿向模仿同性双亲而向异性靠拢的阶段发育。

4. 潜伏期(6~12岁)　这一时期俄狄浦斯情结被压制,心理和性的发育停滞。此前提供给性欲望的能量大部分转移为其他行为,前三个阶段用于解决纠葛所产生的能量开始转向对双亲的爱,并与同性儿童之间建立强烈的社会纽带,通过学校的教育和学习,不断获取文化和社会的价值观。

5. 生殖期(12岁以后)　潜伏期终了与两性期开始以青春期为界限而划分。这一时期性的冲动面向异性对象。

(四)防御机制理论

自我克服焦虑的方式就被称为自我防御机制(Ego - Defense - Mechanisms),它有五个主要特征:①是人们用来控制本能和情感的一种主要手段;②处于潜意识;③每种防御机制都是独立的,互不相关的;④是动态的、可逆的,尽管它们常见于主要精神疾病;⑤它们可能是病态的,但也可能是适应的过程。

(五)本能理论

弗洛伊德假定,在本我的需要所引起的紧张背后存在的力就是本能。本能是所有活动的终极原因,具有守恒性。个体存在多种本能,这些本能之间能相互取代,一个本能的能量会传递给另一个本能。弗洛伊德假定,只存在两种基本的本能:爱欲本能和破坏本能。爱欲本能的目标在于不断地建立并维护更强大的统一体,是亲和,它包括自我保存本能和种族保存本能,它的全部有效能量存在于仍没有分化的自我 - 本我之中,这种能量被称为“力比多”。破坏本能也被称为死本能,它的目标是取消联结,是毁灭,是将勃勃生机变成无机状态。

四、心理社会理论

艾力克森继承了弗洛伊德的思想,抛弃了宿命论的观点,倡导新的心理社会理论。这种理论认为,人体的发育是个人的欲望和能力与社会的期待和要求相互作用的结果,发育持续整个人生,即从幼儿至老年人。艾力克森将出生至死亡的整个生涯的心理社会发育过程分为八个阶段。各个阶段有其固有的心理社会危机。所谓危机是指发育阶段的转折点。人体在各个阶段都有新的发育课题。

(一)婴儿期

心理社会发育的最初阶段,信任与不信任的内在纠葛构成了发育危机。信任与不信任既是对立的,又是统一的。克服了不信任感就获得了信任感,两者是均衡的。婴儿基本上是生存在一种植物状态,照料的人如果能够针对婴儿的不快感表现或求助的表情始终如一地提供帮助或回应,婴儿就能感觉到外界能满足自己的欲求,从而获得某种程度的统合控制能力的信念。如果没有这种体验,婴儿对外界的信任感就不会产生。母亲一直伴随在身边婴儿就会有安心感,有了安心感后即使母亲的身影短时间离开婴儿的视野,婴儿也不会立即哭泣,不表现出不安或愤怒。这是人的最初的社会行为。这种依恋对象的恒常性是该阶段的发育课题,形成了强大自我的“希望”,即使没有紧急依存的必要性,仍能保持获得主观愿望的信念。

(二)幼儿期

这一时期的心理社会危机是自律性与羞耻和疑惑。幼儿开始做跑、跳、登山、骑三轮车等活动。其中将面临着运动技能、自我控制、言语和想象等课题。幼儿期对于是以我为主还是协调的倾向与主张自己还是抑制自己自由之间的关系具有决定性的意义。由于期望独立但无法脱离依赖,常常怀疑自身的能力,从而为自身的某些行为容易感到羞耻。自律性和羞耻之间斗争的最古典的例子是排泄训练。这一阶段所形成的强大的自我是“意志”,即在受到外来制约时不伴有可耻、疑惑、愤怒而约束自己,可行使自由选择的决定权。

(三)游戏期

从学龄前到入学,心理危机的主要表现为“主导性与罪恶感”。在游戏期孩子们喜欢制定计划,并组织实施。孩子对任何事物都感兴趣,喜欢寻根问底,父母对孩子的好奇心应导向社会认可的活动方面,然而有较多的禁忌出现。这一阶段相当于弗洛伊德的生殖器期,多关心生殖器方面的游戏,个体之间的差异尤为突出。可观察到对应的危机反应是心理防御的退行化。这一阶段以形成强大自我为“目的”,即面对有价值的目标去追求和努力。

(四)学龄期

这一阶段基本确立了对待工作的基本态度,心理社会的危机表现为“生产性与劣等感”。随着技能的学习和掌握,孩子开始对某些独立操作的行为有责任感,这就是生产性。另一方面,任何技能都无法很好地掌握,易遭遇劣等感的袭击。残疾儿童由于不易学习掌握技能,什么都不行的体验越多,就越容易助长劣等感。所形成的强大自我是“能力”,即面对任何困难的课题不靠臆测而是集中自身能力去努力。

(五)青年期

青年期是孩子向大人转变的时期,用年龄区分较为困难。青年期也是心理社会的“延缓债务期”(moratorium),所谓青年创造了社会现象。青年期从青春期开始,这一阶段的课题是自我同一性(identity),自问自己是谁?自己干什么?这一阶段的危机是“自我同一性的确立与同一性的扩散或混乱”。自我同一性的危机常常诱发抑郁状态。这一阶段所形成的人格特征是“忠诚”,即具有相矛盾的价值观和对对手忠诚的能力。

(六)成年期

意味着长时间的依赖性生活结束,开始独立生活,具备社会责任、权利和义务。这一阶段的危机是“亲密与孤独”。终于获得了独立,具有与同辈发生相互依存(如与朋友、恋人等)的动机。相反,容易自我陶醉、无目的地广泛社交,造成人际关系失败。这一时期,特别是20岁左右,活动涉及多方面,除了就职、市民活动、高等教育外,结婚、成为父亲等新的角色不断增加。形成的人格特征是“爱情”,即忍让对方的差异、相互献身。

(七)成熟期

确立了自我在社会中的地位,责任感增强的同时,体力衰退明显。因人而异变换职业、离婚等。多数人在社会中完成生育与养育的义务,生育孩子、做工作、援助思想和艺术的发展,这些都体现了责任感。用生殖性词语来表示这一阶段的内容,危机表现为“生殖性与自身埋没、停滞”。新的东西不想干、没有后代的连续感、为自身的将来不作努力,埋没于日常性事务中,变得自我悲观。在这一时期经历了亲人的死亡,孩子的自立,最终为自我的衰老做准备。这一时期的人格特征是“照顾”,即对初生的万物广泛地关心,存在无法摆脱的责任感与考虑自我的双重情感的争斗。

(八)老年期

人生的最后阶段,以退休为特征的从社会义务中解脱出来。刚进入老年期考虑着如何健康地继续做些工作,或主动地继续参与一些活动,退休前开始准备退休后的第二职业。否则,会出现快速老化,增加疾病的可能性。这一时期的危机表现为“统合性与绝望、嫌厌”。所谓统合性是指接纳自我人生,绝望指对死亡的恐惧,进而对人的老化表现出嫌弃、厌恶,否定人生的现阶段。这一时期的人格特征是“智慧”。面对死亡撇开人生,丧失活着的信心。

五、认知发育理论

现代的认知发育理论受皮亚杰的影响最为深刻,皮亚杰从认知构造的质的方面来论述发育的过程(表1-2-1),皮亚杰称认知发育是整个人体发育的均衡化过程。

表1-2-1　皮亚杰的认知发育阶段

阶　段	年　龄	特　征
Ⅰ感觉运动期	0~2岁	以感知为基础的智能
1. 反射	0~1个月	原始反射,缺乏分化
2. 第1次循环反应	1~4个月	特定动作的反复、反射的协调对应、习惯动作的形成(第1路标)
3. 第2次循环反应	4~10个月	反复训练特定的动作,对动作的结果感兴趣,出现意向性活动(第2路标)
4. 继发性图式反应	10~12个月	出现了有目的的活动,物体永存概念,解决简单问题的手段或方法
5. 第3次循环反应	12~18个月	新方法的发现,多样性操作,因果关系探究,间接行为发展(第3路标)
6. 象征的表象	18~24个月	活动内在化,利用文字符号信息,感知运动方式向心理表象过渡

（续表）

阶 段	年 龄	特 征
Ⅱ前操作期	2~7岁	精练的言语系统、自我为中心的推理、受知觉限制的思考
Ⅲ具体操作期	7~11岁	可逆性思考，解决具体问题能力的发育，守恒原则，以经验为基础的思考
Ⅳ形式操作期	11岁~成人	假说公式化与验证、抽象思考、演绎的推理、假说－演绎的推理、不受知觉限制的思考

心理结构是认知结构的基础，是与环境相互作用的图式（schema）构造。认知将外界的事物勾画成图式结构以便于理解，人的认知适用于图式的过程被称为同化（assimilation）作用，调整图式结构，使其适合于人或事物，被称为调节（accomodation）。同化和调节总是发生在对原有熟知事物的行动过程中。由某一认知发育阶段向下一认知发育阶段进展时，总是在这两者之间的交互作用过程中进行。

皮亚杰显示了从出生到成人的认知能力获取有四个不同的时期。这四个认知能力出现的时期有质的不同。各个时期出现的顺序不变，但是较早时期出现的认知能力常常在其较后的时期被接受存在，也不能排除较后时期出现的认知能力被提前获得的可能性。前一时期向后一时期进展是认知的发育，并常受个体生存环境条件的影响。

（一）感觉运动期（sensorimotor stage，0~2岁）

最初的认知能力的发育阶段是感觉运动期，此期婴儿通过感觉和运动认识对象。这一发育时期又分为既相互关联又各自独立的6个阶段。

1. 第一阶段(0~1个月)　出生后第1个月以原始反射为特征，不能区分与自己无关的体验或事物。

2. 第二阶段(2~4个月)　出现初级的循环反应，喜欢重复偶然发生的动作。反应泛化，经过整合形成最初的习惯，行为间的区别渐渐明朗化。最初习惯动作的形成是儿童智力发展的第一个路标。

3. 第三阶段(5~10个月)　儿童的活动开始出现意向性，并对动作的结果感兴趣；能集中关心自身以外的事物或体验，反复训练特定的动作。这种意向性活动是儿童智力发展的第二个路标。

4. 第四阶段(11~12个月)　儿童已具备实际的智慧动作，开始对物体内在的相互间的关系感兴趣，动作不再是偶然的，而是为了达到某个目的。这一阶段儿童采用既有的手段或方法来应付新问题的认知消失，形成了物体永存的概念（对象持续性）。

5. 第五阶段(13~18个月)　步行等运动技巧发育，儿童寻求外部世界。儿童间接行为的智慧动作发展起来，学会利用工具。间接行为的发展是儿童智慧发展的第三个路标。儿童已懂得物体是独立存在的，与自己的活动或感觉无关。这一阶段，儿童已建立了所有认知的基础。

6. 第六阶段(19~24个月)　儿童开始利用信号，尤其是文字信息，能把由不同感觉得到的某个物体的一些特征综合起来认识某一事物并称呼它，能通过心理组合创造新的动作方式。儿童虽没有直接的经验，却能够表现事物的内在变化。物体永存性概念进一步发展，学会寻找他没有亲眼看见的藏起来的东西。此时认知的发育从感知运动方式向心理表象过渡。

(二)前操作期(preoperational stage,3～7岁)

前操作期是认知发育的一个转换期。所谓操作是指具备以下特征中的一种:①操作内在化(在脑子里思考,不实施任何活动);②操作的变换(根据变换的条件或状态向另一种条件或状态转变);③操作的可逆性(操作体系与经常变化的条件相反,回到变换前状态的操作)。

符号的操作是前运算阶段的一种基本特征,特别显露出的是言语的发育。这时儿童开始用符号来表示周围的人、物体、地点,用词来表示物体和行动。它表现在儿童的延续模仿(重新产生过去看见过的动作)及想象或装扮游戏中。

这一时期的儿童仅限于对具体对象物的直接接触,限于操作与直接接触产生的感知经验无关的事物或对象。儿童只有从能体验到的具体要素或事物来获得知识,很难理解特定问题解决的因果关系的重要性。

从言语出现到4岁,儿童对外界事物的符号化功能尚不断发展,其思维特征是以自我为中心,认为世界是以自已为中心运动的。这个年龄段的儿童,各种感觉运动开始内化为表象,特别是在言语出现以后,用表征符号代替外界事物,重视外部活动,表象概括功能迅速发展,这使得儿童从符号思维开始走向概念思维阶段,又称为直觉思维阶段。

(三)具体操作期(concrete operational stage,8～11岁)

此阶段为获得概念进行逻辑思维的阶段。这一时期的儿童缺乏与直觉体验无关的事务操作能力。不能考虑自由等抽象的概念和与具体的经验无关的困难的概念。具体操作期的确定性成就是进行心理运算的能力。这个阶段的儿童懂得某些逻辑的规则,能进行逻辑的推理,其方式在前操作期是不明显的。儿童进入具体操作期的主要标志是掌握了守恒的原则。守恒就是指物体的某一特征不因为其非本质特征改变而改变。儿童的认知达到守恒,表明他的认识能力达到透过现象看清本质的程度。具体操作期的儿童虽然在推理、问题解决和逻辑方面已超过前运算期儿童,但思维仍局限于当时当地的具体运算。在这个阶段,儿童已有量和数的守恒,能对现实的东西排列次序和分类。但不能对抽象概念、假设的命题或想象的事件进行推理。

(四)形式操作期(formal operational stage,12岁至成人)

从11岁左右开始到整个成人期,是认知发育的最高阶段。这一时期认知构造的变化或质的变化全部完成,克服了具体操作阶段的局限性,不限制感知体验,面对新的状态会考虑过去和未来。解决问题时能运用许多不同的认知运算和策略,即使没有物理证据,也能接受假设;会根据"如果……是……"的推论或因果关系发展假设;在实践中验证假设;验证的结果如与当初不一致,会重新验证,或重新立论。思维和推理高度灵活,能触类旁通,并能从许多角度、用不同观点看事物。

这个阶段最突出的特点是思考假设的问题,试图考虑所有可能解决的办法,并系统地一一核对其逻辑性和效果。这样系统的科学思考,使得认知范围扩大。在行动前会考虑各种各样的解决问题的方法,避免无谓的验证,以提高效率。

几种发育理论的比较参见表1－2－2。

表 1-2-2 儿种发育理论的比较

发育分期	Freud（精神分析理论）	Erikson（心理社会发育理论）	Piaget（认知发育理论）
0~18 个月	口腔期：婴儿通过吸吮咀嚼等嘴部刺激而满足。	信任与不信任：婴儿在其基本需要是否能被满足中学习建立信任与不信任，此阶段中母亲的角色相当重要。	感觉运动期：通过活动、探索和环境作用学习，运动和感觉是学习的主要基础。
18 个月~3 岁	肛门期：儿童由排泄时肛门肌肉的运动来得到满足。	自律与羞愧怀疑：儿童学习去了解自己的意愿，自我决定和自我控制，同时也对自己的能力感到不确定和怀疑。	
3~6 岁	生殖器期：儿童开始对生殖器产生好奇，并从自慰中得到快感，此阶段也对异性的父母亲有性幻想存在，且对此性幻想产生焦虑、罪恶感。	自主与愧疚：儿童开始尝试新事物，从成就中获得满足，决定做事的方向和目的，如果儿童的行为受到压制，将会对自主独立的努力产生罪恶感。	前操作期：开始能使用语言和符号来表达他们的世界，在游戏、语言和延缓的模仿中运用符号，但仍无法产生持续、具体的想法。
6~12 岁	潜伏期：儿童隐藏起自己的性兴趣，将精力用在学习社会文化技巧上。	勤奋与自卑：儿童形成勤奋的观念，表现出富有好奇心、勤学、开始形成自尊；如果遇到发展障碍将形成自卑、遇事退缩的情形。	具体操作期：儿童渐渐具有简单的逻辑思考能力，能看出事物的相互关系、分类，但还只是局限于具体的事物上。
成人	生殖期：青少年有成人般对异性的需求，且开始寻求满足。	自我同一性与角色混淆：开始思索自己所要扮演的角色，建立自己的特色，如果发展失败将面临角色混淆的问题。	形式操作期：能做逻辑和抽象的思考，构想和测试假说，思想不再只集中在现实。

六、道德发育理论

道德是大众所应遵循的法则及符合法理的行为。它与个人的态度、信念、情绪、文化背景等密切相关。许多学者认为道德发育是和认知发育并行的。科尔伯格（Kohlberg）认为道德判断力与个人认知水平有关，而将道德发育分为三个阶段：道德形成前期、道德形成期和道德自律期。每个阶段又可以细分为几个期。

（一）道德形成前期（the preconventional level）

此阶段道德的判断标准主要是以自我为中心而发展的。

1. 第 0 期（出生~2 岁） 此期婴幼儿认为只要自己喜欢的或想要的，在道德上都可以接受。是典型的无道德期。

2. 第 1 期（2~4 岁） 会因为害怕受罚而遵守规则，服从权威。

3. 第 2 期（4~7 岁） 会去做对自己（或对自己所喜欢的人）有利的事；秉持公平交换、互惠的原则。

（二）道德形成期（the conventional level）

此阶段儿童开始重视他人的感受及看法，认为正确的行为是为权威人士所接受及赞美的，且会依其所处的社会文化传统行事。

1. 第3期（7～10岁）　此期儿童会为了取悦及协助他人而决定其行为举止，希望能以此获得父母及同伴的表扬和接受。

2. 第4期（10～12岁）　此时儿童的道德认知主要在于是否触犯社会规范或法律规章，因此此期也称"法律及命令期"。

（三）道德自律期（the postconventional level）

此阶段为道德发展的最高阶段。道德依据其自身的价值观和社会规范所产生的共识，并反映出关心人类的尊严和福祉的特点。

1. 第5期（13～15岁）　此期可称为"法制观念取向"（social－contract－legalistic orientation），其行为举止依据个人权利和社会团体所认定的标准加以判定。

2. 第6期（15～18岁）　此为普遍标准价值观取向期（universal－rthical－principle orientation）。此期个体已有一套自我充分内化的道德判断原则，多半是抽象的原则，如正义感。

3. 第7期（18岁以上）　包含无止境的宇宙观，以永恒的宇宙为生活原则，能达到此期的人以苏格拉低、烈女贞德等为代表。

（江钟立　贺丹军）

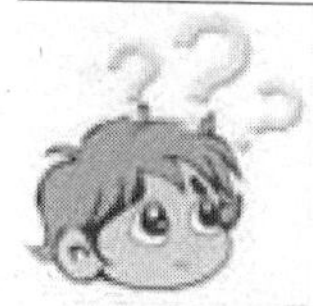

思考题

1. 简述发育模式。
2. 简述格塞尔成熟理论的基本要点。
3. 简述弗洛伊德性心理发展阶段理论的特点。
4. 简述艾力克森心理社会理论各阶段发展的特点。
5. 简述皮亚杰认知发育理论各期的特点。
6. 简述道德发育理论各期的特点。

第三章 正常发育规律

学习目标

1. 了解生长发育的一般规律。
2. 掌握中枢神经系统发育的特点。
3. 熟悉视听觉发育的一般规律。
4. 掌握运动发育的一般规律。
5. 熟悉认知发育的特点。
6. 了解心理社会功能发育的特点。

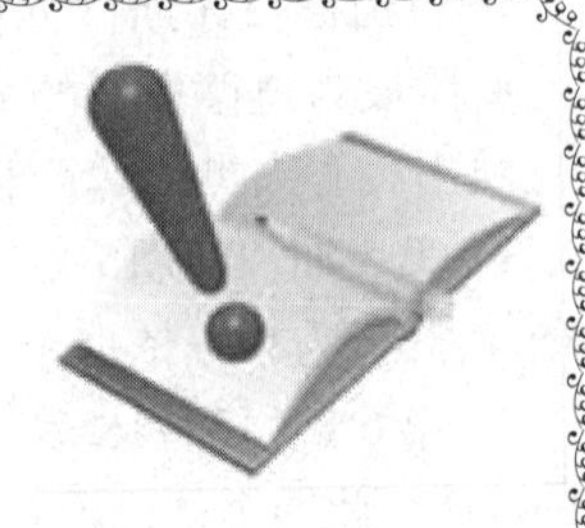

从康复医学角度研究人体的正常发育规律，一般着重于运动功能发育和心理社会功能发育两大方面。熟悉正常人体的发育规律对残疾人生理、心理和社会功能进行正确的评估，帮助患者最大限度地恢复其功能，对指导全面康复具有重要的意义。

一、生理功能发育

（一）生长发育的一般规律

小儿处于不断生长发育的过程中，同时呈现其固有的规律，即发育的不平衡性、渐进性和个体性。

1. 生长发育的不平衡性　生长发育的不平衡性表现为在整个小儿阶段，其生长发育的速度是不均一的；另一方面，各组织、器官的生长发育的速度也不是等同的。一般来说，年龄越小，生长发育的速度越快。在小儿生长发育过程中通常能够观察到的身高和体格明显增长的两个高峰期：一个是在婴儿期，另一个是在青春期。器官功能发育不等速，这是与其功能的需要相适应的。例如：脑的发育最早，在生后前几年发育最快，5 岁时脑的大小及重量已接近成人；而性器官则要到青春期才迅速发育。

2. 生长发育的渐进性　生长发育的渐进性表现为其生长发育的程序呈现出由头到尾、由近到远、由粗到细、由动到静的规律。所谓由头到尾是指发育的次序从头逐渐向下肢进行，如头部先生长，最后为下肢；在动作发育上，也是先抬头，继而抬胸、坐起、站立。这种从上到下的发育规律，也称头尾规律（图 1－3－1）。由近到远是指以躯干为中心，小儿的活动是先臂后手、先腿后脚，躯干的生长先于四肢，肢体近端的生长先于远端。由粗到细表现为在用手拿物时，先是全掌握持，以后才会用手指取物；在活动肢体时亦是先活动整个肢体，后才能单独活动手部及足部。由动到静是指小儿活动时，先学会动的动作，如抓握、站起、往前后，后才学会放下、坐下及停步等静的动作。

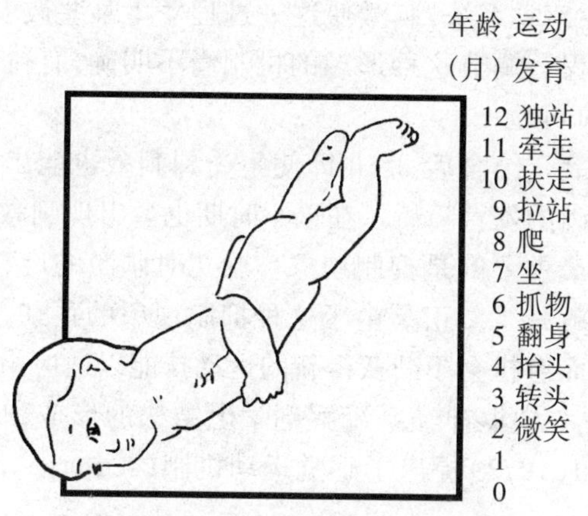

图 1–3–1　运动发育的头尾规律

3. 生长发育的个体性　生长发育总的来说虽然遵循着上述规律，但其所达到的指标则呈现出很大的个体差异，这种差异随年龄的增长而更加明显。影响这种个体差异的因素有遗传和环境两方面。

(二)中枢神经系统发育

神经系统(即脑和脊髓)的发育是小儿神经心理发育的基础。小儿神经系统发育最早：出生时大脑外形与成人相似，脑表面的沟回已经形成；出生时神经细胞数目已与成人相同。出生后脑的发育主要是神经细胞体积增大和树突增多、加长，以及神经髓鞘的形成(图 1–3–2)。3 岁时脑细胞分化基本完成，8 岁时的脑与成人相似。脊髓的发育在出生时已较成熟，其发育与运动功能呈平行进展，随年龄增大而增重、加长。

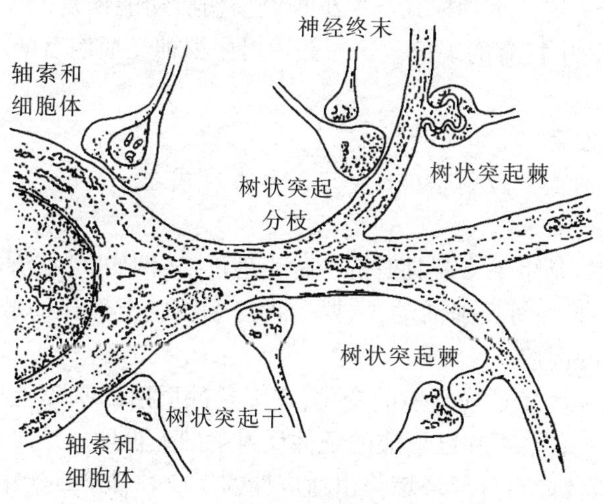

图 1–3–2　神经细胞的突触形成

发育所表现出的行为和功能的变化与中枢神经系统的结构和化学物质密切相关。在发育过程中，中枢神经系统的解剖学结构的变化是动态的，多数情况是神经元和突触的形成与消亡的连续过程。其形态的变化受时间的严格限制，但其功能意义不明。在胎儿期，神经元呈过度增长状态，一个突触的生成是多个神经元相互竞争的结果。当某一神经元形成突触后,其他神经元就死亡。在感觉系统,刺激使这一过程发生某些改变,也类似于突触生成一样呈过度增长和消亡的过程。调节这种形态的机制尚不明确,有待研究。这不只是遗传的问题,还包括出生后发育的问题。

一旦末梢神经与肌肉完全结合后,胎儿即使不受到刺激也能出现运动。没有自发性运动可能会导致骨关节和肌肉的发育障碍。在这一时期也会出现刺激-应答反应所致的运动形式。胎儿期运动发育中最重要的是抑制现象。胎儿对刺激的应答逐渐减弱乃至消失后,胎儿末期的自发性运动也就减少。正是由于这种抑制现象的存在,出生后原始反射逐渐消失,运动功能开始发育,从而有机会不断获得新的运动技能以适应生存的需要。

1. 感觉运动机制假说　中枢神经系统解剖学上结构的形成和消失与运动行为的出现和消退有密切关联,Prechtl(1972)提出了感觉运动机制(sensory - motor mechanism)形成的假说,要点如下:

(1)感觉运动机制的消亡是在发育过程中引起的,在一些动物实验中已经得到证实。

(2)感觉运动的机制位于中枢,上位中枢为了有效地抑制下位中枢使得反射活动消失。这在动物的破坏试验和临床神经病学上已得到论证,但是在发育过程中由上位中枢形成的抑制证据尚不足。

(3)形成感觉运动机制的要素和其结合形式会发生变化,但缺乏相关证据。

(4)某种感觉的传入不起作用时,其他感觉的传入可以产生同样的运动输出,如站立反射,但是其神经机制不明。

(5)某种感觉的传入可以启动好几个运动程序,最初是一种竞争状态,随着发育而出现分化。刺激婴儿足底会同时出现双下肢的交互运动(自律步行)和屈伸运动(跳跃),而后交互运动占优势,逐渐获得步行的协调运动。

2. 假说的意义　这些生理模式与中枢神经损伤后功能恢复的模式相类似,其中有一些是神经系统发育过程中特有的现象。这一假说对中枢神经损伤后的康复治疗有一定的指导意义。

(三)神经反射发育

1. 神经反射的种类　反射是神经活动的基本形式之一,可分为无条件反射和条件反射两类。

(1)无条件反射:是生下来就具有的各种生理反射,例如吸吮、吞咽、呕吐、呼吸、咳嗽、持握、瞳孔对光、排尿、排便等反射活动,主要受神经系统脑干部位的低级中枢控制,但也接受大脑皮质高级中枢的调控。

(2)条件反射:是为了适应环境的变化,在无条件反射的基础上通过大脑皮质的神经联系逐渐形成的反射。它也可在已形成的条件反射基础上再形成二级条件反射。条件反射起到信号的作用,使人体能对外界环境作出适应性的反应。日常生活中常提到的"望梅止渴"、"谈虎色变"等就是条件反射的例子。"望梅止渴"必须是在曾吃过梅子并知道梅子酸的信号刺激下,再次看到梅子时才能引发流唾液的条件反射。"谈虎色变"则因知道老虎是猛兽、会咬死人,因而谈起老虎就引发出恐惧的表情。这些完全是通过文字式语言的第二信号系统的作用而引起的反射。人类是唯一能掌握语言和文字的高等动物,因此在不同社会环境和文化背景下,必须建立起无数级的条件反射,使自己更快地适应环境,为改造环境发挥重要的作用。

2. 小儿神经反射发育的四类情况

(1)出生即具有,终身存在的反射:如角膜反射、吞咽反射、瞳孔对光反射等。若这些神经反射减弱或消失,表示神经系统病变。

(2)出生即有,随后消失的反射:如吸吮反射(1 岁消失)、握持反射和拥抱反射(2 ~4 个月后消失)等。若长期存在,表示大脑发育不全或病变。

(3)出生时未能引出,以后逐渐稳定的反射:如婴儿的肌腱反射较弱,腹壁反射弱、提睾反射不易引出,到1 岁时稳定。

(4)生后一段时间内可存在的病理反射,无临床意义:如凯尔尼格征、布鲁津斯基征(3 ~4 个月内存在)、巴宾斯基征(2 岁以内存在)。

(四)骨骼肌肉系统发育

1. 骨骼 骨化坏死骨骼硬化的过程,从出生到青春期后结束,整个过程开始于软骨中的骨化中心,接着由此逐渐向四周散布到骨骼的每一部分,当此过程结束后,每一块骨头均有其特定的形状。骨化由甲状旁腺分泌的激素所控制,若甲状旁腺素缺乏就会导致骨化作用延迟,儿童就会由于骨骼无法支撑身体的重量而形成双腿弯曲或其他骨骼畸形。

2. 肌肉和脂肪 肌肉和脂肪所占的比例视个体的体型而定。儿童早期,脂肪组织的发展较肌肉组织为快,女孩到了 12 ~15 岁、男孩到了 15 ~16 岁便有了明显的肌肉组织。肌肉在管理身体重要器官方面扮演着重要的角色,如心脏、消化系统等,其在动作协调和力量形成方面也具有举足轻重的地位。刚出生时,肌纤维已出现,但并未发育,以后这些纤维逐渐改变其形状、大小和结构,成熟后其长度为出生时的 5 倍;肌肉的发育在青春期时具有很大的性别差异,男孩的肌肉极具力量,女孩的肌肉则极富弹性。脂肪的贮存量除遗传因素外,也和饮食习惯、年龄有关。脂肪细胞的发育有三个关键期:①产前的最后 3 个月;②2 ~3 岁间;③11 ~13 岁间。这些关键期中,食量过多或吃过多含淀粉类的食物,易致脂肪细胞发育过快,一旦形成,则会永远存在,想要减少都不太可能。

(五)内脏系统发育

1. 心脏血管系统 胎儿的心跳始于孕第 4 ~5 周,在胎儿期心脏由胎盘供应氧气和营养,经由有效的分流系统,同时也部分经由尚未发生实质功能的肺分布给发育中的胎儿的全身;随着出生后开始能独立呼吸,由于血管系统压力的改变,新生儿的循环也从此建立起来。在婴儿期,心脏的大小与全身体积比相对比较大,占据了胸腔很大的空间。随着年龄增长,心脏位置由水平位逐渐改变成垂直位,且随着外周循环的需要增加,使得左心室较右心室厚。随着青春期的发育成长,心脏的体积也随之显著增加,这也是此期血压上升而心率减慢的缘故。心率受自主神经系统的调节,也受其他脏器和组织的血供需求以及情绪的影响。心率与年龄呈反比,新生儿心率较快,随着年龄的增长反而变慢。

2. 呼吸系统 呼吸道具有复杂的结构,在神经和激素的调节下发挥重要的功能。在生命开始数周之后,呼吸道的成长便随着一般成长曲线发生变化,约在怀孕第 24 周首次出现呼吸动作,在整个胎儿期肺泡内有羊水的交换。新生儿通过加快呼吸速率来应对极高的新陈代谢速度。成长期间,男女双方的呼吸速率都会稳定地减少,直到成熟为止。吸进去的气体量随着个体的成长而增加,且与身体大小有密切关系。此外,不同年龄呼出的气体的"质"也有所不同,呼出气体内的含氧量随年龄的增加逐渐减少,二氧化碳排出量则逐渐增加。

3. 消化系统 消化系统处理和吸收各种营养素以维持新陈代谢的需要,并支持生长与发育,同时也担当排泄功能,排除消化残渣和流经胃肠道的血液与胆汁所带来的废物。在肾脏、肝脏、皮肤等其他排泄器官未成熟时,消化道兼具解毒的功能。在婴儿期,消化道也参与维持水分与电解质平衡的工作。在任何年龄,胃肠道的作用都会受到外在多种因素的影响,对紧张、焦虑和许多疾病均很敏感,胃肠功能的改变可以反映其失常的状况。

4. 肾脏　肾脏的发育始于胚胎的第1周,但一直到出生后将满周岁时才会发育完全。肾脏的功能单位是肾小球,肾小球在胚胎期间数目不断增加,出生时数目达标,但功能尚未成熟。胎儿期肾脏就能产生尿液,且是羊水的成分之一。出生24小时内尿量很少,但新生儿阶段急速增加,以后随正常生长发育而稳定地增加。

5. 体液　体液主要分为细胞内液和细胞外液两部分,占体重的70%。新生儿体液约占体重的70%~83%。随着生长发育体内水分总量逐渐减少,尤其是从出生至6个月龄变化最快。随着年龄的增长水分含量及分布状况发生改变,反映出骨骼、肌肉和脂肪等身体成分的相对的量的变化。

二、感觉和感知发育

客观事物直接作用于人的感官,事物的个别属性反映在人脑中,就产生了感觉。对事物的各种属性、各个部分及其相互关系的综合的、整体的反映就成了知觉。感知是一个基本的心理过程,通过这一过程,人体获得对周围环境的知识。

在实际生活中,人都是以知觉的形式直接反映具体事物的。根据知觉所反映的事物的特性,可分为空间知觉、时间知觉和运动知觉。根据知觉时起主导作用的分析器,可分为视知觉、听知觉、触知觉、味知觉和空间知觉等。

(一)视感知发育

视觉刺激在儿童及其周围环境联系中提供着极其重要的信息。新生儿出生时,眼睛已经具有相当好的光学特点,但所有的视神经细胞都尚未发育完善,还需要经历一个发育成熟的过程。

1. 新生儿出生时就有看的能力,1个月后,就能注视或跟踪移动的物体或光点。新生儿喜欢看轮廓鲜明和深浅颜色对比强烈的图形,喜欢看红色的物品,更喜欢看人的笑脸。

2. 新生儿容易注视20厘米左右处的物体。这是因为2个月以前的婴儿不能根据物体远近随意调节眼球晶状体的厚度。因此,新生儿最佳的注视距离是15~25厘米。

3. 婴儿第4个月时已经接近成人的视觉适应能力,眼球晶状体能随物体远近而相应调节和变化,同时开始注意远距离的物体,如大型电动玩具、月亮、汽车及行人等。

4. 婴儿半岁左右时其视敏度已达到成人正常水平,不仅能看见远处的较大物体,而且能看见眼前的较小物品,如积木、围棋子、豆粒等,同时还能用视线追寻运动的物体,如滚动的小皮球、跳动的乒乓球、跑动的小狗等。

5. 婴儿半岁以后,视敏度就完全成熟了,在视觉中枢神经的指挥下,对看到的任何物体,无论大小都能作出灵敏的视觉反应。此时婴儿能辨别场景的深度,已经确实地具有了立体觉。

儿童的视知觉发育过程见表1-3-1。

儿童视知觉行为发育见表1-3-2。

表 1-3-1　儿童视知觉发育过程

年龄	发育状态
1~4 周	短暂注视,目光缓慢地跟随移动的物体至中线
2 个月	开始出现头眼的协调,目光能水平、上下跟随移动的物体 90°
4 个月	头眼的协调能力好,目光跟随移动的物体 180°,并能够做环形跟随
6 个月	目光跟随落地的物体,并能改变体位以协调视觉
9 个月	较长时间注视 3~3.5m 内的人物移动
12 个月	偏爱注视小物品
18 个月	注意悬挂在 3m 处的小物品
2 岁	能区别垂直线与横线
4 岁	能临摹几何图形
5 岁	能区别各种颜色
7 岁	能正确分辨及摹写 6、9、p、d
10 岁	能正确判断距离与速度,能接住从远处掷来的球

表 1-3-2　儿童视知觉行为发育

项目	目标																
	1月	2月	3月	4月	5月	6月	7月	8月	9月	10月	11月	12月	2岁	3岁	4岁	5岁	6岁
反应	对灯光作出反应																
注视	注视眼前物体 3 秒(距离 25cm)						注视眼前物体 5 秒(距离 25cm)										
追视	追视由中线至左、右两边移动的物体;追视跨越中线、左右移动的物体						追视上下、左右移动较快的物体										
追视	追视在中线上下移动的物体、在面前绕圈移动的物体;交替追视两件放于不同位置的物体																
视野							观察到身体左右两旁的事物;自己上面、下面的事物										
保护性反应		当物体或影像快速逼近眼睛时,又能躲避动物															
视觉辨认					熟悉人物面孔												
视觉辨认	常见物件:缩小的实物模型													常见符号(字)			
视觉辨认													常见人或物的图片和照片		从复杂背景中找出个别物件		

(二)听感知发育

正常健康儿一生下来就有听觉(至少可以肯定是在生后 24 小时以内),听觉可以说是与生俱来的。有研究表明,5~6 个月胎儿已开始建立听觉系统,可以听到透过母体的 1 000 赫兹以下的声音。由于新生儿出生时鼓室没有空气,故听力稍低。当有大声响时表现为眨眼或惊吓反射,或由安静变为啼哭,也可能由啼哭转为安静。

1. 胎儿期的第 5 个月就有了听觉能力,6 个月时听觉感受器就已基本发育成熟。出生以后就能适应人间的各种声音(除噪声以外)。

2. 新生儿喜欢听母亲的说话声和轻松、优美的音乐声,尤其是在听到胎教音乐时会表现出相对的安静、愉快和安全感。对强烈的噪声表现出烦躁的情绪。

3. 出生3个月时,能够明显地集中听觉,能够感受不同方位发出的声音,并且向声源方向转头。

4. 到了5~6个月时,对于声、像刺激相吻合的物体注视的时间会更长一些;到了7~8个月时,能根据声音的方向用视觉去寻找发声的物体,声音的分辨能力明显提高。

5. 1岁半左右,一般都会用肢体动作吻合音乐的节奏和旋律。有的儿童在两岁以后,能静下心来倾听一段音乐。

儿童听感知的发育过程见表1-3-3。

儿童听知觉行为发育见表1-3-4。

表1-3-3　儿童听知觉的发育过程

年龄	发育状态
0~1个月	对铃声有反应
2个月	区别笛声和铃声
3个月	头转向声源
4个月	听悦耳声音时微笑
6个月	对母亲语音有反应
9个月	可迅速、直接地两眼看声源
12个月	听懂自己的名字,对声音的反应可以控制
18个月	能区别不同的声音,如犬吠声与汽车喇叭声
24个月	能区分较精细的声音,如揉纸声与流水声
36个月	区别更精细的声音,如“依”与“啊”等语音

表1-3-4　儿童听知觉发育项目

<table>
<tr><th rowspan="2">项目</th><th colspan="17">目　标</th></tr>
<tr><th>1月</th><th>2月</th><th>3月</th><th>4月</th><th>5月</th><th>6月</th><th>7月</th><th>8月</th><th>9月</th><th>10月</th><th>11月</th><th>12月</th><th>2岁</th><th>3岁</th><th>4岁</th><th>5岁</th><th>6岁</th></tr>
<tr><td>反应</td><td colspan="6">对突发声音作出反应;对发声玩具表示兴趣(手摸、注视);注意正向着自己说话的人</td><td colspan="7">按简单口令做动作</td><td></td><td></td><td></td><td></td></tr>
<tr><td>辨别</td><td colspan="6"></td><td colspan="6">熟悉人物的声音;叫名字有反应;通过辨别简单语气而改变行为</td><td></td><td colspan="3">辨别发出不同声音的物件;凭听觉判断发声及配对图片</td><td></td></tr>
<tr><td rowspan="2">模仿发声</td><td colspan="13">模仿两个相同语音(爸爸、妈妈);模仿环境发声(动物、交通工具)</td><td></td><td></td><td></td><td></td></tr>
<tr><td colspan="6"></td><td colspan="6"></td><td colspan="2">儿歌;3个刚听到的数字</td><td></td><td></td><td></td></tr>
</table>

(三)味觉和嗅觉发育

1. 味觉的发育　味觉感受器在胚胎3个月时开始发育,15周时已初步成熟且能发挥作用。4个月的胎儿已能受到足够的味觉刺激。新生儿的味觉已发育得相当完好,并在其防御反射机制中占有相当重要的地位。新生儿已明显“偏爱”甜食,且其对甜、酸、苦和白开水的面部表情已明显不同。1岁儿童可对3种不同味道作出反应(酸、甜、咸),4~5岁可只凭味觉说出味道,5~6 岁可凭想象说出味道(糖是甜的)。味觉在婴儿和儿童时期最发达,以后就逐渐衰退,这与味觉在人类种系演化进程中的趋势是一致的。

2. 嗅觉的发育　胎儿 7~8 个月时嗅觉感受器已相当成熟且具有了初步的嗅觉反应能力,已能大致区别几种不同的气味。新生儿已能对各种气味作出相应的典型反应,如"喜爱"好闻的气味等,还能够由嗅觉建立食物性条件反射,并有初步的嗅觉空间定位能力。1 岁儿童可对 3 种不同气味作出反应(酸、香、臭),4~5 岁可只凭嗅觉说出气味,5~6 岁可凭想象说出气味(花是香的)。

(四)触感知发育

皮肤感觉包括痛觉、温觉、触觉及深部感觉,儿童皮肤觉很早就表现出来。

胎儿在第 49 天时就已经具有初步的触觉反应,2 个月时能对细而尖的刺激产生反应活动。新生儿已能凭口腔触觉辨别软硬不同的乳头,4 个月时则能同时辨别不同形状和软硬程度的乳头。手的本能性触觉反应在新生儿刚出生时便可表现出来。4 个月以后的婴儿则具有成熟的够物行为,视触协调能力已发展起来,可主动伸手触摸、拿取玩具。6 个月后可用手探索有趣的物件(拍、扭)。1 岁时可对 3 种不同触觉刺激作出反应(尖、钝;湿、干;滑、糙),可凭口部辨别一些触觉刺激(不同软硬的食物)。2~3 岁可配对不同触觉(冷热、轻重、大小、干湿等);只凭触觉可配对一模一样的物件。4 岁可只凭触觉配对形状一样但质地不同的物件;判断并能够取出常见的物件。3~6 岁可说出不同触觉刺激(冷热、软硬等)。4~6 岁可只凭触觉判断并取出立体及平面形状的物件。5~6 岁可只凭触觉判断并取出不同质的感物件。

(五)空间知觉的发育

1. 方位知觉的发育　婴儿对外界事物的方位知觉是以自身为中心进行定位的。刚刚出生的新生儿就具有基本的听觉定向能力,并成为婴儿早期空间定向的主导形式。

2. 距离知觉的发育　新生儿已能对逼近物体有某种初步反应,并具备原始的深度知觉。2~3 个月时已有了对来物的保护性闭眼反应。近年来,视崖装置被大量用来研究婴儿的深度恐惧感,并引发了关于恐惧感产生和发展机制的激烈争论。

(六)物体知觉的发育

1. 颜色形状知觉的发育　这方面的研究一直处于激烈争论和发展变化中。目前至少可以肯定的是,婴儿在 3 个月时具有了分辨简单形状的能力,在 8~9 个月以前就获得了形状恒常性概念,而且事实上可能比这还要早。

2~3 岁小儿可配对 4 种主要颜色(红、黄、蓝、绿),可辨认和说出一种基本颜色(红色)和一种基本形状;一般到 5 岁可说出 4 种颜色和 3 种形状。

2. 相对概念的发育　4 个月以前的婴儿就已具有了大小知觉的恒常性概念,6 个月以前的婴儿已开始辨别大小。2~3 岁能辨别大小,3~4 岁可辨别多少,4~5 岁可辨别高矮、厚薄、轻重等,建立最大、最小等比较级概念。

三、运动发育

儿童的运动能力发育与其脑的形态及功能有关,因为运动是在大脑皮质直接参加和控制下发展的;此外,还与脊髓及肌肉的功能有关。运动的发育是婴幼儿神经精神发育的重要体现,同时运动发育又能促进儿童的神经精神发育。

人出生后的第 1 年在运动发育方面取得非常重大的进步,特别是作为人类特有的动作——手的动作和直立行走的出现,标志着人和动物的本质区别。第 2 年相对稳定。第 3 年又是迅速发展的时期。儿童运动的发育有一定的顺序,即不同年龄阶段出现不同的运动行为,而且运动的发育还遵循着一定的规律。

(一)儿童运动发育规律

1. 从泛化到集中　婴儿最初的动作是全身性的、不精确的,以后逐步分化为局部性的、精确的动作,由不协调到协调。例如,将一块毛巾放在婴儿的脸上,不同年龄的婴儿表现不同:2 个月的婴儿只会全身乱动,表现出的是一个泛化反应;而 5 个月的婴儿则能双手定向地朝毛巾的方向乱抓;8 个月的婴儿已能准确地、毫不费力地拉下毛巾。

2. 从上到下　儿童动作的发育是自头端向足端进行,比如儿童先会抬头,然后才会坐起和爬行,最后才会站立和步行。

3. 从近到远　儿童运动的发育是从身体中部开始。越接近躯干的部位动作发育越早,然后逐渐向远端发展。例如,儿童首先出现的是抬头、抬胸,是双臂、双腿等躯干近端大肌肉的动作,以后才是手部灵巧的小肌肉的动作。

4. 先正后反　儿童正面的动作先于反面的动作。例如,先学会用手抓东西,以后才会放下手中的东西;先会扶栏站起,后会从站立位坐下;先能向前走,后才会倒退走等。

(二)粗大运动发育顺序

粗大运动发育是指姿势或全身的活动,比如抬头、翻身、坐、爬、站立、走、跑、跳跃等(表 1-3-5)。

表 1-3-5　儿童粗大运动发育顺序

粗大运动	年龄	发育状况
抬头	1 个月	俯卧时能勉强抬头 1~2 秒
	3 个月	抬头较稳,能俯卧抬头 45°~90°;拉坐时头滞后
	4 个月	能俯卧抬胸,拉坐时竖头很稳,并能左右自由转动
翻身	2~3 个月	可从仰卧位翻至侧卧位
	4~5 个月	能完全翻至俯卧位
	6 个月	能从俯卧位翻至仰卧位
坐	1 个月	腰背肌无力,坐时躯干呈 C 形
	3 个月	仅腰部弯曲呈弧形
	5 个月	靠坐时腰能伸直
匍匐和爬行	1 个月	俯卧位时已有反射性匍匐动作,之后匍匐动作愈来愈发展
	2 个月	俯卧时能交替踢腿
	3~4 个月	能用肘支撑数分钟
	6 个月	能以腹部为中心转圈
	7~8 个月	能用手支撑胸腹部使身体离开床面
	9~10 个月	能用手和膝盖着地爬行
	12~15 个月	能爬越障碍物或爬上台阶

（续表）

粗大运动	年龄	发育状况
站立和行走	1个月 2~3个月 5~6个月 8个月 9个月 10~11个月 12~15个月 18个月 2岁 4~5岁	扶直立位时双下肢不能负重，向前移动时出现踏步反射 扶立时双下肢稍能负重 双下肢可负重，并能扶着在成人怀中跳跃 背、臀、腿能伸直，扶着能站立 会自己扶栏站立 扶栏时能抬起一只脚或扶栏横行，牵着两只手还能向前走 独走稳 拉着玩具能倒退着走 能跑，但动作尚不协调 能快跑，手和手臂摆动协调
上下楼梯	1岁半 2岁 3岁 3岁半	牵手能上台阶 自己扶着栏杆上下楼梯，但为两步一级 一步一级上楼梯 能一步一级下楼梯
跳跃	2岁 2岁半 3岁 4岁 5~6岁	能原地双足并跳 能从楼梯的末级台阶跳下 能向前跳远 会单腿跳 能两脚交替跳着走

(三)精细动作发育顺序

精细动作发育指手和手指的运动及手眼协调操作物体的能力，如抓饼干、捏小米花、握笔绘画、使用剪子等。精细动作多为小肌肉的运动，在全身大肌肉发育后迅速发育。儿童的手在完成精细动作方面起着极重要的作用。

精细动作主要包括：抓握、翻揭、搓揉、撕扯、夹取、旋开、捏取、捻压、折叠、捆缚等。婴儿手抓握的开始需上肢肌张力的降低，新生儿多为两手握拳，玩具碰到手指时手握得更紧。3个月握持反射消失后两手能张开，开始有意识地握物。4个月对刺激手指的玩具出现主动抓握。婴儿抓握物体最初是用手掌的尺侧，进而用全掌，然后发展到桡侧掌抓，8~9个月始用手指抓物，10个月会用拇指与食指对指取物，以后手指的灵巧性继续发展。随着儿童年龄的增长，愈来愈需要其双侧肢体的配合性动作。例如：1岁以内的婴儿会双手传递玩具，拿两块积木对敲；2~3岁的幼儿会穿袜子、系纽扣；4~5岁的幼儿则能用剪子剪东西。而且，随着精细动作水平的提高，手眼协调能力愈来愈占重要的地位，且贯穿于精细动作之中。儿童精细动作发展进程见表1-3-6。

表1-3-6 儿童精细动作的发育顺序

年龄	发育状态
1个月	两手握拳，玩具碰到手指时握得更紧
3个月	两手张开或轻轻地握拳，看见玩具时手舞足蹈、全身乱动
4个月	玩具碰到手指时出现主动抓握，并能将玩具在手中留握较长时间，会缓慢地伸出双臂够悬挂于胸前的玩具，但动作不协调

（续表）

年龄	发育状态
6 个月	迅速伸出手够抓面前的玩具，玩具从手中掉下会再取起，方式为全掌大把抓握
8 个月	会用多种方法玩一个玩具，例如双手传递、摇、敲桌面、放入口中咬等探索性行为，操作方式为桡掌或桡指抓握
10 个月	能够拇－食指对指取小物品，会笨拙地主动松手放下或扔掉手中的玩具
12 个月	灵巧地钳式捏起小球，一手能同时抓 2～3 个小物件，并且会轻轻地抛球
15 个月	叠 2～3 块积木，大把握笔自发乱画，会用匙取物
18 个月	叠 4 块积木，能几页几页地翻书
2 岁	叠 6～7 块积木，能一页一页地翻书，开始用手指握笔，能模仿画垂直线，用勺正确
2 岁半	叠 8～9 块积木，能模仿画水平线和交叉线，会穿短袜和便鞋
3 岁	叠 10 块积木，能临摹 O 形和十字；会穿珠子、系纽扣，向杯中倒水会控制流量
4 岁	模仿着用积木叠造型，会使用剪子剪直线，能画简单的图画
5 岁	会用剪子剪下圆形，会使用筷子夹小物品，能临摹□形和△形
6 岁	能临摹⊠等复杂图形，会使用胶水、小刀、剪子等用具，会做橡皮泥造型和叠纸手工，能系鞋带并打活结

四、言语发育

言语是人类特有的一种高级神经系统活动形式，只有为表达思维和意识而发出的声音才能称为言语。言语的发育除了受中枢神经系统语言中枢的控制，还需要正常的听觉和发音器官，故言语障碍，除了检查神经系统的功能外，还要注意听觉和发音器官的功能。

啼哭是新生儿时期因饥饿、寒冷、口渴等不适引起的一种生理反射。生后 3～4 个月发出的“哦、哦”“啊、啊”所谓咿呀学语声，亦只反映心情愉快、怡然自乐，有时可能发出笑声，这是言语的萌芽，还不能说是真正的言语。6 个月左右可发出爸、妈等唇音，但还不能理解爸妈的含义。9 个月左右已对言语发生兴趣，模仿成人发音，使自己的唇、舌及发出的声音逐渐协调起来，开始懂得“再见”的含义。

真正对词的理解是从 1 岁左右开始的，1 岁至 1 岁半是言语发育的迅速时期，能说出物品的名称，如灯、碗及身体的部位如手、眼等。这时不但能理解简单的词的含义，而且还能分辨成人说话的语调，分得出严厉和温柔。

对于言语发育，2～3 岁是关键时期，在正确的教育下，如果在满 3 岁时还没有一定的口语表达能力，那就要找寻言语发育障碍的因素。儿童言语发育进程见表 1－3－7。

表 1－3－7　儿童言语发育顺序

年龄	发育状况
2 个月	可发出几个单元音（a、i、o 等），能与成人交流发音
4 个月	会出声笑，大声叫；能咿呀作语；主动对人和玩具发出咕噜声
6 个月	喜欢对熟悉的人发音；开始出现唇辅音（da、ba 等）或双元音；会模仿咂舌音，叫名字开始有反应

（续表）

年龄	发育状况
8 个月	能发出重复音节“mama”、“baba”、“dada”等
10 个月	能够咿呀学语,对成人的要求有反应;会招手表示“再见”,或拍手表示“欢迎”
12 个月	能听懂几样物品的名称;有意识地叫“爸爸”、“妈妈”;会学动物的叫声(“汪汪”、“啊喔”等)
15 个月	能说出大约 6 个词;会指自己或亲人的鼻子、眼睛、耳朵等身体部位;开始出现难懂的话(隐语)
18 个月	能说 10 ~20 个词;用言语辅以手势和表情表达需要
21 个月	能说 20 ~30 个词,会说“不要”、“我的”;能正确地说出几个书中图画的名称,能将 2 ~3 个字组合起来
2 岁	能说 3 ~4 个字组成的简单句,会用代词“我”、“你”
2 岁半	会说 6 ~8 个字的复合句,不再说出难懂的话,能说短的歌谣
3 岁	会说姓名、性别,知道 2 ~3 种颜色的名称,能回答成人的简单问题
4 岁	能说出较多的形容词和副词,喜欢向成人提问题
5 岁	会用一切词类,知道生日
6 岁	说话流利,句法正确

五、认知发育

认知过程是最基本的心理过程,是获得和利用知识的过程,包括各种认知因素之间交互作用的复杂过程,是注意、知觉、表象、思维和语言等共同参与且相互制约的一个整体。儿童的认知发育是儿童掌握人类社会历史经验的过程,是在儿童积极活动中能动地发展起来的。随着年龄的增长,儿童活动的方式也不断发生变化,总趋势是从外部动作活动转向内部心理活动。例如,儿童学习 10 以内的加法,开始时常常是掰手指来计算,后来在头脑中复现掰手指的动作来完成计算,以后用数的组成知识来计算,最后才提高到用加法表达到自动化的速算程度。儿童认知的发展是连续的、有顺序的,是从简单到复杂、从低级到高级的螺旋式发展过程。

(一)注意发育

注意是心理活动的指向和集中,当人们的心理活动集中于一定的人或事物时,这就是注意。注意是一切认识过程的开始,注意本身并不是一种独立的心理过程,而是感觉、知觉、记忆、思维等心理过程的一种共同特征。有意注意和无意注意是注意的两种基本形式。3 岁以前的注意基本上属于无意注意,鲜明、新颖、具体形象的刺激,以及突然、显著的变化,强大的声音等刺激物的各种物理特性都会引起幼儿的无意注意。3 岁以后有意注意开始发展起来。有意注意的发展大概经过三个阶段:①通过成人的言语指令而引起的有意注意;②通过自己扩展了的外部语言调节控制注意;③通过内部语言的指令来调节和控制自己的注意。3 ~4 岁时有意注意还不稳定,5 ~6 岁时开始能够独立组织和控制自己的注意。

1. 注意的发生　新生儿一出生就有注意。这种注意实质上就是先天的定向反射,是无意注意的最初形态。新生儿已有了注意的选择性,并具备了对外界进行扫视(visual scanning)的能力。

2. 注意的发展　婴儿期注意的发展，主要表现为注意选择性的发展。

1～3个月婴儿的注意已经明显地偏向曲线、不规则图形，对称的、集中的或复杂的刺激物以及所有轮廓密度大的图形。

3～6个月婴儿的视觉注意能力在原有基础上进一步发展，平均注意时间缩短，探索活动更加主动积极，而且偏爱更加复杂和有意义的视觉对象。可看见和可操作的物体更能引起他们特别持久的注意和兴趣。

6个月以后婴儿的睡眠时间减少，白天经常处于警觉和兴奋状态。这时的注意不再像以前那样只表现在视觉等方面，而是以更广泛和更复杂的形式表现在吮吸、抓握、够物、操作和运动等日常感知活动中。这时的选择性注意越来越受知识和经验的支配，受当前事物（或人）在其社会认知体系中的地位以及婴儿所知的自己与它们之间的关系的支配或影响。

3. 共同注意　共同注意（joint attention）能力指个体在交往中，参照他人提供的各种信息（如言语、目光、姿态、动作等），确定对方的注视点并调整自己注意的指向，与对方同时关注二者之外的第三事件或物体的社会认知能力。共同注意能力的获得，意味着婴儿不但可以准确地知觉、判断他人的行为及发出的各种信号，而且还可以准确地理解该行为与信号的真正含义，并以此调节自己的注意和行为。凭借这种能力，婴儿可以更好地适应环境、趋利避害，可以以更多的途径、方式认识周围的物理世界和社会环境，更有效地与他人进行社会交往，习得有关知识与经验。

婴儿的共同注意随着年龄的增长而逐步提高，在9个月左右有了显著的变化，但1岁以前，该能力的发展水平都较低。共同注意是一种较复杂的社会认知能力，它的发生包含了一系列分化与协调的过程。婴儿既要关注他人，又要关注目标物，还要将在空间上完全分离的他人与目标联系起来，利用从他人那里获得的信息来调整自己的行为，将注意指向第三个物体。这就需要婴儿对注意进行分配和协调。因此，婴儿的共同注意能力的发展水平较低。

1岁以后，言语的发生与发展使幼儿的注意又增加了非常重要而广阔的领域，注意活动进入了更高的层次——第二信号系统。如这时期幼儿注意活动的一个非常明显的特点就是，当他听到成人说出某个物体的名称时，便会相应地注意那个物体，而不管其物理性质如何、是否是新异刺激、是否能满足其机体的需要。也就是说，第二信号系统特征开始制约、影响幼儿的注意活动。

（二）记忆发育

记忆是一个重要的心理过程，是大脑对经历过的事物的反映。即感知过的事情或思考过的问题，经过一段时间后其印象仍能保留在头脑中并在一定的条件下重现出来。记忆主要有再认和回忆两种形式。原来感知过的事物在眼前重新出现，而且觉得确实感知过，即称为再认；过去感知过的事物不在眼前，而确实在头脑中重现出来，即为回忆。幼儿的记忆与幼儿的其他心理过程一样是发展的过程。按照记忆的内容，可以把记忆分为运动性记忆、情绪性记忆、形象记忆和语词记忆四种类型，在个体发生上它们都依一定的时间顺序出现。运动性记忆出现最早，约在出生后第1个月便可观察到。其次是情绪记忆，它表现为一种情绪反应，在引起它的刺激物直接出现发生作用之前就会显现出来，它开始于出生后的前6个月或更早些。形象记忆出现的时间可能稍早于言语记忆，显著地迟于运动记忆和情绪记忆。言语记忆出现在生命的第2年。

1. 记忆的发生　人类个体记忆发生的时间在胚胎末期，人类个体在胎儿末期（妊娠8

个月左右)就已有了听觉记忆,出生后有再认表现。对其他动物的比较心理学研究也为这一结论提供了有力的佐证。

2. 记忆的发展 帕波塞克(Papousek,1967)最早采用经典条件反射研究了婴儿期记忆的发展。诺韦-科利尔(Rovee-Collier,1981,1987)及其同事首创用操作条件反射对婴儿记忆进行了一系列极富成效的研究,证实:①新生儿末期已具备特定的长时记忆能力;②3个月大的婴儿对操作条件反射的记忆能保持达4周之久。这一研究结果目前已开始为人们所普遍接受。

12个月以后,语言的发生和发展为幼儿带来了很多重要的变化,如符号表征能力的产生、再现和模仿能力的迅速发展、延迟模仿能力的产生等。其中,符号表征的出现使幼儿语词逻辑记忆能力的产生成为可能,而延迟模仿的产生则标志着幼儿表象记忆及再现能力的初步成熟。

(三)学习的发育

学习是指婴儿在与客体相互作用的过程中获得经验或由此引起个体倾向与能力变化的过程。婴儿的学习可以划分为三个不同层次:①习惯化;②经典或工具性条件反射;③言语的掌握、概念的学习等各种复杂类型的学习。这一分类反映了婴儿学习从低级到高级、由简单到复杂的发展过程,较好地揭示了婴儿学习发展的实质。其中,习惯化是一种由于重复或不断受到某种能导致个体选择性定向反应的刺激,而引起个体对该刺激反应降低的现象。它与适应(acclimatization)和熟识(familiarization)截然不同,是婴儿早期一种非常重要的学习形式,也是记忆发生的重要标志。

1. 学习的发生 人类胎儿在妊娠末期已可接受言语、乐音等外界刺激并获得经验,且该经验能保持到出生后并对其行为产生明显的影响。这表明人类个体在胎儿期已能进行颇有成效的学习,学习活动最早发生的时间是在胎儿末期。

2. 学习的发展 小孩子一生下来就有学习能力。这种能力的最根本特点就是明显地倾向于认识环境中某些特定的联系,其最初几周内的学习活动明显地受着这种具有种系特点的倾向性的制约。国外学者曾研究了出生后两天至两三周新生儿对人类面部表情的模仿学习能力,发现:成人伸舌头,新生儿也跟着伸舌头;成人张嘴,新生儿也跟着张嘴;成人笑,新生儿也表现出高兴的表情等(Thiessen & Saffran,2007)。

3个月时婴儿已能顺利进行各种学习活动,学习范围和种类越来越广泛,学习技能越来越多样,并且能对社会性刺激和非社会性刺激进行记忆和学习。例如,3个月的婴儿可以进行操作性条件作用的学习,而且经过适当复习后这种学习效果可保持4周之久。

此后,婴儿的信息编码(encoding)能力迅速发展起来,这使得婴儿能够更快、更有效地从外界获取更多的信息,进行更有成效的学习。6个月以后婴儿的学习能力又有了新的发展,表现为:再认能力的继续加强(长时记忆能力继续发展);社会性认知和社会性学习长足进步(出现了"认生"现象);影响学习的重要因素之一——分类能力也获得了显著的发展,使婴儿的学习更加接近于概念学习。如研究表明,10~12个月的婴儿已能进行基本的数概念学习,已能进行高级的、对现实世界事物的分类。

(四)思维发育

思维是客观事物在人脑中概括的、间接的反映。婴幼儿期是思维发生和初步发展的时期。幼儿的思维发展过程是有层次、有规律的,呈现出从直觉行动→具体形象→抽象逻辑思维的一般趋势，并且在概念、判断、推理等不同思维形式和分析、综合、比较、分类、概括抽象、理解等不同的思维活动过程都随年龄的增长，不断地由低级到高级的发展过程。2～3岁的幼儿开始产生直觉行动思维，到学龄前阶段（4～7岁）发展至具体形象思维，之后出现思维的高级形式——抽象逻辑思维。直觉行动思维是指思维过程离不开直接的感知和动作；而抽象逻辑思维是以抽象的概念和理论知识解决问题的思维方式。

婴幼儿的认知功能发育顺序见表1－3－8。

表1－3－8 婴幼儿认知功能发育顺序

时间	认知内容
1个月	注视20cm处的黑白图片； 离耳15cm声音刺激时转头眨眼； 手从远处突然移至眼前，眨眼
2个月	对喜欢的画笑，不喜欢的一扫而过，表现分明； 追视红球180度； 随声转头
3个月	见到母亲主动投怀； 追视红球，上下左右；
4个月	追视滚轴，从桌子一头到另一头； 白纸上放一粒红色小丸，马上发现； 听胎教音乐微笑而入睡（听觉记忆）； 认人，对父母、照料人皆投怀
5个月	听到物品名，眼睛找到目标； 听到金属着地的声音，用目光寻找
6个月	大人说物品名时眼看向物品方向2种
7个月	拿走正在玩的玩具，会尖叫乱动表示反抗； 大人说物品名时手指或眼看向物品方向3种
8个月	学认身体一个部位，听声用动作表示（挤眼、耸鼻、噘嘴）； 寻找藏起之物（露出一点的玩具）； 按吩咐把玩具给爸爸、妈妈、奶奶（2人）
9个月	按大人吩咐拿玩具4种； 认识身体部位2处
10个月	认识新的身体部位； 拉绳取物（环）——预测能力
11个月	按吩咐捡出图片、书页或字卡3张；
12个月	认识身体部位5处； 指图6幅
14个月	从两种物品中挑出红色； 套环时会说一个、两个
16个月	图片配对5～6对； 指出身体部位5个以上； 背数到5，会拿2个； 按吩咐从形板或积木中找出圆形、方形、三角形（2个）

（续表）

时间	认知内容
18 个月	认识 5 种交通工具； 认识 2 种颜色； 认识 2 个数字或汉字； 认识家庭照片中的 4 个家人
20 个月	从 9 ~ 10 张物名相同、略有不同的图片中，找出相同的 3 对； 当着宝宝把娃娃藏在第一个地方，再取出来藏到第二个地方，宝宝马上找出； 说出 4 种物品用途
22 个月	分清 5 个手指头和手心手背(5 处)； 说出水果名 5 种
24 个月	背数到 10，点数 2 ~ 3； 说出图书或图画中人物的职业和称呼 3 人； 用颜色形容常用的东西，如红苹果
27 个月	能说清楚气象的变化：晴天、阴天、刮风、下雨、下雪等(对 5 项)； 将手臂按口令放在上、下、前、后，展开、合拢(对 6 项)； 正确伸出右手、左手、左脚、右脚； 背数 15 ~ 20，点数 5，背位数 3 ~ 4 位
30 个月	认识 4 种形状； 哪边多：1 比 3、2 比 3、3 比 4、3 比 3(对 3)； 认 5 种颜色
33 个月	答对“谁的鼻子长？谁的耳朵长？等”4 ~ 5 个问题； 能找出图中缺少的部分或错误的地方(对 1 ~ 2 张)； 哪边多还是一样多(对 5)
36 个月	认数 3 ~ 5 个，背数 20 ~ 30，点数 3 ~ 5； 按吃、穿、用、玩将物品分类； 用笔添上未画完的人所缺少的部分； 画圆、正方、三角

六、心理社会功能发育

心理现象是心理活动的表现形式，一般包括心理过程和个性心理两大类。心理过程包括认知过程、情绪和情感过程以及意志过程，是心理现象的动态表现形式；个性心理是指心理过程中表现出来的个性倾向性、个性心理特征及自我意识系统三个方面，是心理现象的静态表现形式。动、静两者是相互联系、不可分割的。

（一）情绪和情感的发育

人的高兴、悲伤、焦虑、恐惧、喜欢等心理现象都是各种形式的情感和情绪，它是人对客观事物的态度的一种反应。儿童情绪和情感的发育是随年龄的增长而逐渐分化、丰富起来的，并逐渐出现与社会需要相联系的情感，情绪反应的表达方式也从简单到复杂。另外，个性和自我意识的发育与儿童行为社会化的发育有密切的关系，影响着成人后的社会道德行为和道德原则的判断能力，对今后适应社会生活起着重要的作用。

婴幼儿情绪及其社会化行为的发育分期见表 1 - 3 - 9。

表 1-3-9 情绪及社会化行为的发育分期

分期	年龄	情绪行为	依恋和社会性	自我意识和独立性
得意期	1岁	向成人施以动作→大人不理睬仍然继续→大人理睬后出现微笑→等待时机→再次挑战 得意、爱情、嫉妒、喜欢明确化	唱歌跳舞或和母亲一起做游戏	知道自己的名字 做小帮手 对于次序和交换有了意识
吸收期	1岁半	选择性地玩游戏 回想游戏情景 回想游戏情景后情绪安定 向玩具娃娃或人施以动作	和母亲做选择性游戏，做问答游戏 了解家庭生活成员，增加自己是家庭成员之一的意识	学会表达满足感 把自己做的东西向他人展示 开始考虑如何做会更好一些 会按照言语的命令（如“把玩具给我”）付诸行动 学会自我克制自己的行动（如知道“这是哥哥的东西”）
自立期	2岁	选择性地使用玩具娃娃做游戏 兴奋状态↔情绪安定 收拾玩具 即使母亲不在身边也照样玩耍	自己的事自己做 意识到别的孩子 可以短暂地从成人身边离开 打断有兴趣的事会发怒	学会动脑筋做事 为了达到目的，开始学会思考“如果这样干……，就这样干……” 知道身体是由哪儿部分组成的
交友期	3岁	向他人描述自己的游戏经验 自我激发兴奋状态→自我控制情绪而能安定	用对比的方法思考问题，开始具有了竞争意识 会预想自己的行为及大人的反应 能够听别人的话	自我为中心，自我满足
	4岁	模仿游戏、扮演角色游戏 注意到事物的相似之处和不同之处	能够将自己的想法告诉别人	坚持自我意见→倾听他人见解
	5岁	按照游戏规则玩游戏	为了某一目的会与伙伴一起干	调整自我，服从集体游戏

（二）个性的发育

个性指一个人的整体心理面貌，是人经常表现的、比较稳定的心理特征，如自我意识、能力、气质及性格等。幼儿期是个性开始形成的时期。在儿童个性形成的过程中，自我意识，特别是道德意识的发展起着重要的作用。自我意识指主体对其自身的意识，是人类意识的一种形式。自我意识的发展分为以下几个阶段：

1. 对身体的自我感觉（1 岁） 这个阶段的儿童，由于对自己身体各种感觉的积累，逐渐知觉到自己的身体和其他物体不同，从而知道自己身体的存在。这是一种自我感觉。

2. 对自我同一性的意识（2 岁） 这个阶段的儿童逐渐对自己身体形成一种连续感，虽然自己的身体大小高矮在变化，经验在发展，但儿童总感到他是同一个人。自我同一感与儿童的语言发展联系着，儿童以名字作为支撑点或制动器，从各种经验中获得同一性，名字使儿童形成他在社会群体中独立地位的意识。

3. 对自我尊重的意识(3 岁) 这个阶段的儿童在他能独立地做一些事情时会产生自豪、自尊和自爱的心理，经常追求摆脱成人的监护，寻求完全的独立。

4. 对自我扩展的意识(4 岁) 这个阶段的儿童知道了“我的”这个词的意义。这时儿童把自我意识扩展到外部事物上，不仅认识到自己的身体是属于自己的，而且还认为父母、兄弟、姐妹、玩具和小动物等也同样是属于自己的，即自我意识扩展了。

5. 自我意象的形成(4 ~6 岁) 这个阶段的儿童形成了“好的我”、“坏的我”的参照系，形成良心或超我。这个阶段的儿童能够把自己所做的和别人对他的期望进行比较。这时具有一个真实的自我和理想的自我。儿童在这一阶段开始计划未来，对未来有所打算，确立自己未来的目标。

6. 理性运用思考的自我形成(6 ~12 岁) 这个阶段的儿童开始认识到“思维”是解决生活疑难问题的工具，能运用推理和逻辑思维来解决复杂的问题，在某种意义上说儿童已开始思考。

7. 追求自我的形成(12 岁至青春期)：这个阶段的儿童几乎完全表现出注重未来的趋向，确立远大的生活目标，开始以未来的目标组织自己的生活，使生活具有长期的方向性和目的性。

8. 作为理解自我的形成(成年)：当自我意识到已经一并超越了自我的以上 7 个方面时，最后一个阶段就出现了，即作为综合前面各个发展阶段的个体形成了。

(三)社会功能发育

社会功能发育是指个人获得按照社会期望所作出的行为表现能力，在整个社会化过程中必须经过三个阶段：学习社会赞同的行为、扮演社会赞同的角色以及发展社会态度。因此，社会领域包括辨认个人在社会、文化中的适当位置及其关系，包括角色关系、沟通方式、适应行为、内在反应的表达和互动形式。简言之，社会层面是关系到个人对外在事件、他人以及自我的外在反应。

事实上社会功能的发展同时涉及生理、认知和情绪三个层面，并非独立存在的。因为人们处理外界事物、与人相处的独特方式以及人们的种种情绪，都需要认知过程和对刺激或事件的情感参与，所以个人适当的反应能力或表现社会认可行为的能力由情感发育的程度和当时的紧张状态而决定。例如，当一个人接受测试时会产生焦虑而导致表现不佳或心智能力被低估，这种问题在老年期普遍存在。

儿童对人及社会经验的态度，以及与他人相处好坏，要看他早期的学习经验。不同年龄的人都会受其所认同并经常参加活动的社团的影响，这种影响力在儿童期和青年前期最大。此外，这一时期也是心理上变动最大的阶段。在学龄前期，“家庭”是最重要的社会化结构，当儿童进入学校后，老师开始外在影响其社会化，但是社团的影响远大于家庭和老师。在儿童晚期，社团有强大的影响力是因为儿童希望自己能被集体所接受。社团对儿童社会功能发育的影响如下：鼓励儿童顺从社会的期望、帮助儿童达到独立的个体以及影响儿童的自我概念。虽然不同的社团对儿童的社会行为的期望有所不同，但都期望儿童在每个年龄阶段能完成相应的社会发育。

社会功能发育从儿童早期出现的社会性微笑开始。婴儿第一个社会反应是对成人，以后才是对其他婴儿和儿童,此时形成的社会行为模式成为以后社会发育的基础。儿童前期又称为党派前期,因为此时婴儿必须学习适应团体,并且发展为社会期望的行为模式。儿童前期在社会情境中所表现的一些行为模式,根据成人的标准常被认为是一种十分有价值的学习经验。因此,儿童已习得的一些行为可被社团中的成员所容忍,且知道哪些行为是社会赞同的、哪些行为是社会不能容忍的。

在儿童后期党派阶段中的社会发展,帮助儿童去学习那些社会所赞同的行为模式,由此而发展出良好的自我概念。因此,早期的经验明显地影响到日后的发展。一个人与外在社会的接触经验将深深地影响此人的自我概念,并因而建立与社会互动的构架,其中一些社会化的特质如责任心、合作行为、积极进取、偏见等都会因为受到同伴的压力而增加。

青春期发育出现了社会及非社会性的行为模式,其中大都是短暂的。青春期由于生理、心理迅速发生变化,其社会态度与行为逐渐变得具有叛逆性,这只是社会化过程中的过渡阶段,一直持续到发展成熟至成人阶段才停止。

总之,人类的社会化发展随着儿童时期的不断成长及与其接触的环境的作用,其人格也同时成长。正如艾力克森提出的人生历程分为8个阶段,每一阶段均潜伏一种危机。若此一危机能获得圆满解决,则可称为发育良好、适应良好或群化良好;反之,危机、问题或冲突持续存在,则被称为发育不良、适应不良或群化不良。人生发展的各个阶段,这些危机的解决能力还必须在一个充满温暖、支持和尊重的家庭中方能学习到最佳的方式,而且家庭提供了极强的角色榜样,并给予持续、充满爱心的引导,使社会化朝正常方向发展。

(江钟立　贺丹军　张　雁)

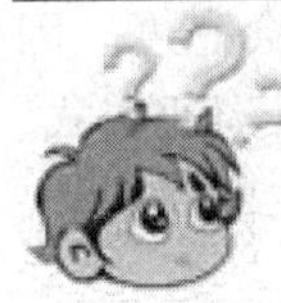

思考题

1. 简述神经反射的种类及发育特点。
2. 简述骨骼肌肉发育的特点。
3. 简述视知觉发育的特点。
4. 简述听感知发育的过程。
5. 简述儿童粗大运动和精细动作发育的规律。
6. 简述言语发育的顺序。
7. 简述认知发育的特点。
8. 简述社会功能发育的特点。

第四章　发育分析和发育评定

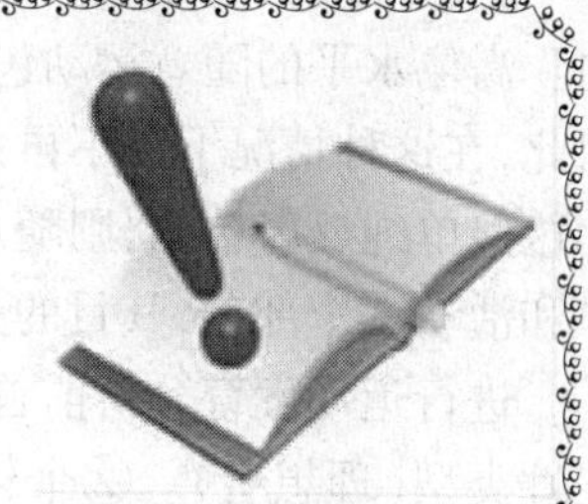

学习目标

1. 熟悉运动行为分析的基本概念。
2. 了解心理发育研究的基本方法。
3. 掌握运动发育分析的基本过程。
4. 熟悉粗大运动能力发育的评定方法。
5. 熟悉精细动作能力发育的评定方法。
6. 了解智力水平和社会行为发育的评定方法。

人体发育的分析和评定包括运动功能和心理社会功能的分析及评定，是人体发育学的方法论，对于发育障碍儿童及中枢神经损伤患者的功能判断具有重要的临床价值。

一、发育分析的研究方法

（一）运动行为分析方法

人的运动行为（behavior）可以从运动（movement）、动作（motion）、活动（action，conduct）三个方面来进行记载和分析。

1. 运动行为的三个方面

（1）运动：指身体的姿势（体位）随着时间而出现的连续变化的过程，通过身体轴与重力的关系（体位）、身体的运动方向以及身体各部位的相对位置关系的变化记录身体的运动过程，即指进行中的运动，又称运动轨迹。

（2）动作：以机械或物体为对象的身体运动，是通过身体的运动来完成某一项具体工作或作业的运动。

（3）活动：是赋予某种社会文化意义或个人意志时的动作，指达到某一目的的动作。

2. 运动行为分析　举例说明：眼球的运动，“向水平方向移动5度”属于运动；“视线的转移”，属于动作；“甲讲完话时总是看着乙，甲讲完话后，乙开始出现相应的反应动作”，就是活动。

表1-4-1将人的行为按照健康和残疾分类标准进行分类，并与其相对应的不同层面的内部构成要素和可能的法则进行比较。在这种隶属结构的秩序下，低位水平的法则是高位水平的前提。

人具有的物理和生物层面低于社会活动层面，低位结构的功能不正常，即运动功能障碍或动作受限，则高位水平的作用即社会活动就不可能正常。

表 1-4-1 残疾分类相对应的运动、动作、活动比较

残疾分类	行为分析	水平	水平法则
参与局限	活动	社会水平、人	政策、目的、价值
活动受限	动作	生物水平	成长、发育、进化、学习
功能障碍	运动	物理水平	对应法则

从单纯的反射运动向有目的或有意志的随意运动的发育变化是由这种隶属结构所构成的。高位水平的随意运动包含了低位水平的反射运动，只是将其巧妙地协调统合而完成的。因此，在这种情况下已不再是单纯的反射运动，而是成为了随意运动的构成要素之一。如果无这些单纯反射结构，则随意运动也就会出现异常。康复的过程必须有意识地针对运动、动作和活动三个部分，其目的是提高患者的活动性。

进行运动发育分析前首先必须理解以下几个观点：①发育的各个阶段都具有特定的代表性类型(理想型)。②个体的状态可以采用抽象的模式进行思考。③个体是个有机的系统，由相互关联的各种要素构成。系统的特性不是各构成要素的特性，系统具有其独立性，按其结构层次分别为全体(whole)、有机体(organization)、结构(structure)等。在一定时间内系统的结构是相对稳定的。④系统各个要素之间具有隶属关系，高位水平统合低位水平，低位水平成为高位水平的约束条件。⑤发育是朝向促进分化(differentiation)和加强隶属统合的方向发展的，所谓分化是指整体中的各个要素显露其特征的过程。

技能(skill)的发育是随时间而引起的感觉、运动、知觉、认知、情绪和社会等各种技能的出现并复杂化的过程。这些技能在行为的场合被统合在一起(图 1-4-1)。

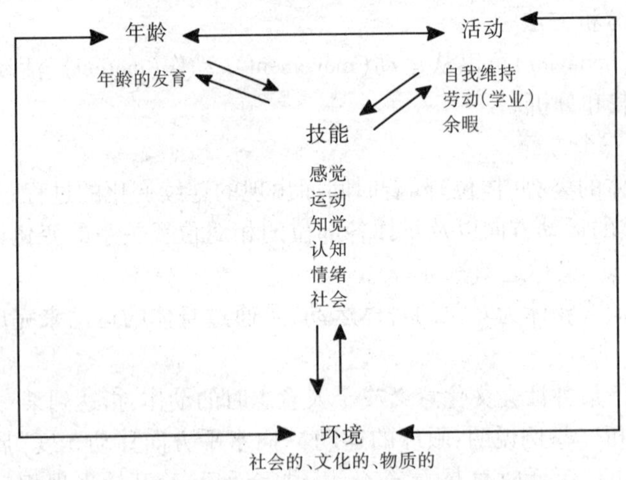

图 1-4-1 技能、年龄、环境、活动之间的相互作用

(二)心理发育研究方法

心理发育包括了认知发育、情绪和情感发育、个性发育、社会行为发育以及智力发育等众多的领域，涉及到整个人的一生。要对人生发育做出科学客观的描述和评价，前提是确定研究的方法，以及对长时期里的变化所做的假设进行测定的方法。主要的研究方法有 4 种：横向研究、纵向研究、时滞研究和一般发育研究。横向研究法和纵向研究法是用以测定个人的人生发育的，而新的时滞研究法(或序列研究法)和一般发育研究法则主要测量一代一代

人的人生历史发展模式。

1. 横向研究法 在同一时期内对不同年龄组的人进行测查并加以比较。通过对各个年龄组的研究发现进行归类,就有可能对某一生命期,及至整个人生过程中发生的变化情况作出总结。例如,为了测量小学阶段阅读技巧的发展情况,便须选择自幼儿园至小学各年级的部分班级。然后在同一天对各个年级的阅读技巧进行测试,将测试结果绘成图表,便显示出低年级小学生阅读技巧的发展过程。该方法的优点是能够在同一时间内对大量的被试者进行研究,较快地得出结论,节省人力物力;缺点是不能反映个体在自然成长过程中的变化,带有人为拼凑的痕迹。

2. 纵向研究法 在比较长的时间内数次对同一组的被试个人进行有系统的定期研究,也叫做追踪研究。在纵向研究中,考查时间的长短可由研究目的而定,各项考查之间的时间间隔则取决于研究的目的和被试者的年龄。一般情况是:被试者年龄越小变化越迅速,间隔时间就越短。该方法的优点是能够系统地了解心理发育的过程和量变、质变的规律。其缺点是时间长,耗费人力物力大;在研究过程中主试者和被试者难以保持长期的稳定;对被试者反复测试会影响其发育和情绪,从而影响某些数据的确切性等。该方法花费时间多、代价较高,单个试验组的特点随着时间会发生变化。

3. 时滞研究法 是在一段时期里数次对某一个年龄相关组的发展进行研究,即对出生于不同时期的同样年岁的人生发育变化进行调查。比如,一个实验组的被试者为出生于1920年的40岁成人,另一组则为出生于1950年的40岁成人,然后将调查结果进行比较。由于实际年龄一致,就有可能从测得的变化中找出文化体验上的原因。在一项实际研究项目中,把1919年测得的19岁军人的智力测验平均分数同1961年的平均成绩进行了比较,结果发现,同样年龄的军人,1961年的成绩远远高于一次大战时测得的成绩。这一智力测试成绩上的差异被认为是文化变化情况的一个明证。但是,这类比较结果也可能被解释为由被试者本身而不是文化差异所引起的。

上述3种研究方法,都各有其长处和短处,在评定相应的研究结果时必须经仔细考虑比较并把它们结合起来,因为它们确实对影响人生发展的多重原因提供了有价值的信息和见解(表1-4-2)。

表1-4-2 横向研究、纵向研究和时滞研究方法的比较

研究方法	基本过程	优点	缺点
横向研究	同时对不同年龄组的被试进行测定	迅速、节约	缺少同类样本;忽视人生体验中代与代之间的(短期的)和历史的(长期的)变化
纵向研究	在一段时间里对同一被试组进行反复测定	对群体和个人发展提供更准确的数据,因为所有的被试都有相近的生活体验	花费时间较多,代价较高及程序方面有缺点;忽视了人生体验中的历史变化
时滞研究	同时对出生于不同时间的同一年龄的被试组进行一次测定	对变化着的一代一代人的生活体验的结果的测定更为准确	缺少同类样本;花费时间代价较高;忽视长期的历史影响;只能提供一个年龄组的信息

4. 一般发展研究法 将横向研究、纵向研究及时滞研究结合而成一个大的研究方法,试图揭示不同年龄阶段、不同的情势下,对处于不同人生周期的个人和团体,生物、心理和社

会影响的效果。它以数量极大的不同年龄被试者作为样本，因此就可能在继续进行的研究项目中不断有新的成员加入。这一特点使得研究项目不受年龄的限制，却具有不同生活体验的被试者，减少了因测试或样本等的缺乏和不同代人的生活体验不同所引起的错误。不仅如此，这一新的研究方法促进了一项新的、更有效的统计方法的产生，这类统计方法更适用于测定长期的行为变化。该研究法的特点是，由横向研究方法和纵向研究方法修正而成的系列化的重复、独立测定，能跨越相当长的一段时间，对同年龄出生组的测定更能显示出遗传、环境和历史因素对人生发展的决定作用。其缺点是，如此复杂的程序仍未能把发育的各个部分分离出来。

人类的生长成熟过程始终是处在变化和稳定并存的统一体之中，要理解这些变化发展，就必须长时期观察和分析不同生活条件下的多重变化因素对发育的影响，并利用一些干预方法进一步提高每一个人生阶段的生活质量。

二、发育分析的内容

（一）运动发育分析的步骤

运动行为的发育分析一般分为 3 个步骤：①结构和功能分析（structure - function analysis）；②顺序分析（sequence analysis）；③转换分析（transition analysis）。

1．结构和功能分析　首先选择对象的活动和行为，明确这些动作或活动具有什么样的功能和目的。其次要求对构成这种行为或动作的各种活动进行分析。根据动作的复杂性分析隶属层次上的结构和功能状况。

2．顺序分析　记录随时间变化而引起的结构和功能之间关系的改变。在结构分析的基础上分层次观察各个水平面的变化，推测其性质。考察各阶段、各种状态下各种要素的统合和有机化的程度及其顺序。

3．转换分析　采用数据或可见形式的转换方法，分析个体在自我调节过程（self - regulation）中所显示出的变化原理、特征、机制。转换各种要素如个体的成熟度、最先出现的征象、环境的变化等方法和过程是相当复杂的。

（二）运动发育分析的应用

1．从仰卧位到站立位的动作分析　从仰卧位到站立位的运动模式见图 1 - 4 - 2，分为

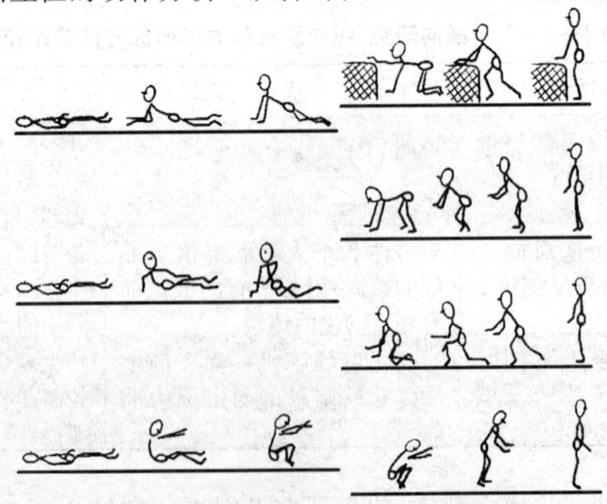

图 1 - 4 - 2　从仰卧位到站立位的运动发育分析

仰卧位到坐位和坐位到站立位两个时相。各有 3 种理想的发育模式:1 岁以后先从仰卧位到俯卧位,然后四肢趴位,经高趴位后站立;3 岁以后上半身躯干坐起,再从单手支撑位到膝蹲位,然后经单侧膝蹲位而站起;6 岁以后从仰卧位坐起后,再从膝蹲位直接站立。

就功能而言,从仰卧位到站立位构成了上述的运动类型,可以明确看到理想的运动类型和运动发育的顺序。从运动学上分析,成人从仰卧位到站立位共有 3×3=9 的 9 种组合形式,在日常生活中,这些组合常常被应用。随着姿势控制机制的发育,肌力的增强等显见的运动功能也同时发生变化,这些属于结构的范围,不需要用转换的方式进行分析。

2. 重力下协调运动能力的获得　在基本的站立位姿势下,肘关节从 90°屈曲位到伸直位运动时,运动速度的不同使得上臂肌群的活动类型发生改变(图 1-4-3)。分析肘关节的伸展运动可以看到有 3 种类型的上肢肌群的活动:①重力引起的前臂的快速向下运动(BA)是由于肱三头肌的收缩所致;②仅靠重力引起的自由落体运动(FF)是由于正在收缩的肱二头肌突然停止收缩所致;③抵抗重力引起的缓慢的前臂下落运动(RA)是肱二头肌收缩逐渐减弱的结果。

采用肌电反馈装置分析运动类型,发现重力引起的快速下落运动最容易,抗重力引起的缓慢落下运动中等,仅靠重力所致的自由下落运动是困难的。可以用肌肉活动的抑制来解释这 3 种运动类型:BA 无抑制,RA 抑制是缓慢引起的,FF 抑制是快速出现的。由此可见,肌肉活动的抑制过程与运动功能的发育是密切相关的。

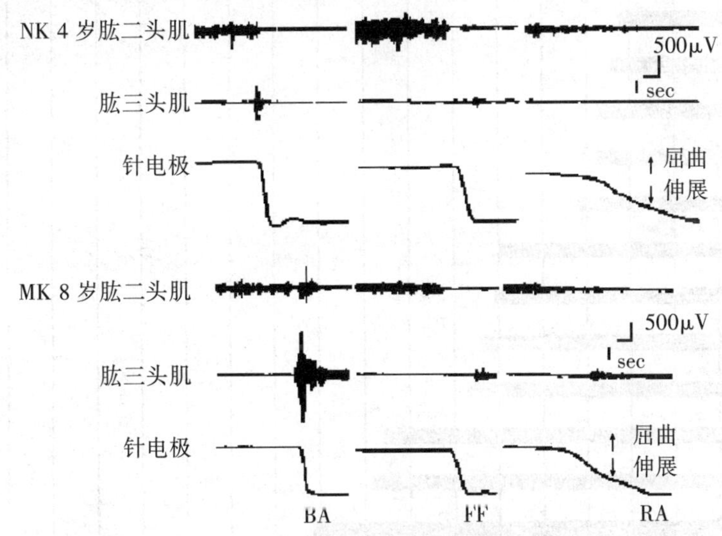

图 1-4-3　站立状态肘关节 90°屈曲位时的伸展运动

BA 是肱三头肌收缩所致的快速向下运动;FF 是肱二头肌停止收缩引起的自由落体运动。8 岁儿童可以出现肱二头肌和肱三头肌的抑制,4 岁儿童则无抑制作用

儿童到了 7~8 岁时具备这 3 种运动形式。3~4 岁时只能意识到 BA 类型。但在日常生活中 3 岁的儿童也能使用 FF 运动类型。对于感觉运动技能发育,能够通过语言或模仿随意地操作 3 岁时所获得的某些运动类型,则要在 4~5 年以后。

在上述通过语言提示进行肘关节伸展运动的速度控制试验中,采用肌电图运动学作为分析的手段,运动结构是肱二头肌和肱三头肌收缩的类型。BA、FF、RA 是理想的肌电图类型，这一过程被称为结构和功能分析。其次，对各种肌肉收缩类型及其可操作的年龄进行了探讨，根据发育的年龄分析肌肉收缩类型的发育顺序，被称为顺序分析。最后将这一日常动作行为转换成显而易见的、直观的肌电图图谱进行分析，称为转换分析。

三、运动能力的发育评定

(一) 粗大运动能力评定

粗大运动的发育规律是由上到下的，即由头部的活动至下肢的活动，表现为抬头、挺胸、

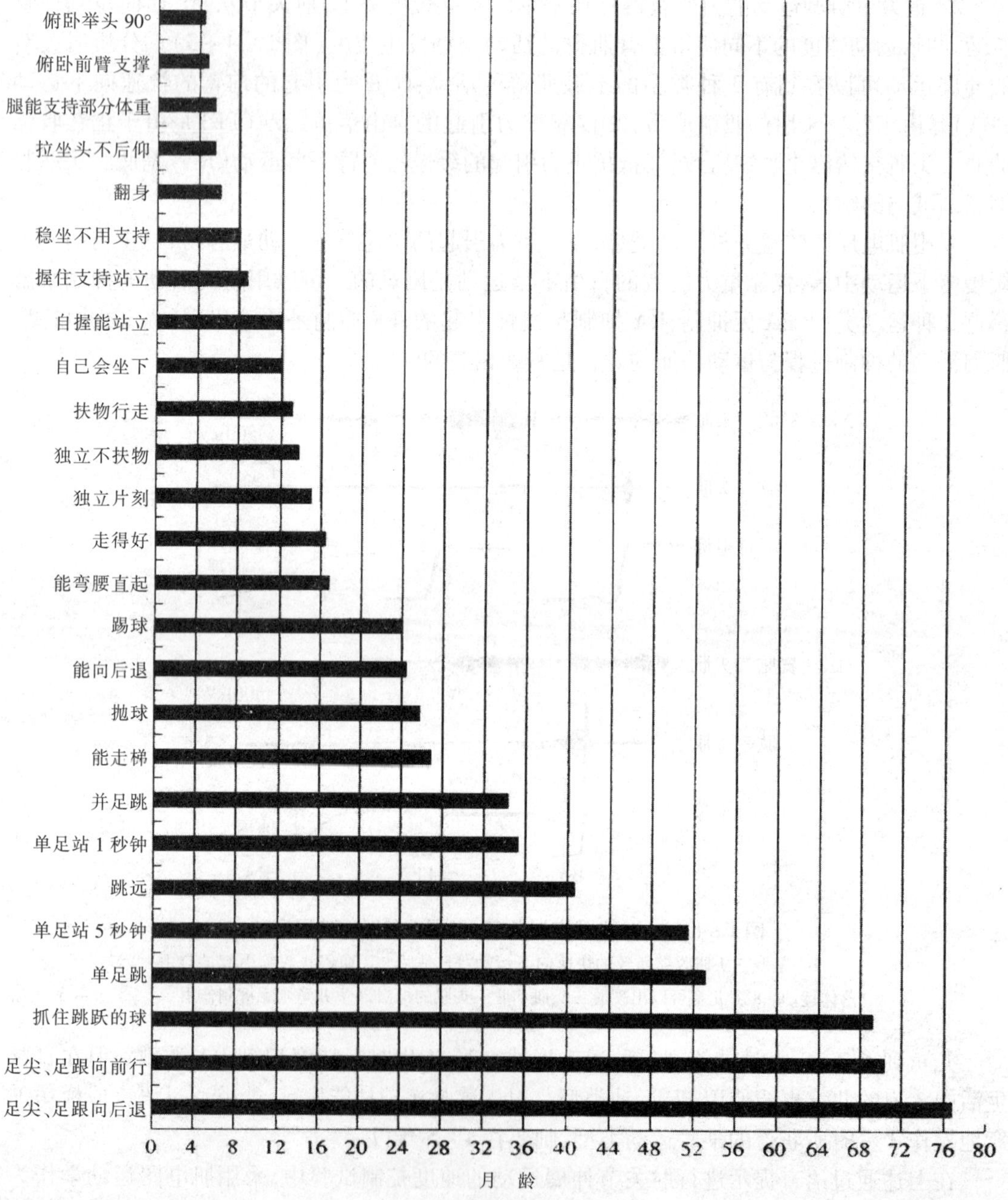

图 1-4-4 中国儿童粗大运动发育标准

翻身、坐起、站立、行走、跳跃等次序。婴儿时期运动的发育过程可归纳为“二抬(头)四翻(身)六会坐,七滚八爬周岁走”,这真实地描述了婴儿时期运动发育的规律。另一种记忆婴儿时期运动发育的关键年龄为3个月时能俯卧挺胸,6个月可独坐,9个月能扶站,12个月试行走,15个月独走稳,18个月拉着玩具能倒退着走;2岁时能跑,但动作尚不协调;4~5岁以后能快跑,手和手臂摆动协调。图1-4-4显示了我国儿童粗大运动发育标准。

(二)精细动作能力评定

精细动作是指手的精细运动,需视觉的协调。记忆儿童时期精细动作发育的关键年龄方法是:4个月时主动用手握物,9~10个月时会用拇指与食指取小的物体,1岁用笔乱画,2~3岁会用筷子、会解衣扣,3岁能用铅笔模仿画圆形,4岁会自己穿衣、书写等。图1-4-5显示了我国儿童精细动作发育标准。

儿童躯体水平发育简易评定表参见表1-4-3。

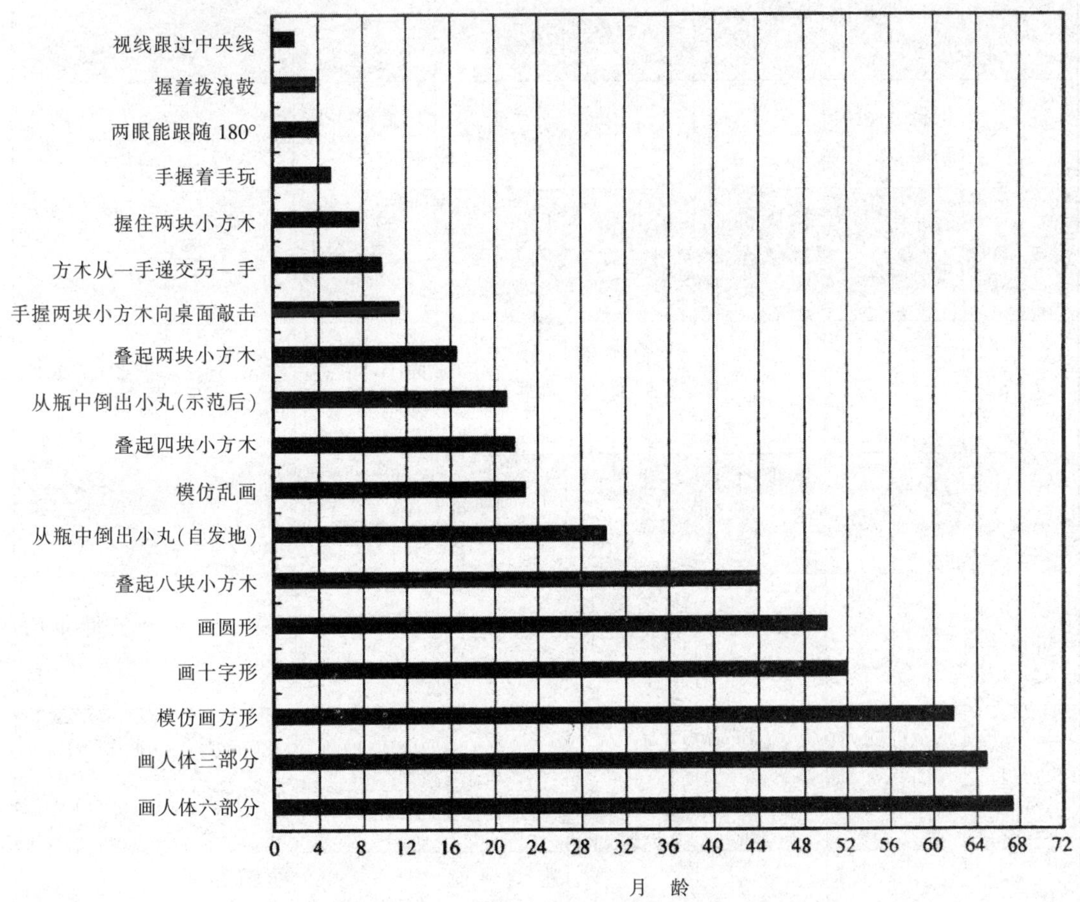

图1-4-5 中国儿童精细动作发育标准

表 1-4-3 儿童躯体水平发育简易评定表

年龄（月）＼身体发育	头与躯干控制	翻身	坐	爬行和步行	上肢和手部控制	看	听
1	头能部分抬起				将手指置于其手中时有抓握动作出现		在有大的声响时会出现动作或哭闹
2	短时间保持头部抬起		在有完全支撑时可坐着			双眼能追踪近距离物体	头转向声音发出的地方
3	头能抬得高且保持此体位	能从俯卧位翻身至仰卧位	需一些支撑可端坐			喜欢鲜艳的色彩和形状	
4	保持头和肩抬起			开始爬行	开始伸手取物		对妈妈的声音出现反应
5~6	转头并转移重心	能从仰卧翻身至俯卧					
7~8			开始不需支撑而端坐	能爬行	伸手并抓握物体	能识别不同的面孔	喜欢节律性音乐
9~10	在拉起时能保持头抬起	游戏时能轻易地翻身		能抓着家具站起来	会将物体从一手放至另一手中	双眼可注视远方的物体	
11~12			不需支撑而端坐得很好				理解简单的指令
12~24	头可向各个方向自如地活动		坐位时能自如地扭转身体并做运动	会迈步→行走	会用拇指和食指抓握	观看小的事物图片	
24~36				跑步→能踮着脚尖和以脚后跟行走	能自如地以手交替指点物体和鼻子	能清楚地看到6米以外的物体形状	能清楚听到和理解大部分简单语言
36~48				自如地后退			
48~60				单脚起跳	抛掷和接球		

四、智力水平和社会行为发育的评定

对心理发育进行评定的方法有不少，其中有些较为合适、有效，有些不太合适。这里介绍几种主要的较为有效的测量工具。

这些测量工具包括了对婴幼儿心理多方面的测查，具体包括婴儿粗细动作的控制能力、运动协调能力、认知能力、言语和其他非言语形式（如手势、面部表情）的交际能力，以及社会应答能力等。测量一般基于观察和父母问卷，而不需要创设特定的刺激或情境以寻求所需的反应。

（一）格塞尔发展顺序量表

格塞尔是美国著名儿童心理学家，以研究婴幼儿行为发育而闻名于世。格塞尔认为发育是一个顺序的模式化过程，婴幼儿每一步发育都以一定的行为模式为代表。随着婴幼儿神经系统的不断完善，其功能不断分化，婴幼儿的行为系统逐步建立并趋于完整。因此，格塞尔把每一成熟阶段所特有的行为模式作为这一阶段的智能评定依据。从1916年起，格塞尔及其同事便开展了婴幼儿行为发育研究，进行了数十年大量的、系统的研究工作，概括总结出了正常婴幼儿特定行为模式出现的次序，也即某一发育成熟程度的代表年龄，这一系列关键年龄是4周、16周、28周、40周、52周、18月、24月、36月。在此基础上，格塞尔把这些年龄阶段中新出现的特定的行为作为该年龄的测查项目及评定其心理发育水平的指标，并于1940年正式提出了格塞尔发育顺序量表（表1-4-4）。

该量表主要从以下5个方面对婴幼儿进行测查：①粗大运动：身体的姿态、头部平衡、坐、立、爬、跑、跳的能力；②精细动作：手的使用能力；③适应性行为：对外界刺激物进行分析综合以适应新情境的能力，如对物体和环境的精细感觉，解决实际问题时各运动器官的协调能力等；④言语：语言理解和言语表达能力；⑤个人-社会行为：与周围人的各种社会交往能力和生活自理能力。

格塞尔量表按其8个关键年龄分为8个分量表，也即适用范围是4周龄至3岁的儿童。实际计算时选用与被试儿童相关的分量表进行。

格塞尔不主张使用一个总的智力商数来描述婴幼儿的发育，这样做会掩盖每一个行为领域的特点。他主张以上述5个方面分别出被试的成熟年龄，转换成5个发育商，以此作为最后的评定指标。

$$\text{发育商(DQ)} = \frac{\text{发育年龄(DA)}}{\text{生理年龄(CA)}} \times 100$$

DQ实际上是一种发育速率的指标，不仅有助于评价和判断婴幼儿的心理发育水平，而且在临床工作中也具有重要的价值。这5个方面的DQ都能对婴幼儿的大脑皮质、神经系统的发育状况以及其智力发育是否正常作出一定的有效的评价。

格塞尔量表专业性较强，检查内容也比较多，虽然使用时并不十分方便与简练，但它是大家公认的经典工具，其后出现的不少量表都借鉴了它的优点和长处。

表1－4－4 格塞尔0～6岁儿童关键年龄发育初查表(Gesell)

发育时间	粗大运动	精细动作	适应性行为	言 语	个人－社会行为
4周	非对称性颈反射姿势占优势,坐位时头略向前下垂	握拳,接触手时紧握	可注视视力范围内的物体,头可转动到中线	发出喉音	无目的地四处看,注视成人的脸并减少活动
16周	对称姿势占优势,坐位时竖头稳,俯卧时双手撑抬头90°	双手搂合,抓物放物入口	眼可随物运动,看到悬挂的玩具时上肢乱动,注视玩具并放入口中,坐位时注意力从手到物体	大声笑,激动	无意笑,玩手指,拉衣服遮脸,看到食物欲吃
28周	坐位时手向前撑,站时可支持大部分体重,扶站时乱跳,翻身	桡侧掌抓玩具 用全手抓拉小珠	一只手接近并抓玩具 敲打,摇铃 转递玩具一手到另一手	哭声发"mm" 向玩具发音	抓足到口 摸镜子,并拍打镜中像
40周	坐位稳,爬	扔玩具,拇、示指拾物,用手指翻弄、探索	双手各拿一物体,注意摇铃	有意识说"ma－da",说其他一个词	做再见动作,玩拍手游戏,自喂饼干,自扶奶瓶
52周	牵走,独站片刻,扶走	熟练地捏小珠	试搭2层积木,示意后放一积木在杯中,玩物体	除"ma,da"外两个词,按手势需要给出玩具	把玩具给镜中人像,穿衣合作
15个月	蹒跚行走,爬楼梯	放小丸入瓶中	搭2层积木,放6个积木入杯中并倒出,模仿敲打	乱语,说4～6个词,包括名字,执行简单命令	说"谢谢"或对应词,会表示或会说需要,知裤子湿,扔物玩或表示拒绝
18个月	独走稳,自坐小椅,或爬上成人的椅子,站位掷球	一次翻书2～3页	搭3～4层积木,用笔乱涂,从瓶中倒出小丸	说10个词,看图片并指出一图,知方位2个(放在桌上)	拖拉玩具 抱洋娃娃玩 自喂饭仍洒出
24个月	跑 独自上下楼 踢球	翻单页书	搭6～7块积木,排积木为"火车",临摹直线和圆	用代词,说3个字句,不再乱语,知4个方位	说大小便,披一件外衣,做家家玩
30个月	跳上,跳下,退走	抓笔紧	模仿画圆能封口,给画起名:房子,鞋,球,狗	喜说自己,知自己全名	帮助放东西,扣大扣子

（续表）

发育时间	粗大运动	精细动作	适应性行为	言 语	个人－社会行为
3岁	换脚上楼，跳一层阶梯，骑三轮车	手指拿笔	搭9～10块积木，模仿搭桥，给自己的画起名，临摹画圆，模仿画“＋”	说出画书的情节，知性别，用2个介词	自喂饭好，自穿鞋
4岁	下楼换脚，跳远，扔球过头，单足跳		画人2部分，临摹“∽”，模仿搭5块积木的“门”，会挑长线	知1种颜色，会用5个介词	洗手、脸并擦干，刷牙，区别衣物前后，系鞋带，可给大人到外办事
5岁	换足跳，独足站8秒钟，抓蹦跳的球		用积木搭2层楼，画人头、身体无错，临摹三角形，数10个实物	知4种颜色，知钱囊有钱，用语言描述图画	自己穿脱衣，问词的意义，写几个字母
6岁	向前扔物，闭眼交替独足站，足跟足尖后退走		用砖砌3级台阶，画人有颈、手、衣，做5以内加减法，临摹画菱形	会用功能、成分给物件下定义	系紧鞋带，区别下、上午，知左右，数30以内数

（二）丹佛发育筛选测验（DDST）

此表发表于1967年，是由美国的小儿科医生弗兰肯伯格（Frankenberg）和心理学家道兹（Dodds）制定的。他们从十多种婴儿发育测验和幼儿智力测验中选出了105个项目，类似于格塞尔量表的4个方面，适于0～6岁的儿童。其目的在于筛选而非诊断，筛选出一个智力落后的大致范围，然后针对可疑的落后者再进行诊断性的检查。它使儿童发育的评定手段进一步简化了。

图1－4－6显示了DDST的测验表，表中每一横条代表着一个测验项目，与年龄刻度相对应，分别表示正常儿童的25%、50%、75%～90%能完成该项目。

（三）贝利婴儿发育检查

贝利（Bayley）是美国加州伯克利婴幼儿发展研究所的儿童心理学家，1969年他修订发表的《贝利婴幼儿发展量表》是20世纪60年代到70年代众多婴幼儿心理测验中最为出色的一个。在前人和其本人的经验和研究成果基础之上，贝利针对2个月到2.5岁这一年龄阶段儿童的发育状况编制了这一量表（表1－4－5）。量表分为智能、运动、行为记录3个分量表，其中智能量表包括知觉、记忆、学习、问题解决、初步的语言交流和初步的抽象思维活动等；运动量表主要测量婴幼儿的坐、站、走、爬楼等粗大运动能力，以及双手和手指的操作技能；行为记录表是一种等级评定量表，其评价内容是婴幼儿个性发育的各个方面，比如情绪、社会行为、注意广度以及目标定向等。

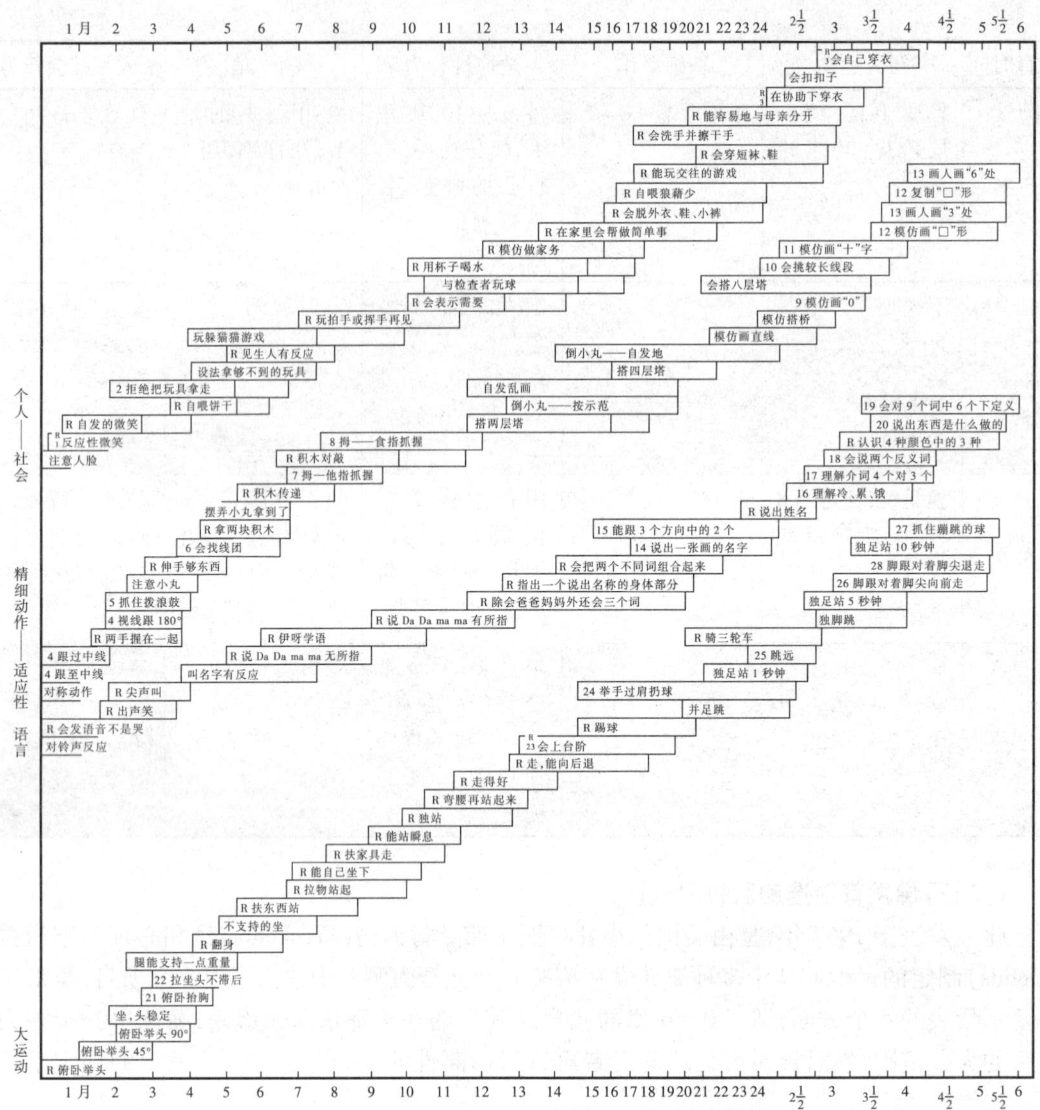

图 1-4-6 DDST 检查用表（应用时放大为 30cm × 30cm）

（引自缪鸿石主编《康复医学理论与实践》，上海科技出版社，2000 年）

表 1-4-5 贝利婴儿发育量表

平均月龄(月龄)	项目	平均月龄(月龄)	项目
3.8(2-6)	头转向铃声	11.0(9-16)	独站
3.9(2-6)	头转向拨浪鼓	11.7(9-17)	独走
4.1(2-6)	手接近方木	12.6(9-18)	自己站起来
4.3(2-7)	主动玩桌子边角	13.3(9-18)	投球
4.4(2-6)	伸手够物时手眼能协调	14.1(10-20)	向侧面走
		14.6(11-20)	退走

（四）皮亚杰发育顺序检查

《皮亚杰量表》是模拟皮亚杰认知发育理论设计的量表，它提供了一个强调发育顺序的理论构架，同时又以灵活、定性的解释为特征。其中以尤格里斯和罕特于 1975 年制定的、适用于 2 周龄至 2 岁小儿的《皮亚杰量表》最有代表性。

1. 量表简介　该测验包括 6 个分量表。

（1）物体永久性：测定小儿是否具有用视觉追踪物体，并最终能将不同程度隐藏的物体找出来的能力。此分量表可查明小儿是否已形成了物体独立存在的概念。

（2）有目的地改变环境的手段：测查小儿以用手抓握物体、拉直、支撑、掀开等手段或方式达到一定目的的能力。

（3）模仿：测查小儿对生活环境中的人或事，尤其是对成人姿势、动作、口语的模仿能力。

（4）操作性的因果关系：测定小儿是否具有认识并运用适应客观的因果关系的能力。

（5）物体的空间关系：小儿能否理解容积、重量和平衡等关系，能否对置于一定空间的物体视觉图像进行调节。

（6）与物体有关的图示的发育：测查小儿能否通过看、摸、操作、丢下、摆放等动作，以及在社会化过程中形成的特定物体的图示而对物体作出反应。

2. 优缺点　《皮亚杰量表》的程序是高度个别化的，非常适用于临床工作。与传统的测验相比，其施测手续较为复杂，花费时间较多，而且对研究者本身的要求也甚高。

（五）新生儿行为评定检查

《新生儿行为评定量表》是目前唯一适用于出生 0～30 天新生儿的行为测查量表，由美国著名小儿科医生布雷泽尔顿（Brazelton）制定。量表的目的在于诊断和预测新生儿的发育水平和状况。

1. 量表简介　量表共有 6 大类、27 个子项目。

（1）习惯化：新生儿在同一刺激呈现多次之后，反应减弱甚至消失，通常以新生儿对刺激的注意时间为指标。

（2）定向反应：新生儿对有生命的刺激物和无生命的刺激物的朝向。

（3）运动控制的成熟性。

（4）易变特点：从觉醒状态到深睡状态的变化、皮肤颜色的变化、活动水平的变化、兴奋达到最高点的变化以及变化是否比较容易等。

（5）自我安静的能力。

（6）社会行为：包括微笑、接受拥抱时的反应等。

2. 使用方法　上述 6 大类 27 个项目均按 9 等制评分，一般说，中间的等次为正常反应，两端的都属于偏离正常。

（六）《西南小儿智能体格测定表》

《西南小儿智能体格测定表》是 1980 年重庆第三军医大学西南医院儿科参照日本远城寺《幼儿智能发育检查表》修订而成的，内容分为智力和能力两大部分。其中智力包括反应、理解和说话三小项，能力包括粗大运动、精细动作和生活能力三小项。每小项有 32 个条目，共计 192 个测试条目。该量表适用于新生儿至 8 岁的儿童，分有 32 个年龄组。

（七）《儿童智力和社会行为发育水平简易评定表》

该表在我国也常用于临床测试（表 1－4－6）。

表 1-4-6 儿童智力和社会行为发育水平简易评定表

年龄（月）\心理发育	交流与语言	社交行为	自我照料	注意力兴趣	游戏	智力与学习
1	尿湿或饥饿时会哭闹		会吸奶			饥饿时或不适时会哭闹
2		会对微笑报以微笑		会对微笑报以微笑	会抓握置于手中的物体	
3	感到舒适时会发出愉快的声音		会把手里的物件送到口中			认识自己的妈妈
4				会对玩具和声响产生短暂兴趣	玩弄自己的身体	
5~6	会发出简单的声音				会以简单物体做游戏	能识别几个人
7~8		开始理解“不”的含义并作出相应的反应	会咀嚼固体食物	对照料者产生强烈的依附感		
9~10	能对不同的事物使用不同的声音		开始自己进食		开始喜欢做社交性游戏（捉迷藏）	会寻找离开视线的玩具
11~12			独自用杯子喝水	对玩具和活动能保持较长时的兴趣		
12~24	开始使用简单的词	开始按要求做简单的事情			能模仿他人	会照着做简单的动作
24~36	开始将3个或以上的词同时使用	喜欢在做完简单的事情后得到表扬	会脱简单的衣服		开始与其他孩子一道游戏	能按要求进行指点
36~48	能使用简单的句子	能与成人交往	能自己解手	能将不同物体分类摆设	独立地与其他孩子以及玩具做游戏	能遵从简单的指令
48~60			洗澡和穿衣、能帮助做简单的事情	会拼装玩具		能遵从多个指令

（江钟立）

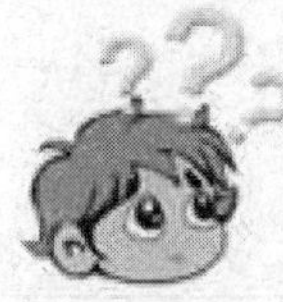

思考题

1. 简述运动行为分析的基本概念。
2. 简述心理发育研究的基本方法。
3. 举例说明动作发育的分析过程。
4. 简要说明粗大运动能力发育的评定方法。
5. 简要说明精细动作发育的评定方法。
6. 智力水平和社会行为发育的评定方法有哪些？

第二篇 各 论

第一章　胎　儿　期

学习目标

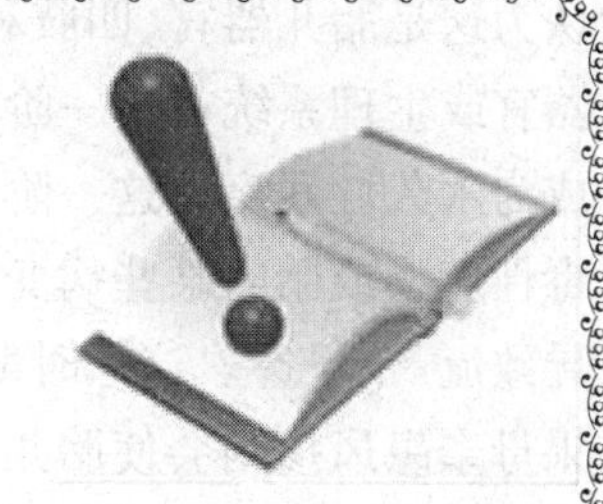

1. 熟悉胎儿的宫内发育分期。
2. 了解胎儿的发育进程。
3. 了解胎儿期各个系统的生理功能发育。
4. 熟悉中枢髓鞘化的生理意义。
5. 熟悉胎儿期的运动形式。
6. 了解主要的胎教方法。

要探讨人体发育的整个过程，必须从受孕开始。受孕、怀孕及分娩过程包括了很多因素的交互影响，如母体妊娠过程中伴随的身心变化、胎儿各器官的生理发育过程等，还涉及到胎儿的运动、心理、情绪的发育过程。

一、胎儿宫内发育分期

当卵子和精子结合起来形成合子（受精卵）时，从这短暂的一瞬间胚胎便开始了漫长而独特的发育过程。胎儿在宫内的发育是其整个生理发育过程的首要环节和奠基阶段。这一时期胎儿发育的品质，将对其出生后的发育产生重大影响。

有人将胎儿发育分成3个时期：胚胎期（出生前第一个1/3期），受精卵迅速分化，逐渐形成组织和器官、系统；胎儿初期（出生前第二个1/3期），生长迅速，机体构造复杂化；胎儿后期（出生前第三个1/3期），身体部分功能开始分化，体质迅速增强，为出生后的生存做好准备。

也有人将出生前发育划分为胚芽期（0～2周）、胚胎期（3～8或10周）和胎儿期（8或10～40周）3个阶段。

胎儿在宫内生长发育，又可分为胚胎期和胎儿期。胎儿胎龄的计算，从孕妇末次月经的第1天算起，通常以40孕周（280天）为孕期，分为早、中、晚三期。

胎儿期是人体发育的最早阶段，是婴儿出生前在母体宫内发育的阶段，从受孕到分娩共10个月左右。

（一）胚芽期（0～2周）

受精以后，合子（受精卵）由输卵管缓慢向下移动，最后黏合固定在子宫壁上，这一过程大约需要10～14天。在这个期间，受精卵细胞通过有丝分裂的过程而开始迅速增殖。在每次及以后紧接着的细胞有丝分裂中，每一染色体延伸分裂，使每一新形成的细胞中都有一个完整的基因成品，从而形成两个完全相同的细胞。这样，在受精卵移动过程结束时（10～14天）就形成了几十个细胞。而在这种迅速形成的细胞群中出现了一个空腔，其外边一层细胞后来就成为胎盘和其他支撑组织，衬在空腔内层的细胞则形成胚胎。

（二）胚胎期（3～8周）

胚胎期是生命开始的非常重要阶段。从胎囊上长出毛状组织（绒毛）开始（胚胎第2周末）到胎儿身体部分的一般形式和基本结构的初步形成（胚胎第8周）为止，历时6～8周。人体各器官系统基本上是在这个时期形成的。其特点主要是组织器官分化快、变化大。一般认为这是胎儿器官、四肢和其他生理系统分化、生成的最重要时期，也即关键期。如果某一器官或生理系统在这一阶段不能发生，那么以后它们将再也不会形成和发展，胎儿出生后将成为永久性残疾。这一阶段也是胎儿发育的最敏感期，最容易受放射线、药物、感染及代谢毒性产物或胎内某些病变等因素的影响。不利于胚胎发育成长的因素可使胎儿畸形，甚至导致流产、早产。这一时期胎儿死亡率很高，胚胎总数的30%可能都在此阶段夭折。这时如果母亲患风疹则会使胎儿出生后智力落后，或者造成身体上的异常，如白内障或耳聋；如果在胚胎期以后发生类似病变，就不会使胎儿发生这类缺陷。

胚胎期里，增殖的细胞群发生分化形成三层细胞：外胚层是形成皮肤、感知器官和神经系统的基础；中胚层进一步分化成为肌肉、血液和循环系统；内胚层则分化成消化系统和其他内脏器官与腺体。到2个月时，胚胎就有大约3厘米左右长，大体上已成人形。四肢已得到相当的发育，有了手指与足趾，脸、耳朵、眼睛、嘴都已清晰可辨，可见心脏跳动，神经系统开始显示出初步的反应能力。

（三）胎儿期（9～40周）

胚胎器官化进程大致完成后，便进入胎儿期，这一般发生在怀孕后2～3个月期间。胎儿期胎儿的骨细胞开始发育。毛发、指甲和外生殖器发育分化出来。已有的器官和结构进一步得到发展，躯体比例及各部功能也日趋成熟。这时期还出现另一重要发育特征：胎儿动作——主要表现为胎动和反射活动两种类型。

受精卵的成长按DNA的编排进行，细胞的核糖体内主要成分信息RNA可促使氨基酸形成而合成蛋白质，这个过程在整个机体内进行。所以从受精到出生的266天期间是代谢活跃、变化多的时期，无论形态的大小、化学组成、生理功能等都与母体代谢密切相关。因此，与母体、胎儿、胎盘相互关联的代谢关系是研究胎儿发育的基础。

细胞的成长分为三个阶段：第一阶段分裂快；第二阶段以DNA为核心的细胞数量增多和增大；第三阶段为DNA合成停止，细胞不再增大。测定DNA的量可以知道细胞数的多少，测定RNA及蛋白质的量可以了解细胞体积的大小。

根据发育生物学的观点，整个胎儿的发育过程并不是均匀的，量的增长主要在妊娠最后3个月。以体重为例，胎儿每日体重增加的量，到38周为止，呈加速度的趋势；随着胎龄的增加，脂肪占体重的比例逐渐增大，水分占体重的比例逐渐减少。

二、胎儿发育进程

胚胎发育经过卵子和精子结合成为受精卵、植入子宫、胎盘形成、器官形成，以至胎儿的生长成熟等各个阶段（表2－1－1）。

表 2-1-1 胎儿的生长发育

胎龄(周)	冠臀(mm)	体重(g)	主要特征
9	30	8	两眼闭合,外生殖器男女不分,脐疝
10	51	14	肠内移腹腔,指甲开始出现
12	87	45	性别分明,头颈分明,刺激后有吸吮动作,眼皮也有反应
14	120	110	头直,上下肢发育完全
16	140	200	耳壳外突,骨骼钙化逐渐扩展
18	160	320	胎脂出现,趾甲开始发育,比例相称,胎动
20	190	460	全身出现胎毛,棕色脂肪出现
22	210	230	皮肤红有皱褶
24	230	820	指甲明显,躯体清瘦,体重有所上升
26	250	1000	两眼略睁,有睑毛,宫外可以存活
28	27	1300	两眼张开,发满头,皮肤仍皱
30	28	1700	趾甲明显,皮肤红,呼吸平稳,体温调节
32	300	2100	指甲达指尖,睾丸开始下降
36	340	2900	躯体丰满,脂肪积储增多,趾甲及趾端
38	360	3400	胸突起,乳房有块,睾丸可及,指甲超过指端

(一)受孕过程

精子与卵子结合之前必先经历获能过程(capacitation)和顶体反应(acrosome reaction)两步。获能过程是覆盖于顶部的原浆膜被移走,精子失去糖蛋白外套。精子获能后,继而发生顶体反应,使顶体壁上产生小孔,用于释放透明质酸酶。

卵子的细胞膜由内侧透明带和外侧放射冠两层组织构成。精子顶体释放透明质酸酶和神经胶酶,消化卵子外周的透明带,并穿入透明带。精子穿入透明带后,精子头部与卵细胞表面接触,接触点间的精、卵细胞膜破裂,精子的头部和体部进入卵细胞内,精子细胞膜融合于卵细胞膜上,此卵称为受精卵。当一个精子穿透卵细胞膜后,卵子的细胞膜和透明带会发生改变,以阻止多个精子进入卵细胞内。精子进入卵细胞后,尾部消失,头部变圆膨大,形成雄原核;卵细胞完成第二次有丝分裂后,其细胞形成雌原核。雄原核与雌原核接触,各自的核股消失、融合,二性染色体在其后的合子分裂中混合、配对,受孕宣告结束,一个新生命宣告开始。受精过程约需 24 小时。

受精后的结果是:①染色体恢复双套;②染色体重新组合,形成人种的变异;③决定性别;④带动卵裂,启动发育枢纽。

(二)胚胎的分化和发育

受精后 24~36 小时,受精卵分裂为两个细胞,继续分裂,边分裂边沿输卵管向下运行。受精后 72 小时,分裂成 12~16 个细胞的桑椹胚进入子宫。桑椹胚从宫腔中吸收营养,宫腔液渗入到桑椹胚内,细胞分裂增生,至受精后约 96 小时,发展成为囊胚。囊胚的构成:①由外周的细胞群构成滋养层;②被滋养层包围的间隙含有液体,称为囊胚腔;③位于囊胚腔一端的细胞群称为内细胞群,以后发展成为胚胎。桑椹胚进入子宫腔后呈游离状态约 3~4

天。受精后约第6~8天开始着床，至第11~12天完成。一般着床于子宫体后壁的机会比前壁略多，着床于中线的机会多于侧壁。

囊胚（又称胚泡）附着在子宫内膜后，内膜上皮细胞的胞膜逐渐消失，变为多核细胞体。滋养层也分化为两层：内层保留细胞膜，称细胞滋养层；外层细胞膜消失，称合体滋养层。合体滋养层有很强的侵蚀力，侵蚀子宫脱膜，形成小缺口，使胚泡慢慢地陷入到子宫内膜致密层下。到受精后约第10天，整个胚泡位于子宫内膜中，第11天在子宫内膜处有小血块和细胞碎片构成的闭锁栓，第12天胚泡几乎全部被增生的上皮所覆盖，并形成一个小隆起，着床即完成。

大约在受孕后第2周，囊胚细胞会分化成外胚层和内胚层，到第16天后在内外胚层中间形成了中胚层，这些原始胚层将进一步分化成人体所有的组织和器官（表2-1-2）。

表2-1-2 起源于各原始胚层的人体组织器官

胚层	组织器官
外胚层	①表皮及其衍生物如汗腺、皮脂腺、指甲、毛囊；②中枢神经系统及周围神经系统；③眼睛的晶状体；④感觉器官的神经上皮如内耳、外耳、鼻腔、鼻窦；⑤脑下垂体；⑥口腔腺体及牙釉质；⑦鼻腔及口部的表皮；⑧乳房的腺体
中胚层	①真皮；②消化道壁；③心血管系统；④肌肉骨骼系统；⑤结缔组织（软骨、关节腔）；⑥肾及输尿管；⑦生殖器官；⑧胸膜；⑨脾脏；⑩淋巴组织及细胞
内胚层	①从咽喉至直肠的胃肠道内皮细胞；②肝脏和胰腺的原始细胞；③甲状腺和甲状旁腺的上皮组织；④咽、舌、扁桃腺、胸腺、鼓室的上皮组织；⑤呼吸道上皮；⑥尿道及其相关腺体；⑦膀胱（除外膀胱三角）；⑧阴道（部分）

（三）胚胎和胎儿的发育

1. 胚胎发育　自受精后3周开始到8周为止。主要是组织分化成基础器官和外在主要特征的发育。

第3周：在背部中线处形成神经沟，神经沟关闭处形成神经管。肾脏开始形成，甲状腺组织出现，眼睛视杯和晶状凹陷形成，耳朵听凹形成一封闭组织，肝脏开始逐渐行使功能。最早发育完成的器官是心脏，此时胚胎体腔外侧已形成一管状心脏。

第4~5周：神经管前端关闭形成脑部，尾端关闭形成脊髓，四肢雏形出现。第28天时管状心脏开始跳动，超声波检查可见到胎儿心跳。

第6周：骨基质出现，原始骨架形成，肌肉开始发育，心脏大部分特征在此时均已呈现。肝脏开始生产红细胞。

第7周：胚胎头部成圆形，几乎可以直立。视神经形成。眼睑出现，晶状体增厚。消化道和生殖泌尿道发生巨大变化，膀胱和尿道与直肠分离。此时基本内外结构均已呈现。

第8周：面部特征持续发展，唇的融合完成，外耳、中耳和内耳结构已形成。手指形成，大肌肉开始收缩，心脏发育已完成，肛门膜有了开口。外生殖器已出现，但外观无法区分。此时器官发育结束，胎盘形成，表示胚胎发育完成。

2. 胎儿发育　第8周结束时胚胎已发育至胎儿程度。在足月新生儿身上可见到的所有器官和外部结构此时均已具备。胎儿发育只是使这些结构更为精细，功能更加完善。

第3个月：到第10周时脊髓尾端出现神经元，膀胱形成，尿液开始形成。第12周时全身骨化现象已建立,肝脏成为红细胞的主要制造者,甲状腺分泌激素,胎儿胸腺出现淋巴组织。胎儿平均身长为9cm,体重50g。

第4个月:有吸吮、吞咽羊水的动作,肠道开始聚积胎粪,开始有主动运动,外生殖器已分化,胎毛已布满全身。胎儿身长16cm、体重100g。

第5个月:脊髓开始髓鞘化,出现胎儿运动和心音。母亲可感觉到胎动。胎脂分泌开始,倘若早产可见胎儿呼吸。胎儿平均身长25cm,体重300g。

第6个月:肺中有肺泡出现,且开始生产表面张力物质,可能有呼吸动作。头发和皮下脂肪开始发育。胎儿平均身长30cm,体重600~700g。

第7个月:脑快速发育,神经系统开始调节身体某些功能。眼睑在神经控制下可以睁眼、闭眼。肺已有进行气体交换的功能,具有宫外生活能力。男婴睾丸已经开始下降到阴囊上部。胎儿平均身长35cm,体重1000~1200g。

第8个月:中枢神经系统已成熟,足以引导节律性呼吸动作和部分控制体温。开始储存铁、钙和磷。胎儿平均身长40cm,体重1700g。

第9个月:胎毛开始消失,皮脂腺活动旺盛,有助于生产胎脂。股骨远端的骨化中心出现,睾丸下降至阴囊中,女孩大阴唇覆盖小阴唇。胎儿平均身长45cm,体重2500g。

第10个月:皮肤光滑呈粉红色,皮肤皱褶处有较多胎脂,胎毛仅见于肩膀和上背部,头发呈丝状,约2~3cm长、量较多。指甲超过指尖,足底布满皱褶。鼻、耳软骨变硬。胎儿平均身长50cm,体重3000~3500g。

(四)胎儿发育研究方法

对胎儿发育的研究一般有三种途径:①因治疗的需要把胎儿从子宫中取出,放在特制的"育儿箱"里进行手术,并能记录其自然行为和其对某些电、机械刺激的反应。②研究早产儿(怀孕后6~8个月出生)的宫内发育情况和行为能力。③通过某些仪器设备对子宫内的正常胎儿进行测量研究。近年来由于电生理技术和体外观测技术的进步,发育学家越来越多地采用第三种方法进行研究,能够获得关于胎儿正常发育的更加真实、自然的结论。

三、胎儿期生理功能发育

胚胎期后胎儿的生理功能也获得稳步发展。从3个月开始,胎儿能够吞咽和排尿;6个月以后,胎儿能够呼吸和哭泣;7个月以后就具备了子宫外存活能力。当然也有6个月早产儿存活的案例,主要应归功于先进的医疗技术。在出生前最后的3个月里,胎儿发育的速度戏剧性地变慢了,这可能是因为子宫内已没有供他们继续发育的空间了。8个月时,胎儿皮下脂肪开始生长发育,这对胎儿出生后的存活有重要意义。

(一)神经系统

正常胎儿神经系统的发育在全身各器官系统中占领先的地位,发育最快的时间是妊娠中期到出生后18个月之间。胎儿脑重占体重很大比例,在胚胎发育期,主要是神经元数量增多,后期则主要是细胞的增大和神经轴突的分枝以及髓鞘的形成。在妊娠后期,小脑发育最快。神经系统最易受到宫内不良因素的影响,可发生畸形而致功能障碍和智能落后等。近年的研究认为,胎儿脑发育的关键时期为第10~18孕周,在此阶段成神经细胞的数目已达相当的数量,如果在此时期孕母蛋白质摄入不足,可造成成神经细胞数目不足而致脑发育不良。

(二)呼吸系统

胎儿的呼吸单位到孕28周才发育完善,如果胎儿在孕28周前出生,则气体交换困难,生后难以存活。胎儿肺中的肺泡表面活性物质含量到40周才迅速增加,故37周以下早产儿有发生呼吸窘迫综合征的危险。

(三)泌尿系统

肾的大体结构在36周的胎儿已基本完成,但与成人比较还有很大差距,肾小球滤过面积和肾小管容积都相对不足,后者更为明显。

四、胎儿期运动发育

胎儿时期的反射和胎动为最初的运动形式,人类胎儿期最初从自发性运动开始。受孕后第7周出现向头颈部的横纹肌的运动神经支配,进而完成躯干和四肢肌群的运动神经支配。胎儿初期神经系统的发育是快速进行的神经纤维形成。在体节内、体节间及脑干内形成相连接的向心性神经纤维和离心性神经纤维。第8周反射运动所必需的解剖结构已经形成。接触、压迫、振动等机械刺激均可引起胎儿的反射活动。以后随着中枢神经系统的结构和功能的成熟,反射运动呈现多样化。第9周出现自发运动。最初的运动为呼吸、摄取、排泄等以自主神经功能为主的运动,以后逐渐发育成屈曲反射等与防御功能相关的运动,进一步出现把握、表情、姿势的支撑和站立反射等功能。成熟的原始运动最初都是以集合运动的形式出现,具有向全身扩展的倾向,然后出现局限于四肢部分的运动。与这些运动变化对应的中枢神经系统髓鞘逐渐形成。

中枢神经系统的髓鞘化从解剖学上看是系统发生中古老的结构,按照一定顺序发育而成(图2-1-1)。中枢神经结构的成熟是从脊髓向脑干的上位中枢进展的过程。婴幼儿期的

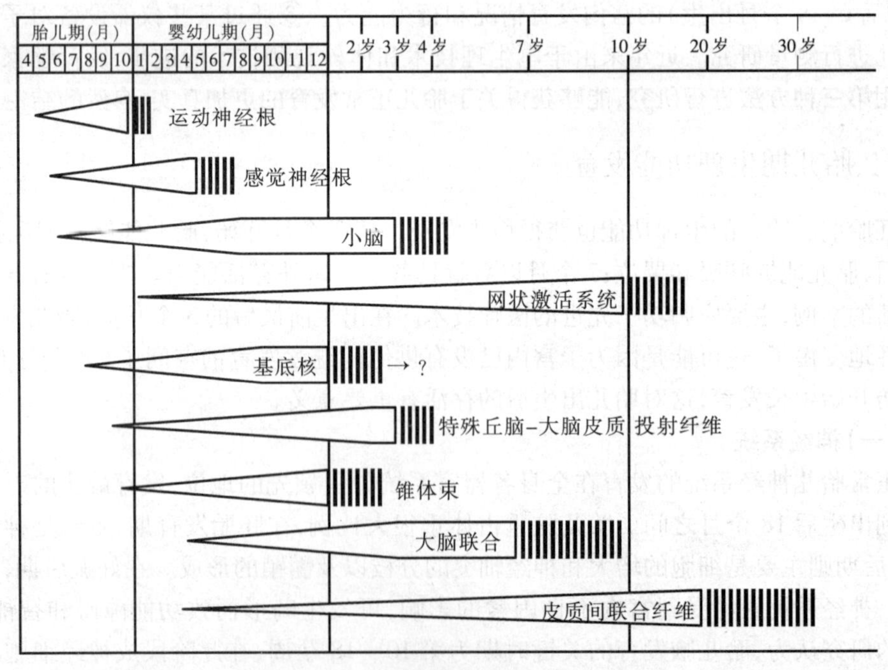

图2-1-1 大脑髓鞘化发育过程

运动未成熟是由于上位中枢的髓鞘化不完全所致。与大脑皮质下结构比较,皮质的髓鞘化稍迟,与原始反射的出现和抑制有关。

(一)胎动

胎动是指胎儿在母体内自发的身体活动或蠕动。研究发现,胎儿8周时即可利用头部或臀部的旋转使身体弯曲以避开刺激,3个月时能够动腿、脚、拇指和头,4个月时母亲就能明显感觉到胎儿的踢脚或冲撞,以后不断加强直至分娩,间或还会出现猛烈的痉挛式的活动,以后次数越来越多,活动量也越来越大。妊娠28～30周是胎动最活跃的时期,明显的胎动有三种类型:一是缓慢的蠕动或扭动,在妊娠3～4个月时最易察觉;二是剧烈的踢脚或冲撞,从妊娠6个月起增加,直至分娩;三是剧烈的痉挛动作。胎儿活动的差异往往预示着他们出生后第1年中活动能力的不同。而胎动消失往往是胎儿死亡的前兆。

(二)反射活动

3个月的胎儿,当触及其上唇或舌头时,嘴会开闭。碰其脚会产生巴宾斯基反射,碰其手掌则会出现最初的"抓握反射"。约在5个月时,对胎儿的生命有重要作用的反射已出现。研究发现,3个月的胎儿已出现巴宾斯基反射和其他类似吸吮反射及抓握反射的活动。巴宾斯基反射指胎儿脚底受触时,脚趾呈扇形张开、脚朝里弯曲的本能反射活动,这一反射直到出生后第6个月才消失。吸吮反射指由面部受触引起的胎儿或婴儿（转头)张嘴、吸吮的本能活动。这使婴儿出生后能迅速找到和吃到食物。抓握反射指当物体接触婴儿（含胎儿）的手掌时,他就会抓住不放,直至把身体悬挂起来。这一反射在出生后第2个月就开始消失。5个月后,胎儿逐渐获得了防御反射、吞咽反射、眨眼反射和强直性颈反射等对其生命有重要作用和价值的本能动作。胎儿的运动功能发育参见表2－1－3。

表2－1－3　胎儿的运动功能发育

统合水平	月龄	周龄	运动形式	
延髓－脊髓	2	8	呼吸运动	集合反射放散 体性运动活动 自主神经活动 防御反射 姿势
		9	口唇运动	
			肛门运动	
		10～11	四肢屈曲反射	
	3～4	12	姿势(伸张反射)	
			手掌抓握	
			表情	
		15	自发运动	
中脑－桥脑－脊髓	4～6		四肢协调运动	局部的 站立反射、协调运动
			站立反射	
间脑－中脑－桥脑－脊髓	8～9		各种内脏活动	

五、胎儿期心理发育

用B超进行直观的研究发现:孕2月起胎儿已有皮肤感觉;孕3月时有吸吮动作;孕4

月时可听到子宫外的声音;孕 5 月起记忆功能发展,能记住母亲的声音并产生安全感;孕 6 月时嗅觉开始发育,能用脚踢宫壁;孕 7 月时用舌头舔自己的手,视觉开始发育,对宫外的声音会作出行为反应,开始具有发声功能,可通过母亲的活动感觉昼夜的周期;孕 8 月时能辨出音调高低并作出反应,味觉感受性增强,能辨别苦甜,遇宫外压迫会出现踢宫壁的反应,能感知母亲的情绪并作出反应。

(一)听觉发育与胎教

最近几年生理、心理研究成果表明:听觉在胎儿期就已经存在,而不是在出生后。大量的生理、心理学研究发现,胎儿听觉感受器在 6 个月时就已基本发育成熟,听分析器的神经通路除丘脑皮质外,均在 9 个月以前完成髓鞘化。其实,希科克斯(Hecox,1975)很早就曾采用解剖学和电生理学方法证实胎儿期确有听觉反应,这与胎动记录分析的结果相一致。贾森(Jason,1983)用高效的超声显像观察到震颤传音刺激引起的胎儿眨眼反应,并将此现象称为"听觉眨眼反射"(APR)。他们研究得出结论:胎儿在出生前 3 个月就可建立听觉,产前诊断可以应用超声波监测胎儿眨眼的反应来测试其听力,而且可以作为产前鉴别胎儿是否耳聋的可靠手段。

通常声波传入内耳的途径有三条:①以空气为介质,通过外听道→鼓膜→听骨链→迷路外淋巴→内淋巴→Corti 氏器,在此产生音感受(也称正常气导途径);②头颅骨→鼓室听骨链→内耳(又称骨导途径);③直接经圆窗内淋巴→基底膜→Corti 氏器(只有当鼓膜大穿孔时才通过这一途径)。

已发育成熟并且有完整听觉器官的胎儿,也同生后的新生儿一样,当遇到声源刺激时,声波可穿透腹壁的肌肉而进入羊水,再经此介质传经胎儿的头颅骨→鼓室→前庭窗→迷路外淋巴→内淋巴→基底膜→Corti 氏器产生音的感觉。

听觉诱发反应(aural evoked response,AER)是在隔音室,于睡眠中用电刺激的觉醒试验。胎儿 23 ~29 周出现听觉诱发反应,37 周出现与新生儿相同的脑电图波形,此时若用扩音器在孕妇腹部做音响刺激时出现胎动活跃,胎儿心率加快;在腹壁进行触诊时胎儿心率也加快。

心理学家对胎儿听觉环境还进行了深入的研究和分析,结论认为:①外界声音由于受母体腹壁的吸收与阻挡,到达胎儿听接收器时已明显减弱。沃克(Walk,1971)等人发现母体腹壁对 1000Hz 以上的声音有极为明显的吸收与屏蔽作用。②到达胎内的声音还会受到体内噪音(母亲的心音、肠鸣音、腹主动脉血流声音等)的干扰。沃克等人(1971)发现体内噪音竟可达 85 分贝,这么强的体内噪音会淹没大部分到达体内的声音。③胎儿生活在充满液体的环境里,目前我们对声音在这种环境里的传播机制还不太清楚。但是,阿米蒂奇、鲍德温和文斯(Armitiage,Baldwin & Vince,1980)发现频率在 1000Hz 以下的声音可以毫不受阻地直达羊水囊里。这也许就是婴儿出生后能马上辨认出母亲声音的原因。

关于母体能否透声、胎儿能否听到声音等问题的研究一直存在着激烈的争论。北京医科大学附属人民医院和中科院声学所协作,对中期引产的正常孕妇、正常胎儿做了人体传声的有关测量实验,取得了同前述国外实验报告比较一致的实验结果,即 2000Hz 以下特别是 500 ~1000Hz 的声波透入宫内后衰减无几(仅减弱 2 ~4 分贝);2000Hz 以上的高频声波则有较大幅度的衰减(大约减弱 20 分贝)(刘泽伦,1990)。我国不少研究者认为5 ~6个月的胎儿即开始建立听觉系统,可以听到透过母体的频率为 1000Hz 以下的外界声音。因而,实施胎儿音乐教育无论从理论上，还是从实践上，都是可行的。

（二）胎教对认知发育的作用

胎儿期的心理卫生工作是通过胎教实现的。所谓胎教，就是通过调节孕妇身体的内外环境，消除不良刺激对胎儿的影响，并采用一定的方法和手段，积极主动地对胎儿进行训练的教育，以使胎儿的身心发育更加健康成熟，为其出生后的继续教育奠定良好的物质基础。妇女怀孕以后，既要有合理的营养、乐观的情绪，做到劳逸适度、避免污染，又要注意孕期的各种保健措施。

为了促使胎儿的神经系统、各种感觉功能以及运动功能得到充分发育，为出生后面对未来的自然环境和社会环境具有更强的适应能力，必须科学地实施胎教。努力为胎儿创造一个幽静和谐的发育环境，有益于他们出生后拥有更加健康的体魄和聪明的大脑。行之有效的胎教方法主要有以下几种：

1. 音乐胎教 音乐胎教是各种胎教方法中的首选措施。音乐作为一种能量和信息，可以在母亲及胎儿之间传递。当胎儿觉醒活动时，应经常给胎儿听轻松舒缓的乐曲。心理学家认为，音乐可以渗入人们的心灵，激发人们进入无意识的超境界幻觉，从而唤起平时被抑制了的记忆；生物学家认为，有节奏的音乐可刺激身体内的细胞、分子发生共振，以促进细胞的新陈代谢。优美动听的乐曲，还能够促进孕妇分泌出一系列有益健康的激素、酶和乙酰胆碱等物质，起到调节血液流量和兴奋神经细胞、改善胎盘供血状况的作用，使血液中的有益成分增多，以此促进胎儿的生长发育。

从孕16周开始让胎儿、孕母收听音乐磁带（频率为250～500赫兹，强度为70分贝左右），每天1～2次，每次5～20分钟；也可采用母亲给胎儿唱歌或哼乐曲的方式。音乐胎教不仅可训练胎儿的听觉，且有助于孩子情绪的丰富与稳定，促进孩子的心理发育；但必须注意，音响过强的音乐会导致细胞破裂而死亡，有害于胎儿的健康。

2. 运动胎教 父母可透过孕妇腹壁轻轻拍打或抚摸胎儿背部和肢体，与之玩耍和锻炼，以促进胎儿肌肉的发育，并通过神经末梢传递到大脑，促进胎儿的发育与成熟。孕四五月后，孕母在睡前慢慢地沿腹壁抚摸胎儿或轻轻弹叩、拍打、触压腹壁，刺激胎儿活动，使胎儿做“宫内体操”，每天5～10分钟。如此，可促进胎儿触动觉、平衡觉、肢体运动的发育，并通过反复训练使胎儿建立起条件反射，为出生后的协调动作和运动打好基础。

3. 言语胎教 从孕五六月起，父母可经常与胎儿“聊天”，有利于孩子听力、言语及智力的发育。也有人主张在胎儿期便给胎儿取一个相应的乳名，经常隔着腹壁呼唤，并与之对话，或唱歌，或朗读诗歌给胎儿听。日久天长，胎儿便可铭记在心。这样可以起到沟通胎儿与父母间的情感的作用，形成孕育、养育的最佳氛围。

4. 其他 光照胎教，孕28周后，用电筒贴在腹壁上进行一明一灭的照射，2～5分钟/次；图画胎教，孕母经常看一些美丽生动的图画，并讲述这些图画，藉此可使孕母保持愉快的情绪，也有利于胎儿情绪的健康发展。

六、影响胎儿发育的因素

（一）遗传因素

人类遗传疾病可分三大类：①染色体异常，如染色体不分离造成的三染色体异常（trisome）和性染色体异常（Klinefelter syndrome）等。②单一基因异常，如常见的地中海贫血、色盲、镰刀形细胞性贫血症，G6PD 缺乏症等。③多因素异常，由多个基因和环境因素导致的疾病如兔唇、腭裂、神经管缺陷等。

（二）发育因素

1. 致畸胎原　这是指在胚胎发育期间，影响胚胎器官发育而造成胚胎先天性异常或增加胚胎先天性异常发生率的物质。一般而言，受孕后 15～60 天是胚胎器官形成的关键时期，也是胚胎最容易受致畸胎原影响的时期。暴露于致畸胎原的剂量愈大，对胚胎造成的伤害也就愈大。常见的致畸胎原有：①药物：抗癌药、抗生素（如四环素等）、抗凝血剂（如肝素）、兴奋剂、酒精等。②母体疾病：糖尿病、风疹、梅毒、巨细胞病毒感染、疱疹水痘病毒感染等。③其他：放射线，汞、铅等重金属，多氯联苯中毒等。

2. 母体因素　胎儿需要依赖母亲提供的良好发育环境，才能将先天的遗传潜能发挥到极致。母亲年龄越大，生出先天愚型儿的概率也就越大。胎儿大脑主要在妊娠第 26～32 周发育，此时母亲如营养不良，尤其是蛋白质摄取不足，会造成永久性胎儿脑细胞数量不足，日后儿童在生理和智能方面都比较差。此外，母亲的情绪也会影响胎儿的发育，当母体情绪压力增加时，促使血液中的肾上腺素和皮质激素升高并通过胎盘。肾上腺素会增加胎儿的活动，皮质激素则会造成胎儿的性器官畸形。

3. 胎儿因素　胎盘通常着床于子宫上部，如胎盘着床于子宫下部，会造成产前出血或胎盘早剥。多胎妊娠时因子宫内空间有限，早产儿率高于单胎妊娠，可能会发生双胎间输血综合征。

（江钟立）

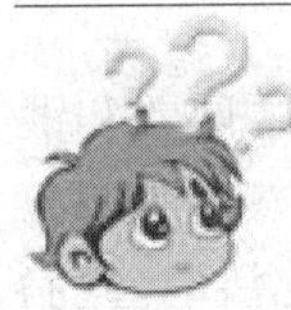

思考题

1. 简述胎儿的宫内发育分期。
2. 简述胚胎发育进程的基本阶段。
3. 简述胎儿发育研究的几种途径。
4. 论述胎儿期运动发育的形式、特征和机制。
5. 论述胎教方法及胎教的人体发育学依据。
6. 简述影响胎儿发育的因素。

第二章 婴幼儿期粗大运动发育

学习目标

1. 了解婴幼儿粗大运动发育的规律。
2. 熟悉原始反射的生理意义。
3. 掌握原始反射的表现及对运动发育的影响。
4. 掌握姿势运动发育分期及其特征。
5. 掌握移动运动发育分期及其表现。

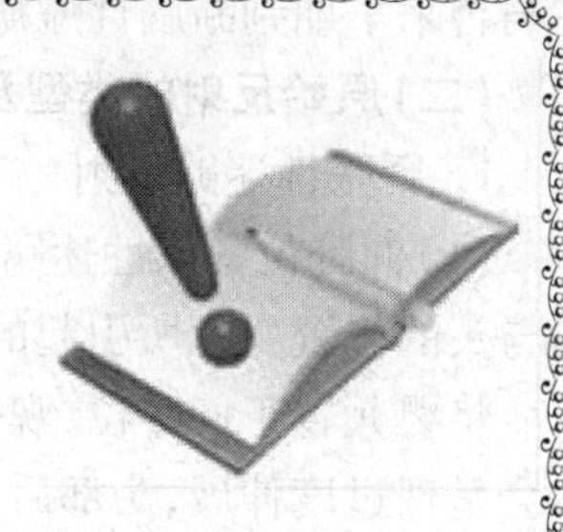

婴幼儿期一般是指0~6岁的儿童期。包括新生儿期(0~4周)、婴儿期(1岁以内)、幼儿期(1~3岁),以及学龄前期(4~6岁)。从运动发育学的观点来看,完成运动发育的时间一般是在6周岁,即72个月龄左右。儿童运动能力的发育总的趋势是一个渐进的过程,其间也会出现有些动作稍微提前或稍微滞后的发育。同样,儿童心理社会功能的发育也是如此。因此,完全采用人为的、固定的将人体发育分为新生儿期、婴儿期、幼儿期和学龄前期,以此来进行相关研究和分析也会有失偏颇,是不科学的。本书采用了婴幼儿期这一术语,是为了便于较完整地描述小儿出生后的运动能力和心理发育的整个过程。

一、原始反射

新生儿时期由于大脑皮质发育未成熟,神经纤维的髓鞘尚未完全形成,因而小儿对任何兴奋性的刺激容易泛化,表现出运动的无规律性和不协调性。所以,只能以观察其肢体活动的有无、多少来判断有无神经、肌肉疾患的存在。新生儿期以后的婴幼儿动作发育则是观察小儿神经系统发育成熟度的主要指征。婴儿期的运动发育是决定着婴儿期以后运动能力是否顺利获得和完成的关键时期,在发育学上占有举足轻重的位置。

众多的原始反射是胎儿得以娩出的动力,是婴儿初期各种生命现象的基础,也是后来分节运动和随意运动的基础。原始反射与婴儿期的运动发育有着密切的关系,了解原始反射有助于加深对婴儿自主运动发育规律的理解。

(一)原始反射的生理意义

原始反射(primitive reflex)是胎儿最早出现的运动形式,并在婴儿出生后一定时间内仍持续存在(持续到生后6个月被整合),是一种避开有害刺激或保持生存状态的本能反应。原始反射的出现标志着运动发育的开始,提示着中枢神经系统的发育;而运动的发育过程,也是中枢神经系统发育成熟的过程。

正常新生儿原始反射的消失标志着中枢神经系统发育分化的完成,标志着获得新的运动技能的开始,因为获得新的运动能力必须首先抑制原始反射。中枢神经系统发育分化成熟及髓鞘化过程的完成,使得神经兴奋的泛化性朝着特异性方向发展,表现出神经兴奋的抑制现象。正因为这种抑制现象的存在,为人类有机会学习并获得新的动作和运动技能奠定了基础。

原始反射在婴儿发育的一定阶段内存在是正常的。但是,如果原始反射的出现超出这个阶段,就属于病理性的。由于病理性原始反射的持续存在,阻碍了正常的姿势反射和正常的运动发育,从而导致了婴儿的姿势异常和运动障碍。临床上可以通过检查原始反射的存在与否来早期判断脑性瘫痪儿童的运动障碍。

(二)原始反射的类型及其临床意义

1. 紧张性迷路反射

(1)仰卧位紧张性迷路反射(tonic labyrinthine reflex in supine,简称 TLR－S):是重力方向与头的位置变化所引起的反射。仰卧位时促进伸肌群,抑制屈肌群。

将婴儿置于仰卧位,观察其运动和姿势。当仰卧位紧张性迷路反射出现时,婴儿整个身体会呈现过度伸展,头部后仰并向一侧旋转,肩胛带可出现明显收缩,使得两肩胛骨靠拢,肩部外展;双下肢髋膝伸展、内收,双踝关节跖屈状。

(2)俯卧位紧张性迷路反射(tonic labyrinthine reflex in prone,简称 TLR－P):也是重力方向与头的位置变化所引起的反射。俯卧位时促进屈肌群,抑制伸肌群。

将婴儿置于俯卧位,观察其运动和姿势。当俯卧位紧张性迷路反射出现时,婴儿整个身体以屈曲为主。头部俯屈、髋膝关节屈曲使臀部凸起,耻骨无法贴近床面,屈肘。用手将婴儿胸腹部托起使其处于俯卧悬空位时,婴儿头部向下垂,肩胛带拉长,躯干和下肢屈曲。

(3)该反射的意义:4 个月以上的正常婴儿仰卧位及俯卧位的紧张性迷路反射应已消失。由于反射的持续存在,会使小儿头部控制及翻身的能力受到损害。在仰卧位时,小儿不能在被拉起时抬头,也不能将手放到口中吮指;在俯卧位时不能抬头,不能用伸开的手臂支撑体重;仰卧、俯卧翻身不能;不能做手膝位、腹爬位姿势保持及运动。该反射持续存在多见于痉挛型和手足徐动型的脑性瘫痪儿童。

2. 非对称性紧张性颈反射(asymmetrical tonic neck reflex,简称 ATNR) 是由颈部旋转而引起的姿势固定反射。

置婴儿于仰卧位,当非对称性紧张性颈反射出现时,婴儿头转向一侧,面朝向的这一侧的上下肢伸展,另一侧上下肢屈曲,呈拉弓射箭样姿势。检查者可以用视觉性刺激引导其头转向一侧或用手将其头被动转向一侧来引出上述反射。轻度反射阳性的婴儿往往看不到典型的姿势变化,有时仅上肢发生细微的瞬间变化或仅有肌肉张力的改变。后者需用手被动检查伸展或屈曲侧肢体的张力变化。

婴儿产生非对称性紧张性颈反射的顶峰在 1～2 个月,4 个月后逐渐消失,到 6 个月时被整合。如果这种反射消退延迟或持续存在,则小儿不能获得姿势的对称性。如婴儿在俯卧位及仰卧位时不能对称性地抬头、视觉性注视及追踪不充分而导致不能伸手抓物品,双手不能放到体正中玩玩具、不能够到嘴边吸吮,不能以正常的姿势翻身等,这些严重地影响了小儿的运动发育。这种病理性原始反射常见于手足徐动型脑性瘫痪儿童。

3. 拥抱反射(the moro reflex,MORO) 是由于躯干相对于头的位置发生急剧的变化时而产生的上肢伸展与外展、双手张开并哭泣,接着上肢交叉屈曲并在胸前抱紧、内收和下肢伸展的反射。

检查者用手扶住婴儿的头部和躯干,使其处于半坐/坐位,然后将手突然从头部撤离数厘米,使头向后方下落约30°左右(检查者手不能离开头下方,以便随时稳住头)。这种突然性的、向后的头部控制的丧失,使婴儿受惊,做出肩关节外展、肘关节伸展、手掌张开、五指翻开的反射,形似拥抱动作。

此反射常见于正常新生儿,在出生后2～3个月时该反射最强。数周后,手臂的伸展和肩关节外展的范围逐渐减小,至3～4个月后,此反射消失。早产儿可稍延长。拥抱反射在肌张力低下伴有严重智力障碍的婴儿身上不易引出,表明中枢神经系统整体功能低下;在单肢瘫的婴儿身上呈现不对称,表明大脑一侧障碍或四肢的周围神经损伤或障碍侧肌群损伤。如果拥抱反射持续存在,表示婴儿大脑有损伤,出现了感觉运动功能障碍,延迟坐位和头控制能力的获得,特别是平衡能力无法发展。肌张力过高的脑性瘫痪婴儿由于手臂屈肌的痉挛,可能使拥抱反射减弱或消失。

4. 觅食反射(rooting reflex)　给新生儿口周围以轻触觉刺激,使其头、舌、口转向刺激部位,并产生头的伸展、屈曲以寻觅和吸吮乳头的反应。

测查者用手指触摸婴儿的口唇周围皮肤、外侧面颊或上下唇,婴儿做出将头转向受刺激的方向,嘴做侧向运动。觅食反射的存在能使婴儿不需要任何指导,自己找到乳头。正常新生儿出生后具有该反射,约4个月后反射消失。新生儿期如缺乏该反射,意味着中枢神经系统受到全面的抑制。该反射的持续存在,表明感觉运动功能发育不良。以上分别见于智力低下及脑性瘫痪的婴儿。

5. 咬殆反射(bite reflex)　婴儿对置于口内牙床咬殆面的手指,所做出的上下牙床自动咬殆的反应。

正常的咬殆反射自新生儿开始至6个月,在小儿自主咀嚼运动出现后即告消失。

咬殆反射的缺乏预示着病理状况,会使获得营养能力下降,也会妨碍正常口腔感觉的刺激。该反射持续存在,可能与咬肌的张力增高有关。该反射的增强,会出现小儿咬住进入口腔的任何物体,使得喂食困难。咬殆反射不消失,正常咀嚼运动就无法产生。

6. 自动站立和行走反射(automatic standing and walking reflex)　是指下肢伸直并与接触面垂直,当双足牢固地触及接触面时,下肢能支撑体重的反射为自动站立反射阳性;在前者的基础上,将婴儿身体向前倾时,出现自动向前迈步,是为行走反射。

检查者双手握住婴儿两腋下,让其处于竖直体位,然后使其双足接触桌面,婴儿会做出将腿伸直并站立的姿势。此反射消失,小儿将难于站立和步行,见于肌张力低下及严重智力低下的新生儿。如将自动站立反射阳性的婴儿的身体前倾,他会行走几步。正常新生儿可引出此反射,2个月后消失。痉挛型脑性瘫痪的婴儿此反射亢进并延长,表现为迈步时双下肢内收、内旋、足跖屈。

如若自动站立反射强于行走反射,则出现痉挛;反之行走反射强于自动站立反射,会出现共济失调。

7. 躯干侧弯反射(Galantine or trunk incurvation reflex)　婴儿处于俯卧位或悬空俯位,用手指在婴儿一侧背部从肋缘下至髂棘画脊柱的平行线,婴儿躯干受刺激的一侧出现侧弯,凸向对侧。正常新生儿能引出此反射,8周后消失。肌张力很低的新生儿该反射阴性。肌张力高,特别是手足徐动型脑性瘫痪的婴儿,此反射可持续存在。两侧背部引出的反射也可以不对称。躯干侧弯反射持续存在可导致坐位平衡困难,无法维持正常直立姿势,不能保持步行时躯干的对称性、稳定性,影响头部的独立运动发育。

8. 交叉伸展反射(crossed extension reflex) 对固定下肢的脚掌进行刺激时,另一侧下肢发生屈曲、内收、伸展。

检查者将婴儿置于仰卧位,抓住婴儿一条腿,使其保持伸展,用手指稍用力地在婴儿脚掌从脚跟向脚趾方向沿脚掌外侧画线。婴儿作出的反应是:对侧腿先屈曲、外展,然后内收、伸展,做出企图蹬另一腿脚底的动作,也常伴有足趾的伸展与外展。正常婴儿在6周前均能引出这个反应。交叉伸展反射消失或持续存在均可能预示着病理状况。肌张力低下的婴儿和下肢伸展性肌张力增高的脑性瘫痪小儿均无法引出该项反射。交叉伸展反射持续存在,则会影响小儿的姿势。某些小儿不会出现下肢良好的交替运动,并且不能用交替方式行走,较常见于手足徐动型脑性瘫痪儿童。

9. 握持反射(palmar grasp reflex) 触及手掌时,仅产生手指的屈曲反射。

将食指从婴儿手掌的尺侧放入,并轻压掌面。首先出现的是手指快速屈曲与内收构成捕抓相,然后是由手指持续屈曲构成的握持相。正常婴儿3个月后握持反射便消失。低肌张力的新生儿,此反射不易引出;痉挛型和手足徐动型脑性瘫痪婴儿的握持反射常持续存在;单侧瘫的患儿仅一侧握持反射持续。

10. 足底抓握反射(plantar grasp reflex) 用拇指压迫婴儿脚掌时,足趾弯曲并试图抓住目标物体。

婴儿在仰卧、头正中位时,用拇指压迫其脚掌;在立位时,由于脚掌支撑面的接触压迫,均可出现足趾的屈曲。正常婴儿出生时即存在此反射,至9个月消失。该反射不出现或持续存在,表明中枢神经系统功能低下或感觉运动系统功能不全或缺失。反射不对称说明有单侧脑损伤;反射持续存在,即使今后能独自完成站立与步行,也将非常困难。

11. 颈部翻正反射(neck on body righting reflex, NOB) 将颈部向一侧旋转时身体也向同方向旋转。

将正常新生儿颈部旋转时,颈部和躯干如同圆木一样成为一个整体旋转。在生后4个月该反射消失。躯体出现阶段性旋转能力。早产儿与低出生体重儿该反射消失延迟,使得后天获得性的翻身运动发育受到影响。

二、姿势与移动运动的发育

婴儿出生后最初的1年以内以卧位、坐位、屈膝立位到站立等姿势运动发育为主,1周岁以后到6周岁内进入了步行、上下楼梯、跨越障碍物、单腿站立、跑、跳等转移、移动运动能力发育阶段。1周岁以内的姿势运动发育对以后移动运动能力的发育具有重要的作用。

姿势运动发育分为4个时期,即姿势维持期、移动准备期、屈膝坐位期、屈膝站立期。移动运动发育分为两个期,即双足步行期和步行后的运动能力发育期。各个时期均有特征性的姿势和移动运动形式。掌握了发育规律与机制,即增强了对运动发育中出现的各种病理性的异常运动模式的早期发现与处理能力。

以下从临床角度出发论述姿势和移动运动发育的过程。

(一)姿势维持期(生后1~3月)

最初3个月的运动发育是使头部能够竖直并保持对称性姿势。刚从母体分娩出来的新生儿最先面临的是生存问题，生理性屈曲姿势和原始反射是适合其生存的生来就有的机制。

生理性屈曲姿势是胎儿期姿势的延续，采用这种姿势在出生前能够顺利地通过产道，出生后也有利于自我保护。新生儿出生后如让其仰卧平躺，此时可以观察到其躯体并不处于放松状态，而是呈现蜷曲状。这是由于新生儿不能从外界获得安定感，而采用这种生理性屈曲姿势以加强身体各部位的联合，保持姿势的安定。这对新生儿来说是具有重要生存意义的生理性屈曲保护姿势。

在姿势维持期，各种原始反射的存在，在发育学上的意义被认为对婴儿的营养摄取、避免危机等有直接的相关的保护作用。反射是指未经大脑思考的对刺激的瞬间反应。反射具有运动的方向性：手握持与足底抓握反射是朝屈曲的方向；而非对称性紧张性颈反射（ATNR）和拥抱反射（MORO）是朝向伸展的方向。当婴儿随着生长发育，经历了这两种类型的反射后，反射回路逐渐减弱，使得屈曲的优势也随之减弱。同时，当处理前庭感觉的大脑结构分化后，婴儿对同一种刺激会出现两种截然不同的反应。如让婴儿俯卧时，由于俯卧位紧张性迷路反射（TLR－P）的存在，使得其全身呈屈曲卧位状；随着头颈控制能力的发展，非对称性紧张性颈反射（ATNR）消失，小儿俯卧时头部开始逐渐向上抬起（图2－2－1）。

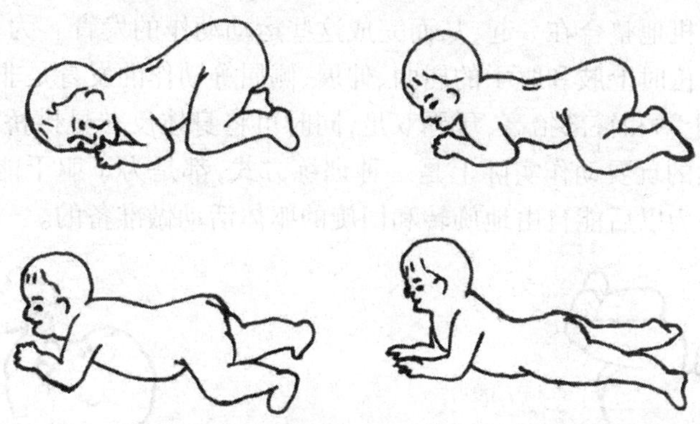

图2－2－1　刺激前庭出现屈曲姿势→刺激前庭出现伸展姿势

出生后的婴儿经历了仰卧位、俯卧位以及各种抱着的姿势后，颈部周围的肌群逐渐协调收缩，使得头部能够稳定地竖起。左右颈肌的协调使得头部能保持在身体正中位上，头部的对称性发育促进了躯干的对称性，双手也逐渐地向胸前合拢。

（二）移动准备期（生后4～6月）

生后4～6个月是为移动做准备的时期。在获得了第一阶段的姿势对称性、抗重力姿势、头和躯干伸展的基础上，婴儿进一步开始向翻身和坐位能力发育。

翻身是坐位的必要条件。要完成翻身和坐位动作必须具备以下能力：头颈部的控制、与头部分离的四肢躯干的独立运动、下肢髋关节的多轴活动和下肢的分离运动、躯干和骨盆的控制、上肢的支撑能力等。

1．头颈部控制　翻身时需先从仰卧位转到侧卧位，颈部稍稍屈曲回旋；继续从侧卧位转向俯卧位时，颈部稍稍伸展并借助于躯干的回旋完成动作。因此，完成翻身动作，头部不仅要能抗重力悬空（3个月完成），还必须能够竖直地伸向前后左右方向（4个月）。婴儿是通过频繁地哺乳、身体立直怀抱、俯卧位颈部抬起等活动使得颈部肌群同时收缩，促进了头颈控制的发育。脑性瘫痪的儿童，由于很难保持头部的抗重力伸展上抬，可出现头部屈曲压在床面上，并以此为轴，使整个身躯反转翻身的动作模式。

2. 与头颈分离的四肢躯干的独立活动　翻身时还要有四肢在运动过程中的不断变换，以保证动作的顺利进行。这种随意的不对称性动作开始促使姿势向对称性发育。要完成翻身动作，躯干与四肢必须不受颈部翻正反射（NOB）的影响。脑损伤的小儿由于非对称性紧张性颈反射和颈翻正反射的持续存在，头部的运动限制了四肢分离运动和对称性运动的产生，使其随意运动控制较为困难。

3. 下肢髋关节多轴性活动与分离运动　新生儿的四肢活动由于受头颈部的影响，各关节很难出现分离运动。髋关节屈曲时必然带有膝关节的屈曲，呈现髋关节、膝关节和踝关节的连带运动。在新生儿期可以看见髋关节的内收、外展和内外旋等多种活动，当发育到躯干呈伸展位而下肢呈屈曲状态时，则较易完成翻身动作。

4. 躯干骨盆的控制　虽然完成翻身动作几乎涉及到身体所有姿势的变换，但躯干的旋转是首要条件。新生儿呈生理性屈曲状态，四肢的活动以屈曲和伸展为主。随着躯干稳定性的增强，四肢的活动逐渐向内收、外展进而回旋的方向发展。运动类型的发育分化沿着屈曲伸展→内收外展→回旋的顺序和方向发展，通过坐位、屈膝位、站立位不同阶段的反复训练，使得各种功能有机地整合在一起，从而完成这些运动动作的发育。为了完成躯干和骨盆的回旋动作，促进卧位时上肢和躯干的屈曲、伸展、侧屈等动作的发育是非常必要的。婴儿3个月后可以将四肢上举和臀部抬高，玩弄双足，同时可将身体反转呈拱桥状（图2-2-2～2-2-4）。这种自然的玩耍动作实际上是一种训练方式，都是为了躯干能从前后方、左右方向站立做准备，也是为以后能自由地旋转和回旋的躯体活动做准备的。

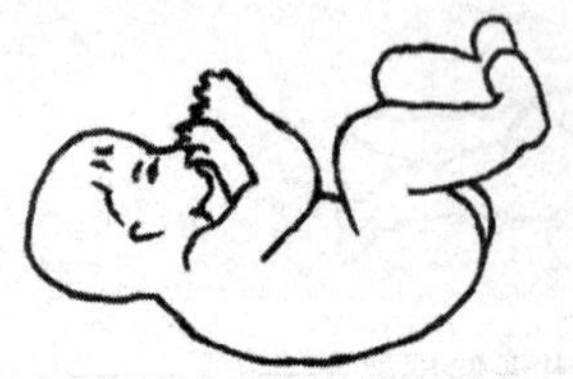

图2-2-2　保持四肢上举的空间位置

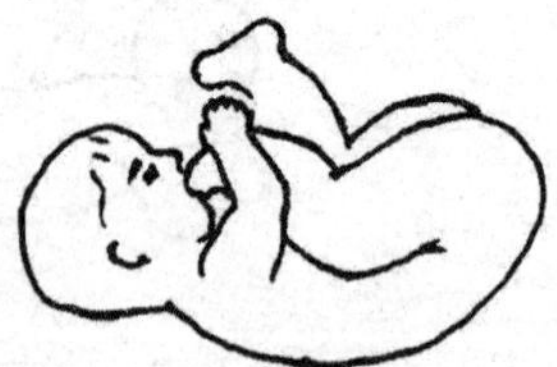

图2-2-3　臀部抬高玩弄双足

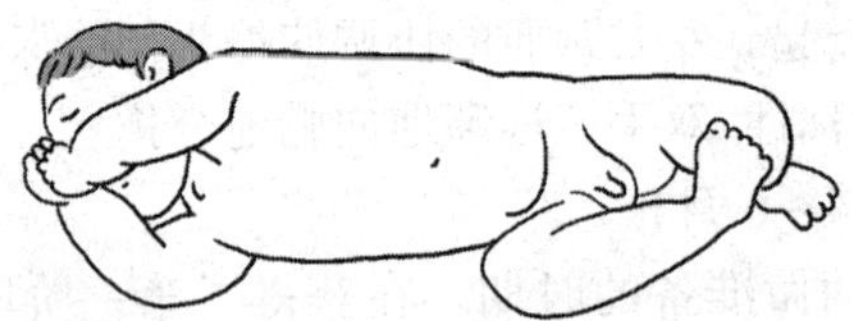

图2-2-4　身体的侧身反转拱桥形状

5. 上肢的支撑　翻身时需要利用上肢的肘关节抵压床面，以使对侧身体抬离床面。因此，上肢支撑能力的获得也是保证翻身动作完成的一个重要因素。在此之前，婴儿具有在俯卧位时抬头，同时双足蹬着床面的活动。抬头时身体重心向臀部下移，双足蹬床面又使重心向头部方向上移（图2-2-5）。这两个方向的力互相作用于肩胛带区域，反复的刺激训练，使得肩胛带同时收缩。肩胛带区域经受锻炼后，在仰卧位双手也能伸向前方（图2-2-6）。

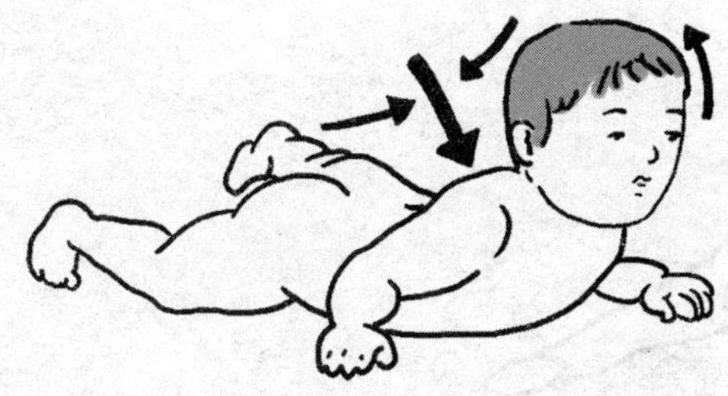

图2-2-5 抬头蹬脚使躯体重心移向肩胛带区域

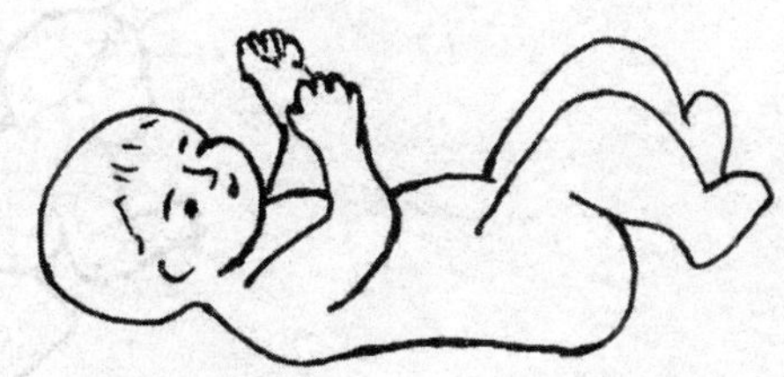

图2-2-6 肩胛带锻炼后仰卧位双手也能伸向前方

(三)屈膝坐位期(生后7~9月)

这个阶段是从最早的抗重力姿势——坐位转向更高级姿势的发育时期。从坐位变换到卧位,再从坐位站起,需要经历各种各样的中间姿势,从而获得保持屈膝位姿势的能力。由于四肢位爬行、双膝跪立以及单膝跪立均是以膝关节为支持点的运动,因而屈膝位的动作控制是姿势运动发育的重要阶段。

这一时期的移动方式是四肢位爬行。完成爬行动作必须具备以下能力:单手支撑能力、上肢向前方或侧方的保护性伸展反应(降落伞反应)能力、俯卧位的侧方转移与四肢位爬行的平衡能力、骨盆与大腿的支撑能力、下肢的交互运动与上下肢的协调能力、头和躯干的分离运动能力。

1. 单手支撑 爬行初期,由于抬头使重心移向臀部后方,使得手能自由腾空。若单手不能支撑躯体上半身,则无法进行上肢的交互运动(图2-2-7)。上肢支撑能力的增强通常是通过俯卧位用手支撑体重移动、俯卧位做手的伸展运动(6~7月)以及从仰卧位或俯卧位到坐位(7~8月)体位变换等频繁训练而获得的。

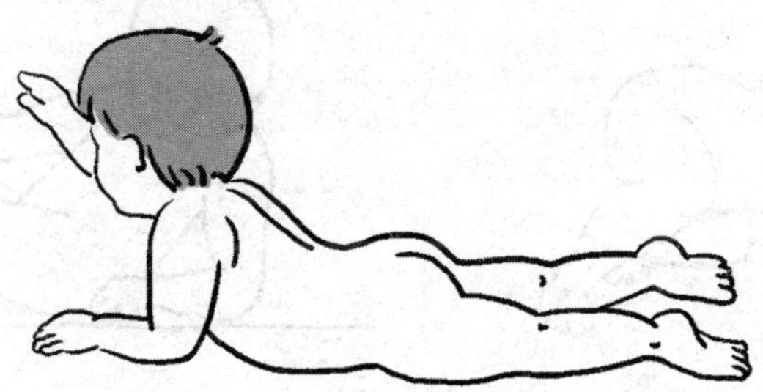

图2-2-7 重心向后方移动使得手腾空

2. 上肢伸向前方或侧方的保护性伸展反应 这是在身体受到水平及斜向来的力量而倾倒时,伸展肢体予以防护的反应,又称为降落伞反应。重心前移倾跌时上肢会有前方防护伸展反应。这个反应常在生后6~7个月出现。侧方的保护性反应在7个月后出现。小儿在俯卧位伸展上肢或手膝位四肢爬行时,必须具备前方保护性伸展反应,才能保持身体的平衡(图2-2-8)。

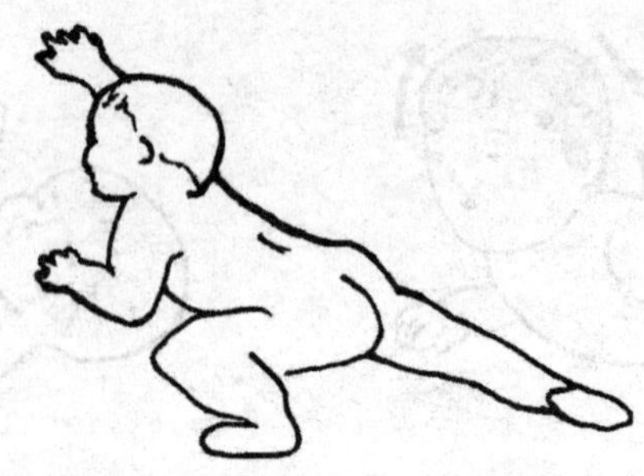

图 2-2-8　保护性伸展反应

3. 俯卧位的侧方转移与四肢爬行的平衡反应　双手掌和双膝关节之间间隔的扩大能使婴儿静态手膝位保持呈稳定状态，但对手膝位的爬行来说，就显得费力而笨拙，此时上下肢稍微内收，显然可以给身体重心的移动带来方便，而且是非常必要的。然而，双上肢内收后又会使手膝位的四肢爬行姿势不稳定，这就需要有更好的身体平衡反应能力。在发育过程中的婴儿必须经历爬行平衡、坐位平衡以及从爬行位到坐位姿势转换中出现的中间体位平衡反应能力的锻炼（图 2-2-9）。

4. 骨盆和大腿的支撑　坐位时躯干回旋运动和伴有伸手动作的重心转移训练都是为提高骨盆的支撑能力做准备的活动（图 2-2-10）。因为在手膝位四肢爬行时，髋关节的屈肌、伸肌、外展肌等肌群在下肢交互运动过程中对骨盆及周围组织都有支撑作用。所以，不熟练的爬行移动和脑性瘫痪儿童的四肢位爬行时表现的腰部的左右摇摆，就是上述肌群对骨盆支撑力不足所致。

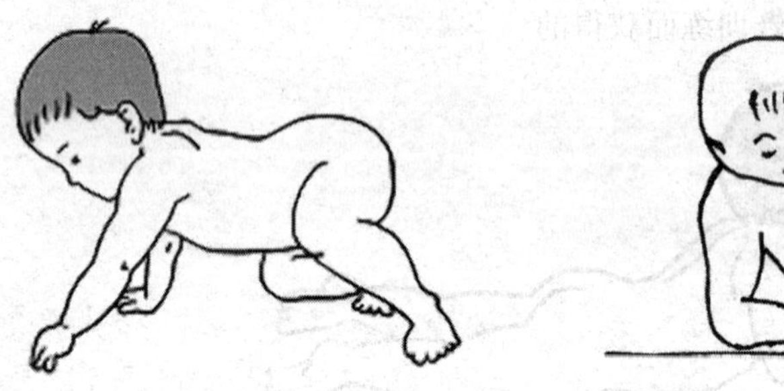

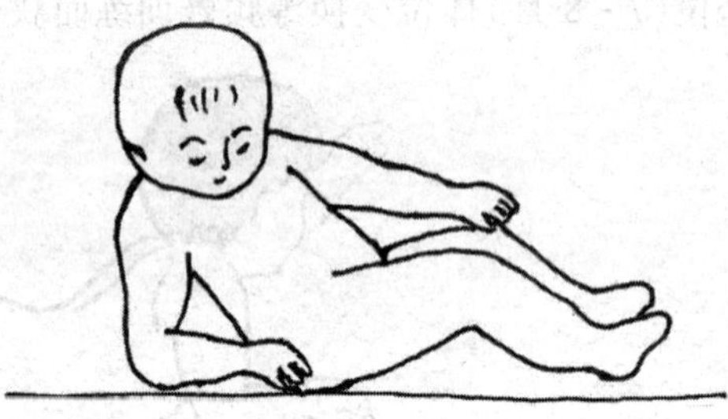

图 2-2-9　坐位到爬行位相互变换过程中的中间体位

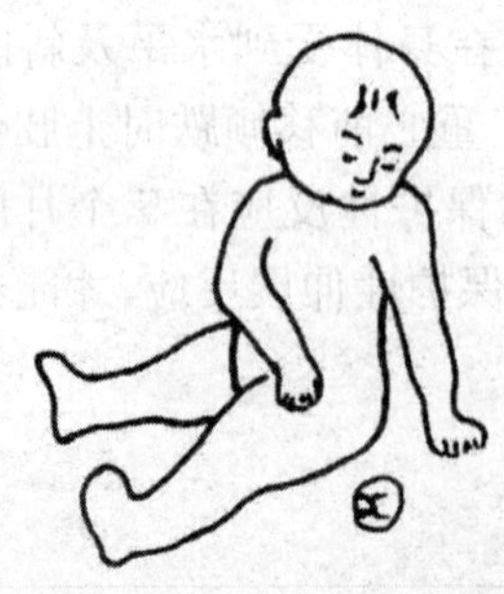

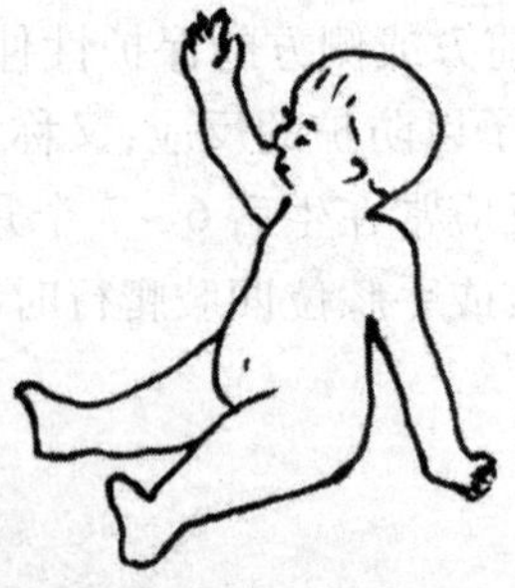

图 2-2-10　躯干回旋运动及伸手动作

5．下肢的交替运动和上下肢的协调性　在手膝位四肢爬行移动过程中，上下肢协调的交替运动保证了身体的重心向前移动。手和足的协调、下肢的交替运动是在婴儿仰卧位时手和足屈伸游戏以及双足交替蹬踢的过程中发展起来的（图2－2－11）。

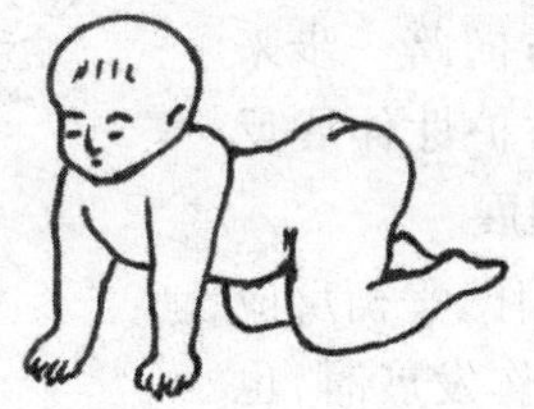
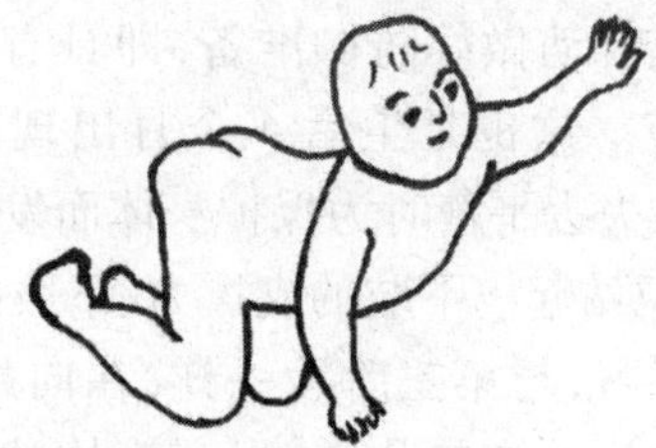

图2－2－11　上下肢协调和交替运动

6．头和躯干的分离运动　对称性紧张性颈反射有助于保持抬头和伸手的手膝位四肢爬行姿势，但是这种反射过强，则变成了兔跳样移动。这种运动的模式对爬行移动起着阻碍的作用。只有抑制了对称性紧张性颈反射后，才能使头颈部与躯干运动分离，上下肢屈伸并交替运动方能实现。

（四）屈膝站立期（生后10～12个月）

这一阶段是不断训练和加强屈膝位的躯体控制能力而获得站立步行能力的时期。抓扶站立和辅助步行（10～11个月）是这一时期获得的姿势运动发育的重点。完成辅助步行必须具备以下能力：站立位躯干的完全伸直和回旋、站立位髋关节外展前伸及膝关节前伸、立位时重心向左右侧的转移、踝关节背屈和脚掌足趾的平衡反应、足的迈步支撑反应以及从屈膝位站起的能力。

1．站立位躯干的完全伸直和回旋　辅助步行是借助于辅助器具的步行。由于是垂直移动，必须具备保持躯干直立的能力。只有当躯干直立了，身体才会有旋转的空间和余地。在辅助站立过程中通过手伸向左右或后方的活动训练，为躯干的直立和回旋动作做准备（图2－2－12）。

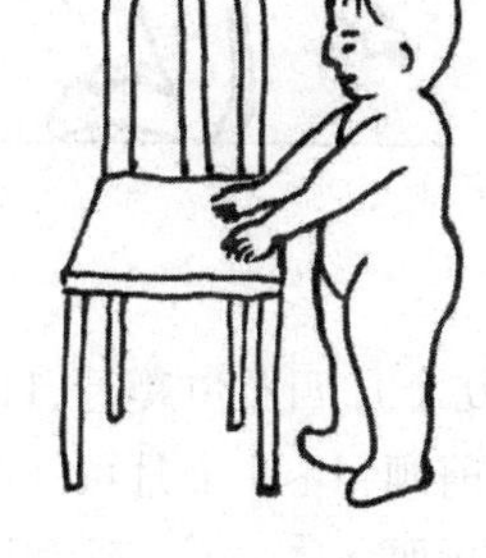

图2－2－12　躯干的直立

2．站立位髋关节外展前伸及膝关节前伸　由于辅助步行是横向移动，下肢除前伸外，还需髋关节的外展（图2－2－13）。新生儿期的自动站立反射，是当体重加在足底时可见脚趾屈曲的阳性反应（1个月）。上半身的发育主要是在3～4个月，此前也是双足不能承受负荷站立的时期。双足能够支撑体重一般要到5个月左右。

3．立位时重心向左右侧移动　辅助步行使得身体重心向前方或后方转移，足趾能够自由张开跟随移动。扶物站立时头部的转动和伸手动作导致了重心在双脚掌之间左右移动。如果扶物站立的同时伴有身体的前后摇晃，则导致重心在双脚掌之间的前后移动。

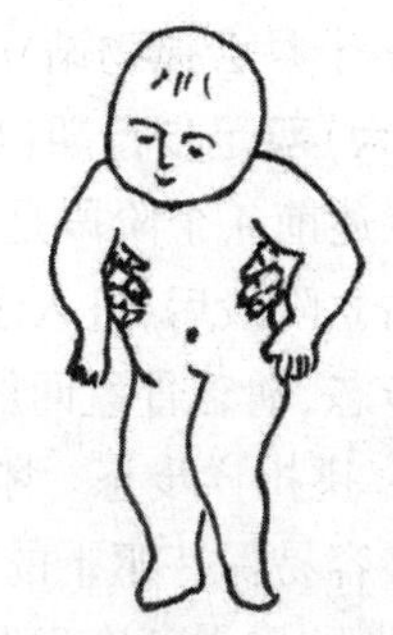

图2－2－13　髋关节前伸和外展

4．踝关节背屈脚掌足趾的平衡反应　扶物站立后的重心

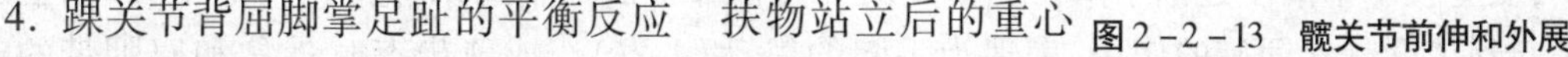

转移体验不仅增强了下肢的支撑力,而且也提高了足底重心发生偏移时的平衡反应能力。如当躯体向后倾倒时,通过踝关节背屈和足趾关节的伸展,使得重心恢复以防止跌倒(图 2 -2 -14)。

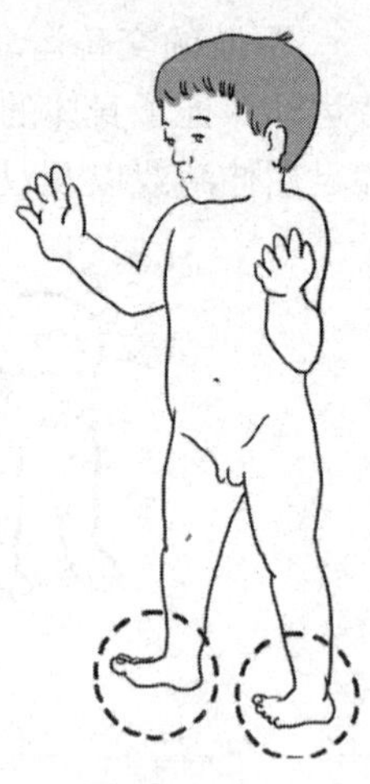

图 2 -2 -14 重心后倾时通过踝关节背屈和趾关节伸展恢复重心的平衡

5. 脚的迈步支撑反应　站立时在突然发生躯体重心转移时,为防止跌倒下肢自动做好防御准备,即具有向跌倒方向跨一步来防止跌倒的反应。这也是生后 4 个月出现的下肢防护性伸展反应。该反应是在失去平衡时为保护身体而发生的膝伸展。

6. 从屈膝位站起　下肢的支撑力、下肢的分离动作、平衡反应在站立位也能练习,与第三阶段一样,在向站立位动作发展时,也充分体验中间体位的姿势状态,提高躯体的控制能力(图 2 -2 -15)。

(五)步行前的小结

综上所述,婴幼儿行走前的运动发育过程和主要特点:①仰卧位运动:4 ~5 个月伸手取物,6 个月手、口、眼协调。②俯卧位运动:3 个月可用肘支撑抬头,6 个月用手支撑抬头、抬胸,9 个月腹爬行,10 个月四肢位爬行,11 个月手足支撑高位爬行。③坐位:新生儿期躯干全前倾,2 ~3 个月半前倾,4 ~5 个月可扶腰坐,6 个月拱背坐,7 个月独自直腰坐,8 ~9 个月会扭身坐、双手自由玩耍。④立位:新生儿期以阳性支持反射站立,2 个月无下肢负重,3 个月可见短暂的下肢支撑,4 个月辅助下可见下肢支撑体重,5 ~6 个月辅助下出现立位跳跃,7 ~8 个月会自行扶站,9 个月会抓物站立,10 个月会独自站立,11 个月会牵手走,12 个月会独走。

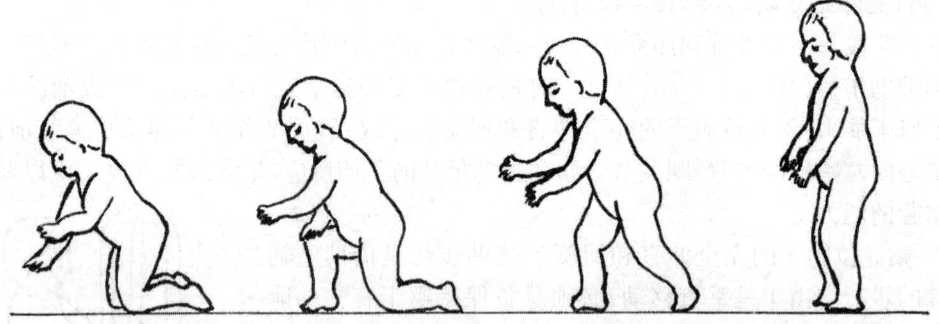

图 2 -2 -15 从屈膝到站立的躯干控制能力

(六)双足步行期(12 个月后)

上述前 4 个阶段是开始步行的准备阶段。在经历了自我姿势的调节、独立移动重心和扶物站立阶段后,进入了步行期。最初开始步行时,可以见到运动学上特有的代偿特征:挑担样步态、缺乏骨盆回旋、宽基步态、全脚掌着地、站立位膝过伸、步速与重心移动不稳定等。

1. 挑担样步态　刚开始步行的小儿,双上肢维持平衡,肩胛骨内收背脊呈伸展状。这种姿势容易保持躯干的稳定。随着躯干平衡能力的增强,上肢挑担样姿势的必要性逐渐减少,双上肢平举高度逐渐下降。当行走时无需依靠上肢的辅助来保持身体的平衡时,上肢只是起到帮助骨盆回旋的作用,表现为手腕的甩动(4 岁)。成熟步态时骨盆和肩胛带的运动方向是相反的。

2. 缺乏骨盆回旋 早期步行时的姿势缺乏骨盆回旋,稳定是当务之急,必须依靠髋关节周围的肌群同时收缩。随着踝关节支撑力的增强,髋关节周围肌群的共同收缩已无必要,结果就出现了骨盆的回旋动作。随着年龄的增长,腹部脂肪减少,腹肌力量作用增强,进一步帮助骨盆回旋。

3. 宽步幅 1周岁前后,婴儿的身体重心位置较成人相对为高,为了稳定步态,从物理学角度分析,双足必须保持较宽大的与地面接触面积。小儿跨步时只有采用髋关节外展、外旋并增大步幅的姿势才能满足这一要求。随着步态平衡的稳定性提高,步幅逐渐变窄。婴儿早期的四肢位爬行动作实际上是训练重心向左右平行地移动,为步行期髋关节的内收内旋做准备的。步行时膝关节和脚朝向前方,使得身体能够很容易地变换步行方向。

4. 全脚掌着地 足部运动需要髋关节外展外旋,因而小儿开始步行时需要髋关节和膝关节呈过度屈曲状,以使足能上提,然后脚掌用力着地。当踝关节的支撑力得到加强后,髋、膝关节的过度屈曲也就不需要了,踝关节呈踢球样着地(2岁)。然后逐渐发育,过渡到足跟着地、足尖离地的正常成人步态。

5. 站立位膝过伸 早期步行时,为确保下肢能够支撑身体,站立时膝关节呈轻度过伸状态。随着躯干的平衡和下肢支撑力量的增加,足跟着地的瞬间使得膝关节呈伸展位,而在步态周期的立位相时膝关节变成轻度屈曲状。这时膝关节的轻度屈曲不但可以缓冲足跟着地时的冲击力,而且还可以抑制重心的惯性移动。早期步行时身体重心向上下左右方向移动的幅度较大,能量消耗也较多。由于膝关节的轻度屈曲状态缓冲了重心的垂直偏移,故而不容易疲劳,使得较长距离的步行成为可能。

6. 步速、步数和重心移动 早期步行时由于小儿的脚短小,与地面的接触面积相对较小,不易获得步态的平衡,只有通过增加步数来获得这种平衡,表现为小跑步态。这种步态不仅步幅不一致,而且重心在上下左右的偏移较大,容易疲劳,只能行走短距离。随着脚掌的增宽,立位时间相对延长,稳定性增强,逐渐变成缓慢步态。

(七)步行后期的运动能力发育

获得了双足步行的能力后,还需在实际应用中不断练习,使得步态的稳定性和速度不断增加。小儿1周岁以后出现了上台阶的动作发育,最初登楼梯时手要抓住扶杆,到15个月时能脱离扶杆爬楼梯,逐渐过渡到双足一步一阶独立登梯,到3岁左右可以连续双足交替登楼梯。上楼梯时重心的移动和前进的方向是一致的;而下楼梯时,重心的方向滞后,前进的方向和重心移动的方向相反。显然下楼梯动作对身体运动的平衡能力要求更高。因此,下楼梯的发育是在5~6岁时完成的。

上下楼梯所需要具备的运动能力是通过平地上的跑、跳(2岁)、下跳(3岁)、单足站立(3岁半)、跳着走(5岁)等动作的发育过程而获得的。通过连续不断的移动运动能力的练习,运动姿势的转换变快,并逐渐出现有节奏的运动。

(八)总结

从仰卧位到站立位的运动发育过程可以看出,13个月的幼儿,先要从仰卧位转变成俯卧位,然后经手足四点支撑的高位爬行、单膝跪立位、扶物站立等发育阶段,达到不扶物能独自站立时是2岁;2岁半的幼儿则从仰卧位到站立时,不必先翻转成俯卧位,而是直接变成侧卧位,然后依靠单手支撑达到站立;5~6岁的小儿能从仰卧位直接坐起站立。由此可见,随着年龄的增长，运动能力的发育逐渐完成，运动技能逐步提高，运动操作步骤逐渐由繁到简，向节约能量消耗、提高运动效率的方向发展。

（江钟立　吴卫红）

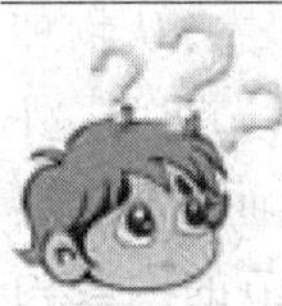

思考题

1. 简述原始反射及其生理意义。
2. 哪些原始反射影响头颈正中位的控制？
3. 影响坐位平衡发育的原始反射有哪些？
4. 姿势与移动运动发育分哪几个阶段？
5. 完成翻身动作需具备哪些能力？

第三章 婴幼儿期精细动作发育

学习目标

1. 了解婴幼儿精细动作包含的内容。
2. 熟悉姿势和移动、视觉功能发育与上肢功能的关系。
3. 掌握精细动作发育的关键点。
4. 掌握支配上肢运动功能的神经分布。
5. 掌握手和眼的协调能力发育的顺序与规律。

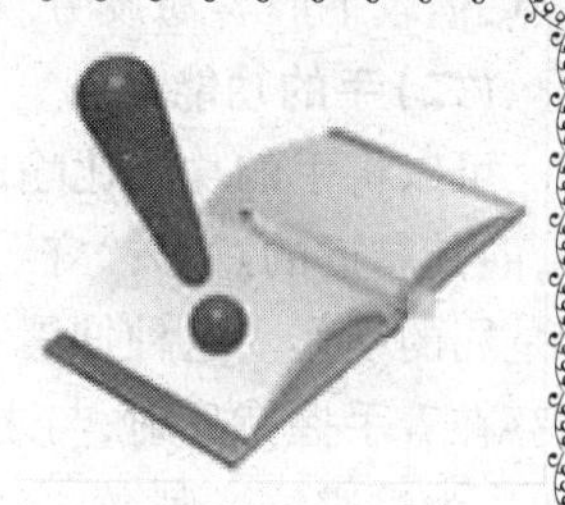

精细动作能力着重于上肢的功能，上肢的精细动作是在人体获得了基本的姿势和移动能力发育的基础上发展起来的。视觉功能的发育同样也受到姿势和移动能力发育的影响，同时反过来又促进上肢精细动作的发育。可以说姿势和移动、上肢功能、视觉功能三者之间是一个相互作用、相互促进而共同发育的过程。上肢精细动作的发育也和姿势移动能力发育一样，几乎在出生后15个月内完成。上肢精细动作的发育离不开手眼的协调功能。由于眼球运动的自由控制能力是在出生后6个月左右完成的，所以，一般而言，视觉功能的率先发育引导了上肢精细动作功能的发育，并使其动作更为精细准确、更加协调麻利。精细动作的发育是与认知功能的发育同步进行的。视知觉的发育属于认知功能的范畴，认知功能发育迟缓势必影响精细动作能力的发展。因此，精细动作发育的关键是手眼的协调能力发育。

一、上肢功能的发育

（一）上肢功能发育的特征

随着科技的进步，产业用机器人也常常使用理性化的人工手进行操作。人的手具有操作便利的各种特征：手掌呈拱形、手指的对掌运动容易抓住和把握住物体、由肩肘腕关节构成的上肢使得手能够到的范围明显扩大。此外，一只手按住物体，另一只手便能操作的双侧分担功能增强了操作性能并提高了工作效率。5个手指的数目从功能的角度上说是必要而且是充分的，与其他灵长类动物不同的是拇指和示指的长度比例使得抓取物体更为容易。手掌的特殊结构如皮下组织、皮肤、指甲、汗腺等也有助于提高手的可操作性能。

支撑身体并移动主要是下肢的功能，而手对自身以外的支配活动作用很大。肩关节的活动范围是很大的，可以使手伸向空间的不同位置。在前臂，腕关节由桡骨和手腕骨（月状骨和舟状骨）构成，肘关节连接了尺骨和肱骨，这种结构使得腕关节在受到撞击后，将力量进行了缓冲，即不会再有同样强度的撞击力传递到肘关节和肩关节等处，可以避免身体近端关节的损伤。因此，腕、肘关节可以说是上肢支撑能力的辅助结构。

上肢功能的发育规律依然遵循整体运动发育的规律，即自上而下、从近到远、由泛化到集中、先正后反、由粗到细的发育过程。

上肢受两种运动神经支配，来自大脑皮质的运动神经支配着远端关节和手指的分离运动，来自脑干的运动神经控制着姿势和近端关节，从而能够满足对动作的精细调节和选择性运动。上肢接受来自大脑感觉和运动皮质的神经纤维较身体其他部位分布广泛，一个神经纤维所支配的肌肉纤维数和感觉感受器的数量越少，则手的精细动作能力越高，同时也使得手成为非常优秀的“探查器”。另外，上肢的白肌纤维较多、收缩快，具有辨别和操作物体的特点，但较下肢容易疲劳。

（二）手的功能

可以将手的功能比喻成垒球运动，归纳为“攻”和“守”两种。“攻”，是指手面向周围环境，向其靠近的意思；“守”，则是指远离危险的环境，保护自己的意思。前者是伸的动作，后者是屈的动作。这种伸展和屈曲的基本动作类型在新生儿是以反射的形式出现的。新生儿期存在着手握持反射，与之相反的逃避反应（avoidance reactions）也出现了。当接触婴儿手背时，为逃避这一刺激，会出现手指的伸展和外展，但上肢呈全屈曲模式。伸展和屈曲动作总是与周围环境密切相关的，反映了对环境的理解程度，即接近有利环境而避免危险环境的程度。此外，加上内收、外展和回旋的动作，使得人在对环境的攻击和防御的过程中手的功能更具有柔韧性。上肢运动功能的精细化使得手具备了操作的能力，随着操作过程的不断练习，手识别物体的能力也随之提高。

用手识别物体不同于视觉的识别，用手识别的优点在于：①能够识别对象或物体的属性。触摸物体后能够理解物体的属性，如性质、形状、大小、质地等（触感知功能）。②能够感知身体的运动变化。通过手的触摸知晓手的动作及其与身体各部位之间的空间位置关系（位置觉功能）。精制仿造的鲜花与真花之间的差别单凭视觉可能无法鉴别，但是用手触摸后立即就能明白。在发育初期，手的辨别能力是优先发展的，功能完善后通常通过视觉功能进行弥补。

二、视觉功能的发育

（一）视觉的作用

对于物象的理解，视觉起着非常重要的作用。人在具体操作物体时，首先用手指和脚趾做试探性诱导，然后再用四肢将其包裹住发挥作用。眼和手均具有识别能力，但视觉则起绝对的优势作用，可以说视觉几乎是人类其他各种感觉的代表。野生动物主要是以听嗅觉为主，在人类进化的过程中，猿转移到树上生活时，对环境的感觉从嗅觉为主转变为视觉为主。与触知觉相比，视觉有其有利的一面。只需要站在远处望一下就能识别对象或物体，不必特地走近用手触摸（视知觉功能）。因此，视觉的活动具有节省能量的作用，可将更多的能量提供给大脑，提高大脑的活化性水平，促进大脑的认知发育。此外，由于视觉的远眺作用，使得人类可以避开危险，保护个体的生存。视觉的信息对觉醒状态和情绪的安定也起着重要的作用。如将眼睛蒙上治疗牙病时，会增加患者的恐惧感；根据视觉信息把握状态可以使人得到基本的安心感。有报道视觉发育不完善的人，情绪容易冲动且工作意欲下降。

（二）视觉功能的发育

多项对婴幼儿的研究已发现，刚出生的新生儿就已具备了视觉功能，只不过是视觉的辨别功能尚未发育，而且视知觉活动尚未出现而已。视觉的发育过程包括：视觉的定位、注视、追视、视线转移等阶段。

1. 视觉信息反馈处理阶段（出生至2个月）　新生儿期到出生后2个月左右期间，视觉相关的活动除了瞳孔对光反射、眼睑的瞬目反射等反射之外，对人物注视、眼球的运动均无法独立进行，而只能跟随头颈部的转动而转动。由于上肢和头部的活动限制了眼球的活动，眼睛还无法跟踪注视，对于快速运动的物体更是如此，追视范围还很狭小。

在这个阶段，当目标物体的刺激强烈时，相对比较容易获得视觉定位和注视。由于此时眼球的控制尚不充分，为了弥补这一功能缺陷，眼球会向一侧固定，单眼看物体。虽然非对称性紧张性颈反射会妨碍眼球的自由运动，但有助于向伸手侧方向注视。能够通过周围视野来捕捉运动中的物体，然后再经由中心视野来矫正并识别捕捉到的物体。当眼球的运动发育尚不充分时，在一定程度上通过视觉可以感知物体的存在，但无法进行细微的辨别。对称性紧张性颈反射（TNR）存在时，常出现的环境视觉只能感知物体的存在，不能进行视觉的辨别。随着视觉识别能力的提高，对事物感知的意欲也随之出现。

2. 物体辨别阶段（3～6个月）　松弛状的生理性屈曲姿势逐渐发育到对称，仰卧位时头部能够保持正中位。随着头颈部稳定程度的提高，眼球的控制能力不断得到增强。这一时期可以见到眼球的自由运动，从而能够区分不同人的面孔。当两手开始朝正中线合拢时，两眼就能够注视物体。这时头部和躯干的这种变化提示左右大脑半球的统合作用正在发育之中。当头部能够左右转动时（4个月），便平稳地进入到了追视和视线转移发育阶段。

四肢粗大运动以屈伸→内收外展→回旋的顺序发育，眼球的运动控制同样也可以见到这样的发育规律。首先是水平方向的追视运动发育，其次是垂直方向的追视运动发育，最后是斜向追视功能的发育。描画是一项最典型的训练手眼协调能力的作业活动，通过描画从横线到纵线乃至斜线方向的线条，就能很容易地观察到眼球运动控制能力的发育过程。

3. 精细辨认物体阶段（7个月后）　两眼全方位的协调运动是眼球运动的基本要求。最初出现在翻身阶段，随着眼睛追视功能的发育，眼球的精细运动能力提高，开始能够辨别物体。6个月时眼睛已能进行快速的运动，并能通过正确地调节眼球的转动来辨别不同焦距的物体。在开始抓球动作之前，视线的转移能力是眼球运动的基本条件。视线必须跟随球和手的动作。类似于翻身动作那样，身体的功能性动作大都是不对称性的，身体两侧功能的不对称性使用并不是发育早期非对称性姿势的延续，而是为了获得姿势的对称性的发育。

要能安全地在周围环境中转动自己的身体，必须具备环境的空间深度知觉。空间深度知觉的发展需要依靠眼球的调节辐辏运动来完成。辐辏运动是两眼朝向相反方向的运动形式，动作难度高于眼球在水平方向的追视运动。能够正确地感觉空间深度不仅能对运动着的物体进行辨别，而且有助于了解到自身运动时与周围物体之间的位置关系，从而能够感知到物体的存在或倒下，避免与物体发生碰撞。对于头部运动控制困难的脑瘫儿童，常可见到眼球偏向上方和侧方的单眼眺望情景。这是一种眼球运动控制能力低下的代偿现象，为了容易地看到物体，有必要使得原已姿势安定的身体缓慢地转动。

三、手和眼协调能力的发育分期

上肢功能的发育包括把握、伸手、操作、注意等过程，根据其发育特征可分为4个阶段。

(一)手张开和双手会合时期(0~3个月)

婴儿出生后上肢受生理性屈曲的影响明显,一旦紧张稍有缓解即可见到手腕背伸,五指张开的动作。当婴儿感受到来自身体外的刺激时,手又会恢复到紧握着拳头的屈曲内收状态(回跷现象,flexor recoil phenomenon)。俯卧位时,由于紧张性迷路反射加强的结果,全身呈屈曲状态,可见有四肢的活动,但受到身体其他部位活动的影响,出现的是全身泛化、无规律的活动,而在此时上肢是无法进行分离运动的。尤其受到颈部活动的影响显著,仰卧位时婴儿颈部稍有活动,就会出现伸腕的连带动作。随着全身屈曲状态的缓解,伸腕反应消失后,手掌慢慢地开始张开,但是由于俯卧位时颈部尚不能保持稳定,会再次出现手掌握拳状态。偶尔无意识地抓住的物品,也会随着伸肘动作的出现,手掌突然张开,致使手中的物品掉落在地。

当仰卧位两肩胛成为对称状态后,手腕可以移到正中线位置。当手能够移动到口的位置时,首先必须先由视觉确认手和口之间的相互位置,然后先看到一只手、进而再看到另一只手。随着颈部控制能力的提高,可以看到自己运动着的手,视线会从手移向物体,再从物体移向手。

上述上肢与躯干的分离运动、眼和手的协调运动的发育,主要是通过以下促进机制实现的:①腕关节的无规律运动;②婴儿的拥抱反射(MORO)、非对称性紧张性颈反射(ATNR)等使得上肢出现强制性伸展反射;③俯卧位时头上抬,压低双肩。肩膀的压低又促进了头上抬。这种抗重力状态使得身体各个部位间产生了相互作用。

原始反射的存在具有两面刃的作用,虽然它的持续存在是阻碍了身体的自由活动,但在一定时期内却对协调运动起到了促进作用。如触摸婴儿的手指甲和手背尺侧,婴儿会出现腕关节背伸,手指伸展和外展的逃避反应,这在发育早期占主要地位。随后的手掌的握持反射,是腕关节屈曲和手指的屈曲内旋。由于两种对立的反应的相互拮抗作用,使得最初的强力握拳姿势的手逐渐发育成具有手腕背伸和手指屈曲内收能力的功能手(图2-3-1)。

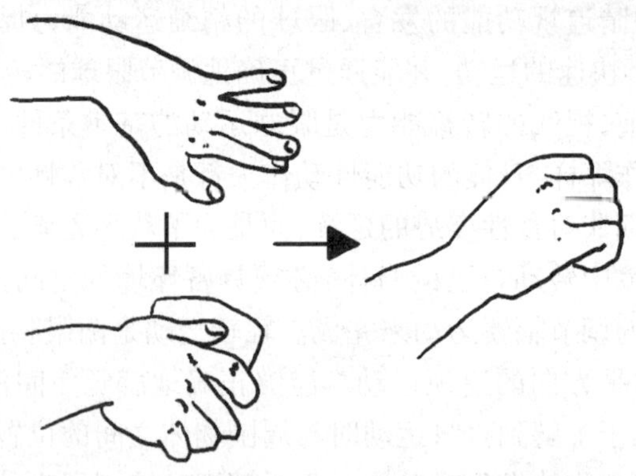

图2-3-1 功能手的发育过程

逃避反射(手腕背伸、手指伸直外展)⟷握持反射(手腕掌屈、手指屈曲内旋)→功能手(手腕背伸、手指屈曲内旋)

(二)手功能开始发育期(4~6个月)

这一时期伴随着翻身、坐起等早期姿势运动能力获得的同时,开始了伸手、握持等手功能的发育。从颈部到肩胛带乃至躯干抗重力伸展活动得到进一步的发展,身体的姿势位置对上肢的影响逐渐减弱。仰卧位时手能向前方伸出。在动作发育前一时期,为了维持躯干的稳定,伸手时需将肩胛带压向地板。到了这一时期,随着躯干的稳定性的增强,上肢能够带动肩胛带一起向前伸出。俯卧位当需要将一侧上肢向前伸时,与仰卧位不同的是为了支撑躯干维持姿势平衡,会诱发整个手腕呈过伸展状态。因为在这一时期,无论是上肢或下肢,只要有某一关节出现伸展或屈曲动作,就会引发其他所有关节的伸展或屈曲的联合运动,即各关节间还未出现分离运动;同样,不仅仅是上下肢,躯干的伸展也会诱发四肢的伸展活动,乃至波及全身。随着躯干朝向抗重力方向的伸展幅度的增加,要使俯卧位时髋关节呈完全伸展状态,必须使身体重心转移至臀部下方,这样向前伸出一侧上肢的动作就比较容易完成了(图 2 – 3 – 2)。

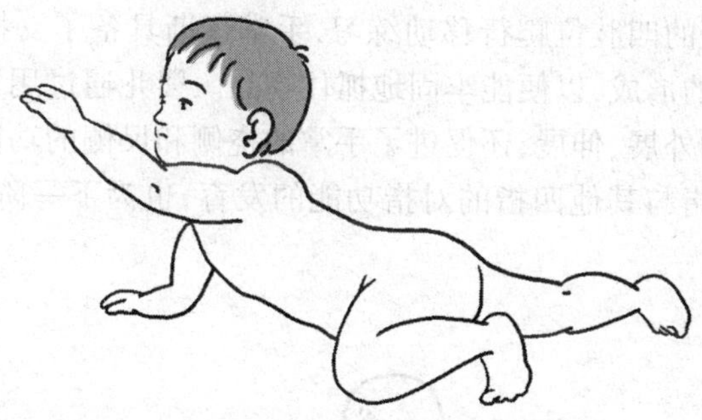

图 2 – 3 – 2 俯卧位时身体重心下移臀部而使抬肩动作较容易完成

在这个时期,眼球的运动已能平稳地进行,能够完成视觉诱导的伸手和握持动作。伸手能抓住物体,还会放入口中,或边摇晃边拍打。这一时期出现的本能的抓握反应(即刺激手掌的桡侧部分,手产生旋后的指向性;当刺激手掌尺侧时则产生手向目标物的旋前动作)可以帮助手伸向目标物。这可以说是一种视觉诱导的握持能力获得前的伸手动作反应。这个反应到 11 个月完全形成,持续终生。在上臂的支撑下身体可以向左右移动,这样促进了上臂回旋活动的练习,上臂的旋外动作使得眼睛容易看到手内握持的物品。随着视线对手和物品两方面的注视,使得手的活动、手的感觉和视觉信息有机地统合在一起,最终经视觉神经通道,对物体产生感知觉和认知觉。即只要是曾经看到过的物体,小儿就能回想出自己对该物体的感觉、触觉和运动觉。

如上所述,手的伸展、物品的握持和维持动作的发育,是通过不断的俯卧体位维持及姿势变换的练习,促进了上肢支撑能力增强而获得的。在上肢支撑能力还不充分的阶段,常通过使得颈部呈过度伸展状态,利用对称性紧张性颈反射来增强上肢的支撑能力。对称性紧张性颈反射(symmetric tonic neck reflex, STNR 或 TNR)是指在头颈伸展时,上肢的伸肌张力占优势,下肢的屈肌张力占优势。头颈部屈曲时出现上肢屈曲、下肢伸展。该反射在生后 6 个月(ATNR 被整合)出现,8 ~ 12 个月时被整合。这一现象说明,婴儿早期上下肢的运动受头颈部活动的影响较大。随着用手掌支撑并抬高身体使得身体重心可以向左右侧移动,上肢渐渐出现了选择性的动作发育。在第一期发育阶段,当指甲触及物体时可以见到手会跨越物体置于桌上的反应(上肢本体感放置反射:proprioceptive placing reflex)。这种刺激即使不直接作用于手上,婴儿也会通过头部的倾斜和视觉来确认接近的物体,从而出现降落伞样反应。

（三）手功能的多样化发展时期（7～9 个月）

紧接着进入到用眼睛引导手的动作，手功能的多样化发展时期。采用坐位和膝立位这样的姿势有利于对环境的探索，婴儿在这种姿势的发育上所花费的时间也较多，但不能一直停留在这一种姿势上，还必须学会从卧位到坐位、从坐位到屈膝立位等不断变化的多种姿势。变换姿势时常通过伸展上肢的动作作为支撑或跌倒时通过伸展上肢的动作来保护身体。这就使得手的功能得到了迅速的发育和提高。随着抗重力伸展姿势的稳定发展，伸腕和伸手功能得到了发育。在坐位按住某物时，躯干已具备了伸展能力。由于目测距离准确性的提高，伸手抓物时，手够不着或伸过头的情况开始减少，逐渐发育成手能在最短的距离内伸向目标。

这一时期，通过不断的四肢位爬行移动练习，手掌逐渐具备了支撑身体体重的能力，同时也促进了手掌呈拱状的形成，以便能牢固地抓住物品。婴儿通过用手掌向前后、左右做爬行运动，也促进了手指的外展、伸展，还促进了手掌的桡侧和尺侧的功能分离（图 2－3－3）。这些活动有利于促使拇指与其他四指的对指功能的发育，也为下一阶段手指的抓捏或翻阅动作的发育奠定了基础。

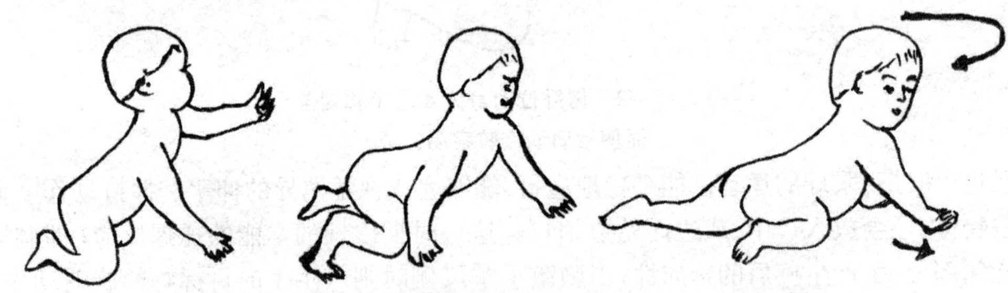

图 2－3－3　利用手掌向左右侧移动身体，既促进了手指的外展、伸展，又促进了手掌的桡侧和尺侧的功能分离

（四）上肢功能的熟练期（10～12 个月）

此期包括手指操作等上肢精细动作发育的熟练。当获得了站立位平衡的稳定性后，上肢运动功能发育逐渐从姿势的影响中摆脱出来。但是在学步的过程中，通过借助于上肢的伸展来保持身体的平衡，表现为上肢呈挑担样姿势以维持步态的平衡。坐位时，不再需要依靠上肢来保持身体的平衡，使得腕关节和手指活动被解放出来，并逐渐能用指尖转动物体，这样手指的功能得到了进一步的发育。当尺侧 3 个手指能够屈曲后，使得尺侧有了较好的稳定性，能够完成使用示指指物的动作（图 2－3－4）。能将小颗粒东西放入小的容器内等抓物动作的完成，使得手指有目的的分离动作成为可能。一开始就想要使手腕维持在悬空的位置进行手指动作是困难的，可以先将手放于容器边缘以固定手腕再进行操作。另外，由于手指的伸展常会连带前臂外旋的共同运动，所以当前臂外旋位时可能会出现手指张开使掌中的物体掉落的现象。在手的动作开始前，一般先由视觉引导手指的活动，一旦

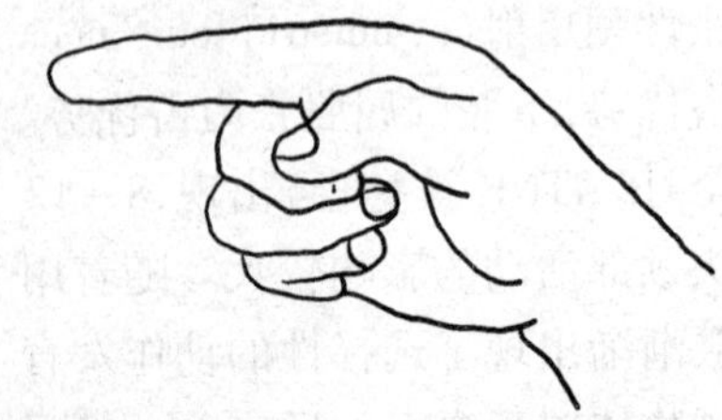

图 2－3－4　尺侧 3 指屈曲增加了手的稳定性，示指指物动作发育完成

习惯后，即使眼睛不看手指也能顺利地完成操作活动。

四、手和眼协调能力的发育顺序

12个月后小儿动作的灵巧性不断提高，双手和上下肢的协调能力也进一步得到发展。上面已简述了手和眼的协调发育过程，下面就手和眼协调发育的顺序进行阐述。

（一）整体运动向分离运动发育

当眼球运动和上肢功能的发育稳定后，在此基础上运动进一步向精细化发展。因此，随着躯干稳定性的增强，眼和手逐渐不再受姿势体位的影响，使最初的手腕整体的连带运动逐渐向手指的精细动作分化发育。

（二）抓握的稳定点由近端逐渐向远端发展

表2-3-1显示了抓握动作的发育过程。从整体运动向分离运动的发育过程，首先是手掌的外旋抓握，上肢由肩膀带动，躯干的稳定使得肩膀的运动得以实现；其次是手内旋抓握，以肘部和前臂的运动为中心，这时肩和上臂的稳定是非常必要的；再次是三手指的静态抓握促进了指关节的运动发育，指关节的运动需要肘部和前臂的稳定性；最后是三手指的动态抓握，使得笔尖运动必须依靠手指的运动，指关节的稳定是保障手指运动的关键。由此可见，手抓握功能的发育过程，有赖于稳定点的保障，而稳定点则是逐渐自近端向远端发展，最终发育成能够绘画和写字的手的抓握形态（图2-3-5）。

表2-3-1　抓握动作发育的顺序

发育顺序	年龄	运动中心位置	必要的稳定点
手掌的外旋握持	1~2岁	肩和肘关节	躯干和颈部
手掌的内旋握持	2~3岁	肘关节和前臂	肩
手指的内旋握位	3~4岁	前臂和腕关节	肩和肘关节
3指握位	4岁	以后手指和指关节	前臂

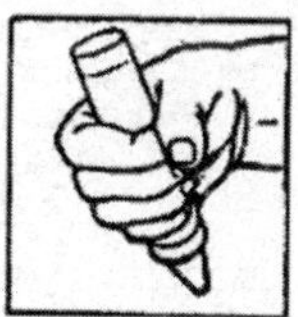

1~2岁手掌外旋握笔，手腕微下屈，上肢为一个单元活动

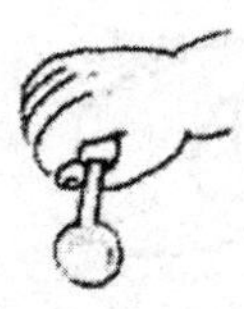

2~3岁手掌内旋握笔，前臂旋前，腕平伸

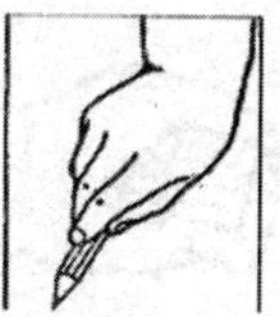

3~4岁手指内旋握笔，手腕内旋微向尺侧倾

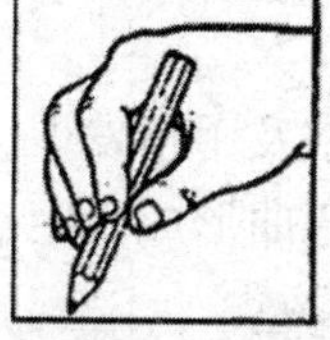

4岁以上静态三指握笔，手掌活动

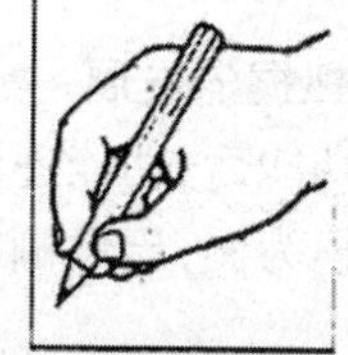

4~6岁动态三指握笔端

图2-3-5　抓握动作的发育

(三)眼和手发育的共同形式

眼和手的发育过程具有共同的特征:按照无目的(random)→到达(reach)→抓握(grasp)→操作(manipulation)的顺序发育。最初是胡乱的动作或以反射为中心的不规则状态。如:视觉主要以视觉反射、不规则的眼球转动的环境视觉为主,上肢则以全伸展或全屈曲等共同运动形式或反射为主。第二阶段是为了达到目标物体,进入了定向运动发育阶段。此时,视觉发挥了定向的作用,上肢功能是能将手伸向目标物体。第三阶段是能紧紧抓住对象物体的发育阶段。此时视觉起固定作用,即两眼注视物体,上肢的功能是紧紧抓牢物体。经过这一阶段最后达到操作阶段。所谓视觉的操作是指调节辐辏和视线的移动;上肢的功能操作是指抓捏、回旋等手的精细动作。眼和手两者之间的关系,是视觉稍稍先于上肢,上肢在接受视觉引导的同时,与视觉协调发育。

(四)从手掌抓握向手指抓捏发展

在上肢动作未分化阶段,婴儿使用整个手掌抓握物体。随着稳定点移向远端关节,使得手指能够抓捏住物体。这一过程称为抓握手向抓捏手的发育过程(图2-3-6)。

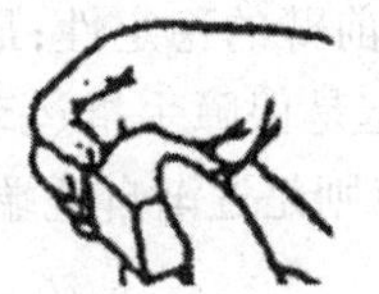
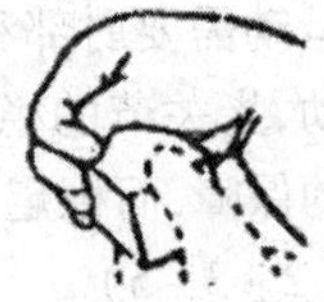

刚出生条件反射式抓握　3个月屈腕尺侧握　4个月指端掌根握

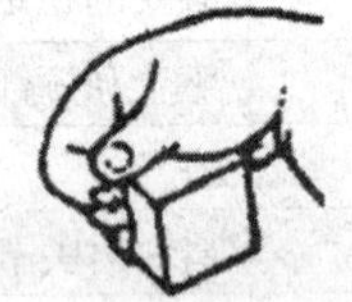
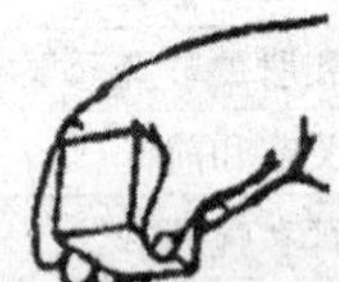
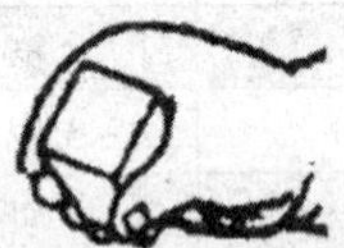

5个月全掌握拇指内转　6个月桡侧掌心握腕下垂　7个月桡侧掌心握腕伸直

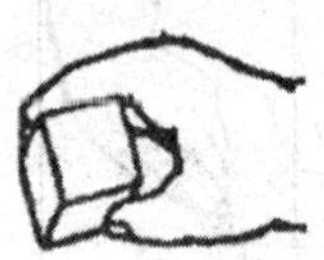
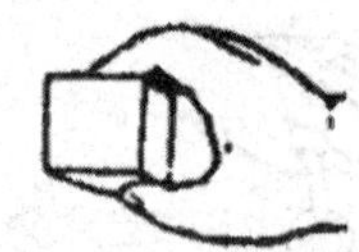

8个月桡指握掌心空　9个月桡指握腕上伸

图2-3-6　抓握手向抓捏手的发育

(五)从尺侧抓握向桡侧抓握的发展

前臂具备了旋转移动的功能后,功能逐渐向手掌及手指发展,并开始了桡侧抓握或抓捏动作的发育。以动态3指抓捏为例,当尺侧的3指弯曲形成稳定点后,就能精确地控制桡侧手指的运动。

(六)从抓握到放开的发展

新生儿出生时两手握拳状。因此,人首先学会的是抓握,然后逐渐学会张开手放开物体。比较抓握和放开的动作,后者较前者更精细,更具有目的性(图2-3-7)。

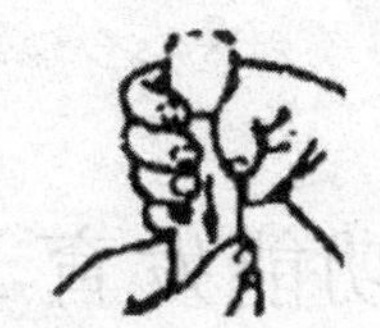

刚出生不能自主置放

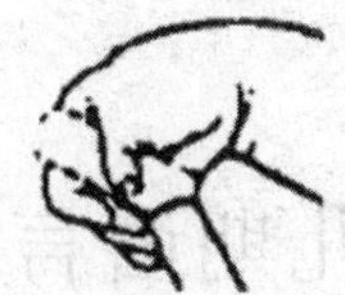

3个月抓握一段时间不自主置放

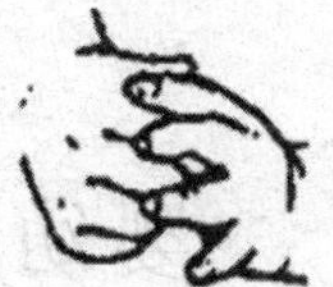

4个月双手正中位玩耍

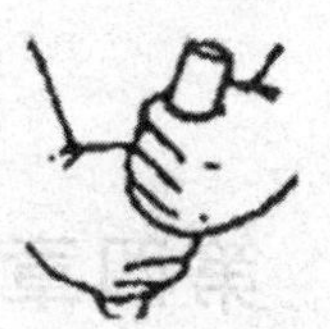

5个月一手抓握另一手加入

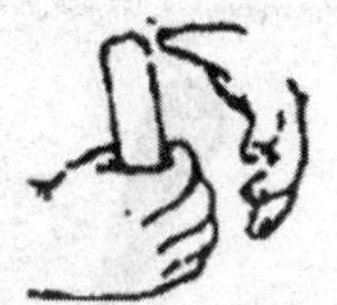

6个月笨拙至流畅性交换

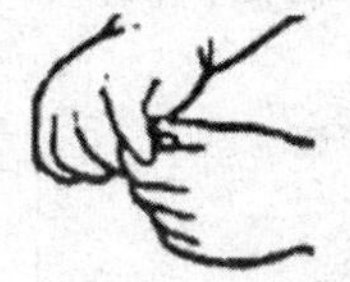

9个月手腕伸直双手交换小丸

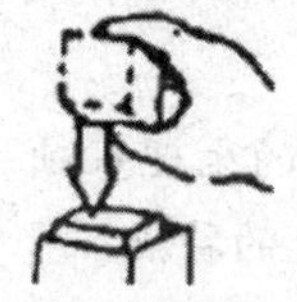

12个月手腕上屈精确放入容器中

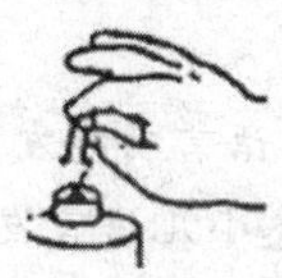

15个月手腕上屈精确放入小容器中

图 2-3-7　手的抓握向放开的发育

（七）从防御手向功能手发育

当手遇到有害刺激时自然作出防御反应，从防御手、感觉手向探索手、功能手的方向进展，这种原本构成人与人之间关系的手就具备了功能特征。

（八）从手到眼的发展

对物体的认识，手将主动权让位于眼。早期手的活动主要见于上肢（本体感）放置反射、逃避反应、本能握持反应，由本体感觉和触觉刺激诱导所致，渐渐发育成视觉刺激的诱导，最终发展为触摸物体后就能像看见物体一样感知物体。

（九）利手的发育

随着姿势对称性的获得，促进了双手动作的发育。当手能超过正中线伸展时，不管是哪一只手都作为利手优先使用，而另一只手则为辅助手使用，分工明确、职责分明。一般发育到3指动态握捏阶段时，就能判断出哪一侧是利手，时间约在4～6岁左右。

（十）手的运动和感情的分化发育

上肢运动发育的原则是分化，这一过程通过心身活动能够确认。愤怒、悲哀、不安等情感容易对运动产生影响，表现为双肩上抬并内旋、握拳等紧张和不安的动作；但是随着姿势运动与情感的分离，这些动作逐渐不再受感情的支配。相反，长期处于应激状态的人，可出现运动性焦虑。

（江钟立　吴卫红）

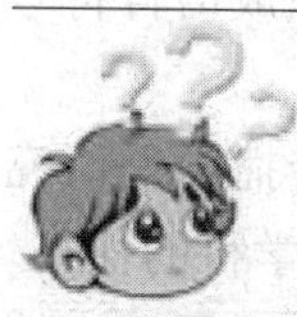

思考题

1. 上肢功能的运动神经支配有几种？
2. 手和眼协调能力发育的分期。
3. 视觉感知发育与手功能发育的关系。
4. 手的功能及意义。
5. 精细动作发育的关键点是什么？

第四章　婴幼儿期语言功能发育

学习目标

1. 了解语言功能发育的生理基础。
2. 熟悉小儿语言发育的特点。
3. 掌握语言与言语的概念。
4. 掌握前言语行为的概念、内容和意义。
5. 掌握言语发生的时间和标志。

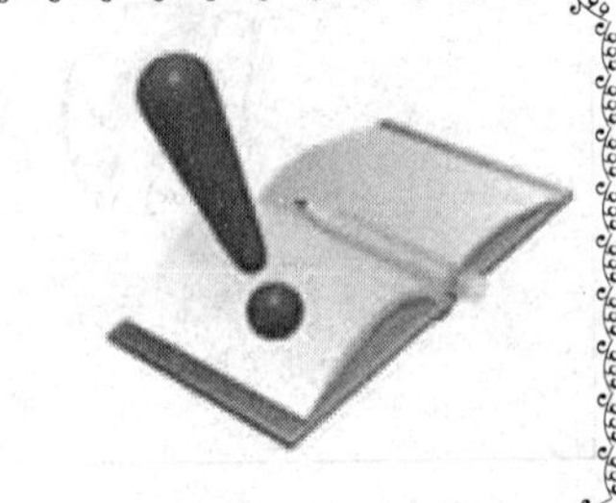

语言是婴幼儿发育过程中最重要的内容之一。不仅因为语言是人类交流的重要工具和手段，而且因为语言在婴幼儿认知和社会性发生发展过程中起着重要作用，对其以后的心理社会功能的发展有着深远而重大的影响。儿童语言的发育又称“语言获得”，是指对母语的理解和获得能力的发育，即主要指儿童对母语口语中听话和说话能力的发展。从康复医学的角度了解婴幼儿语言功能发育，其意义在于帮助合并言语障碍的脑性瘫痪儿童、精神发育迟滞儿童以及脑损伤患者进行语言训练和语言治疗。

一、语言与言语发展的概念

（一）基本概念

1. 语言（1anguage）　语言是以词为基本单位、以语法为构造规则而组成的一种符号系统。符号代表着一定的事物，是由人们共同约定制造出来，并为大家所公认的。作为语言基本单位的词，具有音、形、义三个基本特征。“音”和“形”是词的外在表现形式，“义”则是词的内容，即词所抽象概括的客观事物。语言具有社会性、生成性、结构性和意义性等基本特征，其中社会性和生成性是作为语言的符号系统与其他符号系统的主要区别。

2. 言语（speech）　指个体根据所掌握的语言知识，表达思想、进行交流的过程，实际上就是语言的传递过程，它既包括听、读等感受和理解的过程，也包括说、写等表达的过程。正如瑞士语言学家索绪尔所描述的：“思想好像一团星运，只有用言语将思想组织成语言符号序列才清晰可见，才能为人所感知和理解。”

3. 语言和言语的相关性　语言学是研究语言符号的规律的一门学科。传播学是研究信息传播过程的一门学科。如何用语言符号来传递信息，就是研究言语行为的学科的任务。言语行为的本质是选择适合表达需要的语言材料并进行组合，选择和组合则是运用语言符号进行信息交流的基本手段，也是言语行为的本质。语言只有通过言语活动才能体现它作为交际、交流工具的职能，而言语也离不开语言这个工具。两者互相联系、密不可分。

(二)言语的分类

从人体发育学的角度看,言语可分为外部言语和内部言语两大类。

1. 外部言语 外部言语是用来进行交流的言语,又可分为口头言语和书面言语两种。口头言语是指人凭借自己的发音器官发出语音,以表达思想和情感的言语,它又可分为对话言语和独白言语两种形式。书面言语是运用语言文字传递信息的过程,可以被永久保存和反复感知。外部言语的特点是服从于交流目的,具有连贯、完整性与严密性。婴儿首先掌握的是外部言语。

2. 内部言语 内部言语是伴随着思维活动产生的不出声的言语,但思维并不等于内部言语,没有它思维照样可以进行。一般认为,内部言语是口头言语发展到一定阶段(2~3岁),在出声言语的基础上形成的,是外部言语的内化。内部言语发展分三个阶段:自我中心化言语、自我指导或有外部表现的内部言语、无声的内部言语。自我中心化言语就是由外部言语转化为内部言语的中间过渡形态。内部言语的特点是不具备交流功能,只针对自己,因而结构比较松散,不连贯、不完整,也不规范。

(三)言语的发展过程

言语的发展过程主要包括知觉、理解和表达这三个重要组成部分,也是所有言语交流活动所必须经过的三个基本阶段。婴幼儿言语功能的发育,主要就是指这三个方面能力的发生发展的过程。

1. 言语知觉 指通过对言语的感知以获得信息的过程,是言语能力的首要内容,也是言语活动的第一个基本环节。婴儿最早获得的就是这种言语知觉能力。

2. 言语理解 指将感知到的语言符号(声、形)转换成其所代表的事物(义)的过程,也即揭示出言语信息的意义。这需要个体根据自己的知识和经验来进行积极、主动的“转换”活动。

3. 言语表达 指个体以语言为载体,通过言语器官或其他部位的活动向别人传递信息的过程,主要包括说和写这两种形式。它受一定目标的指引,又受认知系统的直接支配和调节,是一种有目的的认知活动,和记忆密切相关。

二、言语功能发育的生理基础

听觉系统、发音器官以及大脑神经中枢的发育与成熟是婴儿言语发生和发展的重要生理基础。

(一)语音听觉系统发育

1. 语音的发生 外界声波通过介质(空气)传到外耳道,再传到鼓膜。鼓膜振动,通过听小骨传到内耳,刺激耳蜗内的毛细胞而产生神经冲动。神经冲动沿着听神经传到大脑皮质的听觉中枢,形成听觉(图2-4-1),这是声音的气传导。声音传导除通过声波振动经外耳、中耳的气传导外,尚可通过颅骨的振动,引起颞骨骨质中的耳蜗内淋巴发生振动而引起听觉,这称为骨传导。骨传导极不敏

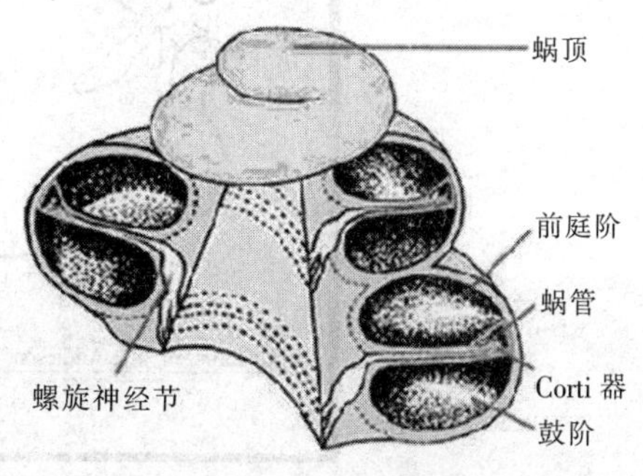

图 2-4-1 耳蜗

感，正常人对声音的感受主要靠气传导。外耳和中耳担负着传导声波的作用，这些部位发生病变引起的听力减退称为传导性耳聋，如慢性中耳炎所引起的听力减退。内耳及听神经发生病变所引起的听力减退称为神经性耳聋。某些药物如链霉素可损伤听神经而引起耳鸣、耳聋，故使用这些药物时要慎重。

2. 听感受器的发育　听觉感受器的形态发生始于胚胎的早期。

(1)听分析器的外周部分内耳在胚胎4周时分化出来，并很快分成耳蜗和前庭两个部分。胚胎6周时形成耳蜗管，7周时形成耳蜗管第一圈，9~10周时耳蜗发育成2.5圈，类似成年的耳蜗，但高度只有3mm，到5个月时达到6~7mm。一般认为发育是从底部开始，顶部最后成熟。

(2)听分析器通路的髓鞘化从耳蜗神经核开始，由此向中枢和远端扩展。听分析器脑干部分髓鞘化的时间很短，从胚胎5个月到9个月。听分析器的皮质下部分内膝状体在出生前已基本发育成熟，而听分析器的皮质射区在胚胎6个月时已分化出来。所以，胎儿在妊娠中后期（6~8个月）就已有了初步的语音听觉能力（表2-4-1）。

表2-4-1　听感受器和听皮层的发育时间

时　间	器官发生
胚胎4周	外周部分、内耳
胚胎6周	耳蜗管
胚胎9~10周	成年耳蜗
5~9月	听分析器脑干部分髓鞘化
6月	听分析器皮质射区分化
6~8月	初步语言听觉能力

(二)发音器官的发育

发音器官包括呼吸器官、喉与声带、口腔、鼻腔和咽腔、牙齿、舌和唇等，它们在结构和功能上的初步成熟，才使得婴幼儿语音的发生成为可能（图2-4-2）。

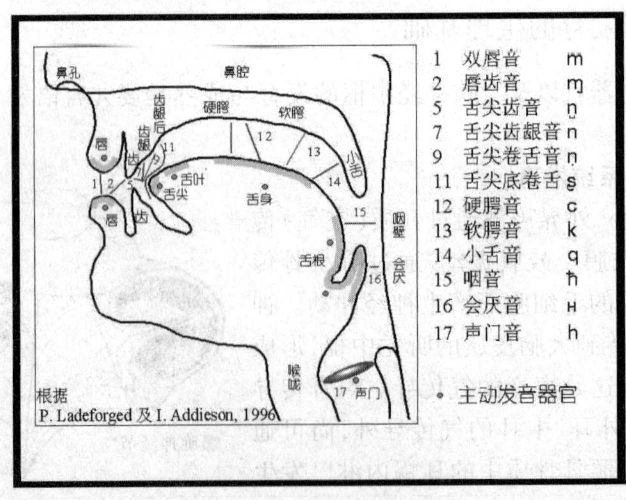

图2-4-2　发音器官

1. 呼吸器官　呼吸器官产生的气流是言语发音的原动力，气管、支气管和肺是呼吸器官的主要组成部分。

2. 喉、声带　新生儿的喉由很薄的软骨组成，位置比成人高3个颈椎，会厌软骨和膈的位置也都比较高，膈肌很不发达。新生儿能够发出声音，却不能发出音节分明的语音，也就不能说话。

3. 口腔、鼻腔和咽腔　这是声音的三个"共鸣箱"，能放大、润饰由声带发出的声音。婴儿的这些部位比较狭窄、短小，发音也就受到严重影响和限制。

4. 牙齿　有人认为婴幼儿出牙与语音发展有一定关系。观察发现，长出一批牙齿，婴幼儿就学会一批语音。还有人认为，牙齿的生长给婴幼儿带来异样的感觉，为排除这种感觉，婴幼儿才自发地积极发音。

5. 舌和唇　双唇和舌头的多样性活动也会引起新语音的产生。口腔分泌过多唾液有时也会引起婴儿的自发音。

6. 构音障碍(dysarthria)　指因神经肌肉的器质性病变，造成发音器官的肌肉无力、瘫痪，或肌张力异常和运动不协调等而出现的发声、发音、共鸣、韵律、吐字等异常。

(三)言语神经中枢发育

言语活动受大脑皮质的调节和控制，是大脑神经活动整合的结果。某些特殊的言语能力与大脑皮质某个特殊部位有关。研究证明，成人的言语活动与大脑左半球有关（右利手者），说话是由中央前回下方的Broca区控制的，听理解是由题上回后部的Wernicke区控制的。这些部位的病变会出现相应的言语障碍，如Broca区受损表现为运动性失语，Wernicke区病变表现为感觉性失语等。关于儿童言语中枢发育的研究，主要集中于优势手、优势耳、左脑半球优势的形成等方面。小于1岁的儿童大脑两半球具有相同的语言潜能，随年龄增长语言中枢逐渐集中于大脑优势半球，一般是左半球。优势半球分化的关键时期为6~7岁。

三、婴儿期前的言语行为

(一)前言语阶段(prespeech stage)

这阶段是指从婴儿出生到第一个真正意义上的词产生之前的时期。一旦言语能力获得，则标志着婴儿期的结束。在这一阶段里，婴儿的言语知觉能力、发音能力和对语言的理解能力逐步发生发展起来，出现了"咿呀学语"(6~10个月)和非语言性的声音与姿态交流现象等。这些发生在前言语阶段并与言语发生有密切关系的行为统称为婴儿的"前言语行为"。研究表明，婴幼儿的第一个词语大约产生于10~14个月之间，由于个体之间的差异较大，通常12个月之前作为前言语阶段。

(二)婴儿言语知觉能力的发育

言语知觉主要是指对口头言语的语音知觉。

1. 言语知觉能力发展的三个阶段

(1)听觉阶段：言语知觉最初发生的时期，婴儿只能对一个个语音进行初步的听觉分析，把输入的言语信号分析为各种声学特征，并储存于听觉记忆中。

(2)语音阶段：这时婴儿能把前一阶段所掌握的一些声学特征结合起来，从而辨认出语音并确定各个音的次序。

(3)音位阶段：这时婴儿能把听到的各个音转换为音素，并认识到这些音是某一种语言的有意义的语音。

2. 语音的范畴性知觉　对婴儿言语知觉的大量研究表明，婴儿在最初的几周内就已经听完了人类语言所拥有绝大部分存在差别的语音。生后1周内就已能区分出人的语音和其他声音，且这种区分还是类别性的。3～4个月时婴儿还能对辅音进行范畴性知觉，区别出清浊辅音的不同。一般认为，婴儿主要是根据"声音发出时间"(voice onset time, VOT)，即声带在启唇之前或启唇之后多长时间内发生振动这一信息，来判别辅音在清、浊这两个范畴的归属。这种能力就叫语音的"范畴性知觉"。如浊辅音"b"的发音过程就是声带振动在前、嘴唇启动在后或两者同时发生。而清辅音"p"则是启唇在先、发声在后。3～4个月的婴儿主要就是根据辅音之间在VOT上的时间性差别从而进行语音的范畴性知觉的。这说明3～4个月的婴儿已处于言语知觉发展的第二个阶段，即语音水平阶段。10～12个月时，婴儿区分和辨别各种语音的能力已基本成熟，能够辨别出各自母语中的各种音素，并认识到它所代表的意义。

3. 言语知觉能力的发育分期　根据婴儿的发育月龄，婴儿言语知觉能力的发育在听觉阶段和语音阶段可以细分为各两个期，加上音位阶段共为5个期，这样基本上能揭示婴儿语音感知和分辨能力发生发展随月龄发育的变化规律。

(1)妊娠中后期(5～8个月)：这时期胎儿已有了初步的听觉反应，有了原始的听觉记忆能力，能大致区分出乐音、噪音和语音，并表现出对语音的辨别和记忆能力。

(2)新生儿期(0～1个月)：这时婴儿已能对声音进行空间定位，并能根据声音的物理特征来辨别各种声音的细微差别，表现出对语音(尤其是母亲语音)的明显的偏爱。研究发现，刚出生1～2天的新生儿对成人的言语就有明显的"同步反应"。新生儿的吸吮反射可因母语、实体词而加强。

(3)发音游戏期(2个月至3或4个月)：这时婴儿已开始理解言语活动中的某些交往信息，能和成人进行"互相模仿"式的"发音游戏"，能够辨别区分并模仿成人语音，并能辨别清浊辅音，获得了语音范畴性的知觉能力。

(4)语音修正期(5个月至8或9个月)：这时婴儿已能辨别言语的节奏和语调特征，并开始根据其周围语音环境改造、修正自己的语音体系。那些母语中没有的语音在这一阶段逐渐被丢失。如英语家庭的6个月的孩子可以区分印度语中的常用发音，这些语音在英语中不出现。10个月时，这种功能会丧失，他们只能区分英语中的常用语音。

(5)学话萌芽期(9～12个月)：这时婴儿已能辨别母语中的各种音素，能把听到的语音转换为音素并认识到这些语音所代表的意义。这使他们能够经常地、系统地模仿和学习语音，为言语的发生做好准备。

综合言语感知发展阶段和婴儿发育时期前言语感知能力的发展见表2-4-2。

(三)婴儿语音的前言语发育

语音是语言的声音，语音发育是语言发育的前提。婴儿的语音发育大致可分前言语阶段和言语阶段。对于前言语阶段语音的发育，不同的研究者又将其划分为不同的阶段。但是，无论怎样分类，各类语音发生发展的顺序最终是由发音器官各部位的生理成熟程度所决定的，各种语音出现的先后顺序，取决于其发音的难易程度。由于人类婴儿发音器官生理发育具有共同的规律，因此世界各国婴儿最初的语音发育也呈现出普遍的规律性。

表 2-4-2　婴儿前言语感知(知觉)能力的发育

阶段	时　间	表　现
言语知觉初步发生	妊娠 5~8 月	原始听觉反应与记忆,可大致区分乐音、噪音、语音
	新生儿期	对声音进行空间定位,偏爱语音和母亲语音
语音水平	发音游戏期 2~4 月	2 月开始理解言语中某些信息(愤怒——躲,友善——笑)
		3~4 个月与成人进行"互相模仿"式"发音游戏"获得言语范畴性知觉能力
	语音修正期 5~9 月	学会辨别几种不同言语信息
音位水平	学话萌芽期 9~12 月	可辨别出母语中的各种音素,把听到的语音转换成音素,并认识这些语音所代表的意义

1. 单音节阶段 (0~4 个月)　婴儿这一阶段的语音大都是成人逗引时发出的。其中绝大多数是单音节音,只是在晚期出现极少数双音节音。这时婴儿还不会进行语音模仿,但可以和成人进行类似于相互模仿的"发音游戏",又称为"语音网球"(vocal tennis)。到本阶段晚期,婴儿的语音出现了一些与情绪有关的声调变化。这一阶段又可分为两个时期:①0~2 个月,只能发出单音节的单元音和复合元音。②2~4 个月,这时的语音类型迅速增加,从辅音加元音逐渐向单元音、复合元音、双音节音发展。

2. 多音节阶段(5~10 个月)　这时婴儿的语音有了进一步增长,常对着玩具娃娃或自己的镜像发音,表现出想进行交流的愿望。7 个半月时已能模仿成人发 [ma] 音。所发语音中双音节和多音节音大量增加,既有同一音节的重复,也有不同音节的组合。10 个月时婴儿处于典型的咿呀学语阶段。这时新出现的语音种类包括由舌尖和双唇起作用的辅音加元音的音节、唇齿辅音 "v""w"、小舌颤音"r"、复合元音以及大量的多音节音。

3. 学话萌芽阶段 (11~13 个月)　这一时期婴幼儿能够正确地模仿成人的语音。这种模仿不仅在音色上和声调上都极为相似,而且能被保持相当一段时间,并能被适当迁移和正确运用。这时期婴幼儿的语音已能和某些特定事物联系在一起,产生了最初的真正的词语。

婴幼儿的发音从最初的哭声,分化出单音节音,然后是双音节音和多音节音,最后是有意义的语音 (即词语)。在语音模仿、咿呀学语以及言语发生等发育时间上的划分,也不同程度地反映了婴幼儿语音发展的一些规律性特征(表 2-4-3)。

表 2-4-3　婴幼儿前言语发音能力的发育过程

阶段	时间	表　现	表达方式
单音	0~2 月	只能发出单音节的单元音和复合元音	哭叫
	2~4 月	从辅音加元音、单元音、复合元音向双音节音发育	唧唧咕咕、喃喃自语
多音节	4~10 月	7~8 个月模仿 ma 音,双音节,多音节	咿呀学语
		10 个月咿呀学语,辅音加元音、唇齿辅音(v w),小舌颤音 r 等	
学话萌芽	11~13 月	能够正确模仿成人的语音,并被适当地运用	标准化言语

(四)婴儿前言语交流能力的发育

语言是人际交流的重要手段,前言语阶段婴儿的交流能力是通过一些特定的声音和姿态作为信息交流的手段得以实现的。前言语阶段婴儿用特定声音或姿态进行人际交流的能力,称为"前言语交流能力"。这种交流手段同样也具备了语言的三大基本特性,即目的性、约定性和指代性。

1. 前言语交流的目的性　婴儿直到9个月时才能有目的或有计划地进行交流,其标志是"原始祈使"(proto－imperatives)和"原始陈述"(proto－declaratives)行为的产生。婴儿在原始祈使行为(即非言语请求行为)产生的过程中,为获得某一物体而发生了三个方面的变化:

第一是交错注视的发生:如果成人和目标物体不在同一视线上,7个月的婴儿就会直接注视着目标物体并伸手去够,而不回头注视成人。失败后他才喃喃有声地注视母亲以寻求安慰。9个月的婴儿则不然,他们会来回注视目标物体和成人,以此来表达他们请求成人帮助的愿望。这是原始祈使行为的最初形态。

第二是更正交流失败的信息:如果发出的声音或姿态信息未达到预定目的,婴儿就会不断重复、修正甚至改换这种非言语信号,直到其目的达到为止。

第三是工具性姿态的仪式化:9个月后,婴儿会将某些原本是工具性行为的姿态(如够物姿态)仪式化,使其失去原来的功能而只作为该行为的符号或象征。如原来一套完整的够物行为,这时会被简约为象征性的抓握动作或者只是手的一开一合动作。

这三个方面的变化表明,婴儿9个月时已能初步理解交流的实质,并能运用象征性行为或"信号性行为"进行前言语交流了。

这种原始祈使行为的目的性是外在的,是为了获得某一事物,成人只是作为其获得某一事物的工具。原始陈述行为则相反:其目的本身就是为了交流,外在事物只是作为其引起成人注意和兴趣的手段。9个月时婴儿获得了最初的原始陈述行为,即"展示"(showing)。婴儿把玩具举起来朝向成人显示,成人微笑或作出其他积极反应后,他才把玩具放下来或继续游戏。两三个星期后,这种展示行为发展演变为"给予"(giving),婴儿不再满足于简单的展示性交流,而是通过给予手段来达到和成人相互作用的目的。

2. 前言语交流的指代性　指示动作(pointing)是前言语交流指代性的典型外在表现,在人际交流过程中扮演着特殊而重要的角色,发挥着有效的指代性功能。婴儿9个月时出现的展示、给予行为是前言语交流指代性的最初体现,是指示行为的必不可少的先兆。原始祈使和原始陈述行为的缺乏与后来语言发展的迟滞现象有着密切关系。

最初指示动作被认为是取物姿态的一种,是建立在最初的抓握图式基础上、指向远处超出够物范围的物体的动作。实际上指示动作具有认知功能,它不是为了使主体获得某一客体,而是将客体从主体中推出去,标志着主客体之间的分化。指示动作可能起源于注意,而不是起源于交流,可能是定向探究反射的衍化。例如,在房间内没有任何其他人时,婴儿仍然会指示远处够不着的物体等。这种强调认知性的解说,有助于解释其他种类动物中指示动作的神秘的缺少现象。这种指示动作的出现,标志着随后语言能力的大发展。研究发现,婴儿出生后第9周就出现了类似于指示动作的姿态,这时虽然不具备交流功能,但跟真正的交流性指示动作有很多相似之处。由此可见,人类天生具有产生指示动作的某种"生物准备性",只要一遇到对物体定向反应的情景就会产生这种姿态。这为指代性交流的发展建立了良好的内在性开端。

3. 前言语交流的约定性　9 个月时婴儿出现的工具性行为的仪式化现象，实质上是婴儿语言交流约定性的最原始的开端。约定性（conventions）在人类社会文化的各个方面，尤其是言语活动方面，扮演着重要角色，是人类社会发展进化的必然产物。如“语言”一词就是在汉语发生发展过程中，经过不断演变发展，最后由社会群体约定俗成并被广泛接受而固定下来的。现在，这一词语只能指代那种“由词汇按一定的语法所构成的复杂的符号系统”，而不能指代其他事物，这就是语言交流的约定性所在。婴儿要掌握语言，要进行交流，就必须学习这种普遍存在的社会约定性。

一般情况是，婴儿可以通过两个截然不同的学习过程来掌握社会文化的约定性（其中包括语言系统中的约定性指代关系），即模仿和仪式化。人们对模仿能力的发育进行了系统研究，发现婴儿直到 9 个月时才真正获得了对新的动作、姿态和语言的模仿学习能力。到这时，他们才能通过模仿而掌握新的手的动作的约定性，如什么动作表示“欢迎”，什么动作表示“再见”等等。成人的指导和婴儿对这些词语的理解促进了其前言语交流约定性的发展。而仪式化学习，实质上就是前言语交流行为的约定俗成的过程。在出生后前半年里，婴儿就可通过操作性条件反射作用而逐渐实现其交流行为的仪式化过程。到 9 个月时，婴儿才通过上述两种社会文化约定性的有效的学习过程，使交流行为的约定性（在声音和姿态两个方面）得到迅速发展。

对第一年内亲子之间相互作用所进行的大量研究表明，在前半年里婴儿就已和抚养人之间建立了一种相互期望的系统。由于婴儿对其交流行为有目的的控制能力的迅速发展，这一主观交流系统到 9 个月时变得清晰而明显。这样一来，婴儿交流行为的目的性和约定性特征，在经过近 9 个月的漫长的社会性相互作用之后，终于会合到一起了。这为语言的产生准备了条件。

四、婴幼儿言语的发生

一般认为，婴幼儿只要能说出有一定意义的、确与成人语言一样的词，就说明已开始获得了言语。由于个体之间有着较大的差异，从总体上看，婴幼儿言语发生的时间大约在 10～14 个月之间。可以从言语理解、言语表达和非言语交流等方面来分析婴幼儿言语发生的过程。

（一）婴幼儿言语理解能力的发育

9 个月是婴儿言语理解能力真正发生的时间。在此之前后，婴儿对成人言语的理解有着本质性差别。有一项实验发现，当询问一个 6 个月的婴儿“灯在哪儿”时，他竟然能抬头看着天花板来作答。也许会以此作为他理解成人言语的标志。但事实上，不管天花板上有无灯管，这个婴儿都会抬头去注视。而当发现上面没有灯时，他竟然一点儿也不感到困惑。这表明他并没有真正理解成人言语，而只是对成人特定言语活动作出了一种特定反应，是条件反射作用的结果。

从动作发育的角度研究发现，9 个月后的婴儿开始能够按照成人的语言吩咐去做相应的动作，如“跟奶奶再见”（婴儿就会摇摇手）、“欢迎叔叔”（婴儿就会拍拍手）等。但刚开始时成人必须不断重复这种吩咐，并且夸大或突出其语调特征，有时甚至不得不亲自摇手或拍手，才能诱发婴儿的相应动作。这表明此时婴儿言语理解能力还很低下，与相应动作的关系还不大牢固和稳定。

到11个月时，婴儿能对成人的吩咐（有时甚至不要言语吩咐，只要有相应情景）马上作出反应，有时甚至会对那些根本就不是对他说的话中的某些词做相应的动作。这表明婴儿对言语的理解已经相当稳定和牢固了，能熟练地从言语中拣出自己熟识的语言词汇。

到12个月时，婴儿对词语的理解和表达能力开始相互联系起来，并促进了言语的产生。到13个月时幼儿已能理解或接受17～97个词语。

（二）婴幼儿言语的发生

一般都以第一批词的产生作为婴儿言语发生的标志。

1. 第一批词的产生及其生态学分析　婴儿最早可以在9个月时说出第一个有特定意义的词语，最晚则有可能是幼儿到第16个月时才能说出。在对这第一批产生的词的环境和背景进行分析研究后发现，9～10个月婴儿说出的这些词语实际上具有很强的场合约定性（context－bound），即它们只能用来指代很有限的某个特定情景下发生（或出现）的某一特定事物。某9个月婴儿只有在透过卧室的窗户看到大街上奔驰的汽车时才使用“小汽车”一词，而在其他场合下（如坐在小汽车里、看见静止的小汽车或小汽车的画片等时）则根本不用。这说明此时婴儿出现的词语还不具备概括性意义，只具有原始的指代性和对应式的象征性意义，就好像是某一特定场合下特定事物的伴随物一样。更像是一种仪式化动作的外在表现，而不像是对某个人的有意义的言语交流。

当然，这第一批词已具备了交流的意义。它们已具有明显的表达性和祈使性功能。如婴儿在拒绝某一物品时说“不”字，就已具备明确的表达功能。婴儿说的“看”和“走”这两个词集中体现了指挥别人行为或动作的功能。有趣的是，前述的婴儿的前言语交流行为也同样具备表述性和祈使性功能。这表明，在由前言语交流向初期言语交流过渡的过程中（也即言语产生前后），存在着交流功能的连续性，以保证婴儿社会性交流的继续进行。

2. 词语（概念）的获得与运用　9～10个月时婴儿说出第一个词语，以后则以每月掌握1～3个新词的速度发展。到15个月时幼儿一般都能说出10个以上的词语了。这一阶段（10～15个月）婴幼儿词语的获得过程有以下三个方面的内容：①继续掌握一些场合限定性很强的词；②已掌握的词语开始摆脱场合限定性，获得了初步的概括性意义；③开始直接掌握一些具有概括性和指代性功能的名词和非名词性词语。

词语的去场合限定性是婴儿真正掌握词语、获得概念、走向成熟语言的重要途径，意义重大。其外在表现为：原本只用于特定场合、特定事物的词语，现在迁移、运用到与这事物有关的不同场合。对于这一过程的内在机制采用“核心因素论”学说进行解释，即婴幼儿将原本产生特定场合限定性词语的特定事件或事物的表象，划分成若干个组成部分，从中找出一个核心因素，并以此做出一个关于该词可以指代的事物范围的“说明书”，以后，凡是与该核心因素相似的事物都可用该词来表达。

在这一阶段，婴幼儿还可直接掌握一些具有概括性、指代性的名词或非名词性词语，这是其掌握概念和言语的重要的必经之路。此时婴幼儿在初步掌握和运用词语的过程中，存在着明显的外延扩大、外延缩小和匹配错误等独特现象。如婴幼儿说的“鸭子”这一词只用来指代各种玩具鸭子，而不会用来指代真正的活生生的鸭子，这就是“外延缩小”现象；而有的婴幼儿则用“鸭子”一词不仅指代图片上的、真实的或玩具鸭子，而且还指代天鹅、鹅和鹌鹑等，这又是“外延扩大”了。还有的婴幼儿则用“抓住”一词指代扔东西的动作，这是词语“匹配错误”的现象。这三种现象交织在一起,构成了这一阶段婴幼儿掌握词语和概念过程中的独特现象。

在“核心因素论”基础上“范型理论”(the prototype theory)可用于解释这种现象。这一理论认为,婴幼儿期词语的获得与运用是通过以下两个前后相继的过程而实现的:首先,婴幼儿必须为每一个词语找到一个相匹配的“标准原型”(即“范型”),然后以此范型的表象所蕴涵的内容作为该词的内涵,并与该词的语音等外在特征一起存入有关记忆系统中。每一个范型都是婴幼儿在大量观察成人使用某一词语的场合及其对应事物的基础上,通过重复学习而确立的。在这一过程中,婴幼儿由于经验和环境等因素的影响,也许会选择该概念内涵全域中的一个子集或超出该内涵全域甚至与之无关的事物来作为该词语的内涵(也即范型),这就必然会导致外延缩小、外延扩大和匹配错误等现象的发生。如婴幼儿把玩具鸭子(而不是鸭子)作为“鸭子”一词的范型,这样所得到的概念就必然不准确,内涵过多,外延缩小。显然,这第一个过程实质上就是词义获得的过程。其次,婴幼儿对所确立的范型进行分析,找出并确定其基本特征。此后,对那些包含这些基本特征中的一条或多条内容的事物,他们都会用该词语来称呼。同样,在这一过程中,由于经验、环境和个人认知水平等因素的综合影响,婴幼儿所分析和确定的那些“基本特征”有可能过多(即掺杂了非本质特征),也有可能过少(即漏掉一些本质特征),也有可能完全错误(即选择了错误的范型)。这也必然导致外延缩小、外延扩大或匹配错误等现象的发生。

3. 单词句的发生和发展　10~15个月间,婴幼儿平均每个月掌握1~3个新词,这样到15个月左右,幼儿就能以这第一批掌握的词汇,说出一些单词句。随后幼儿掌握新词的速度显著加快,到19个月时已能说出约50个单词。在此基础上,19个月后幼儿掌握新词的速度又突然进一步加快,平均每个月竟能学会25个新词。这种掌握新词速度猛然加快的现象,被称为“词汇激增”或“词语爆炸”现象。在此后的两个月内,幼儿说出第一批有一定声调的“双词句”,从而结束了“单词句”阶段,进入了词的联合和语法生成时期。故一般称15~20个月这一段时期为单词句阶段。15~20个月间,幼儿的单词句也不断发展变化。刚开始时,单词句涵义很不明确,也不是单独和某种事物相联系,而是和某一特定的情境相联系。具体是什么涵义,则必须根据其说话时的动作、表情和当时情景等因素综合判断。如“妈妈”一词,既可能表示要妈妈抱,也可能是要妈妈来或给他拿某一物品或食物等。别人常常听不懂,妈妈则可结合当时情景“正确理解”。其后,随着词汇量、经验和认知水平的发展,幼儿逐步能够采用单词句回答并提出问题,还能对人和物做出“评论”(即判断、论断)。可用具有表达和陈述功能的单词句与成人进行双向交流谈话。这时也能够使用祈使词语发起谈话、选择话题并吸引成人对此话题的注意,如“瞧”、“这儿”等,然后就这些话题提问“那是什么?”或回答问题“杯子”、“要”等,最后有的幼儿甚至能够用祈使词语来结束这一谈话如“再见”等。在单词句阶段末期(18~20个月),幼儿已能同成人进行稍长时间的谈话交流,已初步获得了“主语加谓语”和“谓语加主语”的句法结构,且正在向双词句阶段过渡,大约到19~20个月时,终于说出了第一批双词句而进入双词句阶段。当然,进入双词句阶段以后,单词句并没有消失,而是继续存在并发展下去,直到24个月以后它才让位于双词句。

五、幼儿语言和言语发展的特点

1岁左右,当儿童讲出了第一批具有最初概括性意义的真正的词时,标志着儿童开始进入正式的学说话阶段，到了幼儿期（2～6岁），儿童语言的发展进入了基本掌握口语期。这个时期是语言不断丰富化的时期，是完整的口头语言发展的关键时期，也是连贯性语言逐步发展的时期。到幼儿末期，儿童已经基本上掌握了本民族的口头语言。幼儿期语言的发展，主要表现在语音、词汇、语法、口语表达能力及语用技能的发展等方面。

（一）语音的发展特点及其意义

1. 发展特点

（1）幼儿发音的正确率随年龄的增长而提高，错误率随年龄的增长不断下降。

（2）3～4岁为语音发展的飞跃期。发音水平在整个幼儿期是逐步提高的，但是相比之下，4岁时进步最为明显。4岁以上幼儿一般能够掌握本民族语言的全部语音，开始稳定，趋于方言化，即开始局限于本族或本地语音。

（3）幼儿对韵母发音较易掌握，正确率高于声母。幼儿对普通话中的韵母基本能发清，特别是4岁以后，绝大部分幼儿都能正确掌握。相比之下，幼儿对声母的发音正确率稍低。这一特点在整个幼儿期的各个年龄组中，以及在城市和乡村的幼儿中都得到了体现。

（4）大多数3岁以上孩子对声母不感到困难，部分3岁幼儿对发辅音感到困难。主要因为辅音要靠唇、齿、舌等运动的细微分化，而3岁幼儿生理上不够成熟，不能恰当地支配发音器官，不善于掌握发音部位与方法，因而发辅音时往往分化不明显，常常发出介于两个语音间的音，例如混淆zh和z、ch和c、sh和s等。

（5）幼儿语音的正确率与所处社会环境有关：虽然发音器官的成熟程度决定了幼儿的发音水平，但社会环境也严重影响着幼儿发音的准确度。在跟随成人即时发音时，幼儿对不少音素的发音是正确的，然而当他们独自背诵学会的材料时，不少原来能正确发的音却又变得不正确了。当发音器官已基本成熟之后，当地语言的发音习惯对幼儿的正确发音具有严重的影响作用。

（6）逐渐出现对语音的意识：幼儿期，主要是4岁左右，语音的意识明显地发展起来，逐渐开始能自觉地、有意识地对待语音。表现在对别人的发音很感兴趣，喜欢纠正、评价别人的发音。也表现在对自己的发音很注意，积极努力地练习不会发的音，学会后十分高兴；如果别人指责发错了音，就感到生气；对难发的音常常故意回避或歪曲，甚至为自己申辩。

2. 意义　以上这些都说明幼儿已有正确发音的听觉表象，并实际上已经掌握了发音标准，在自觉、主动地学习语音。

（二）词汇的发展特点

各种语言都是由词以一定的方式组成的，词汇的发展是语言发展的重要标志。幼儿词汇发展表现为词量、词类、词义三方面的变化。

1. 词汇数量迅速增加　3～6岁是人一生中词汇量增加最快的时期，研究表明，6岁儿童所掌握的词汇大约可增长到3岁时的4倍。

2. 词类范围不断扩大　幼儿的词类范围随着年龄的增长而不断扩大，这体现在以下两个方面：

（1）词的类型不断扩大：词从语法上可分为实词和虚词两大类。实词是指意义比较具体的词，包括名词、动词、形容词、数量词、代词、副词等。实词在3～4岁增长的速度较4～5岁迅速。虚词指意义比较抽象的词，不能单独做句子成分，包括介词、连词、助词、叹词等。虚词则在4～5岁时增长较为迅速。幼儿一般先掌握实词，再掌握虚词。实词中最先掌握的是名词,其次是动词,再次是形容词和其他实词。幼儿掌握虚词较晚,虚词在幼儿词汇中所占的比例很小。名词在幼儿的词汇中占主要地位,比例最大。3～6岁时掌握的名词的绝对量有所增加,但在词汇总量中的比例有递减的趋势。4～5岁是词汇丰富的活跃期,而5岁是幼儿语言能力朝着连贯、简练进展的转折点,也是言语质量提高的关键期。

(2)各类词汇的内容不断扩大:在掌握词的类型由少至多不断扩大的同时,幼儿掌握同一类词的内容也在不断地扩大。随着年龄的增长,体现了从掌握与日常生活直接有关的词到与日常生活距离稍远的词,从具体的词到抽象性、概括性比较强的词的趋势。

3. 对词义的理解逐渐确切和加深　在词汇量不断增加、词类不断扩大的同时,幼儿所掌握的每一个词本身的含义也逐渐确切和加深了。幼儿虽还明显地存在着3岁前的词义扩张和词义缩小的倾向,但已逐步有所克服。词义扩张表现为对一个词的理解失之过宽,例如用"狗"这个词来指所有四条腿的小动物,或指所有会活动的小动物,或指所有有毛的小动物等,甚至也可以用来表示一切毛绒绒的物体,如皮毛领子、鸡毛扫帚等等。词义扩张的倾向在1～2岁时最为明显,约1/3的词被扩大运用,至3～4岁逐渐有所克服。词义缩小表现为对一个词的理解失之过窄,即把词仅仅理解为最初与词结合的那个具体事物,例如"狗"这个词专指自己养的那条狗,或某个自己使用的玩具狗,而不包括其他狗。到幼儿期,随着年龄的增长、知识经验的积累和抽象概括能力的发展,词义缩小的倾向逐渐有所改善。

(三)语法结构的发展特点

语法是组词成句的规则,儿童掌握语法结构的过程大致体现了以下的趋势和特征。

1. 句子的功能从浑沌一体到逐步分化　幼儿在掌握语言的过程中,语句功能逐步分化,这种分化表现在三个方面:

(1)表达内容的分化:幼儿早期,语句表达情感的(如表示"高兴"、"不高兴")、意动的(语言和动作结合表示意愿)和指物的(叫出物体名称)三个方面的功能紧密结合而不分化,表现为同一句话在不同场合、语景下可以有不同的意义,表达也有不同的内容。例如儿童说出单词句:"饼饼",既可能是指物的功能,表达出"这是饼"、"我看到了饼";也可能是意动的功能,表达出"我要吃饼"、"给我饼";还可能是情感的功能,表达出"我看见饼很高兴"等等。这种功能上表达内容的不分化,往往表现在幼儿边做边说话,尤其是当语言难以表达自己的意思时,就借用动作来做注释。这种情况在3岁以前比较多见,以后逐渐分化。

(2)词性的分化:幼儿早期的语词不分词性,表现为将名词与动词混用,例如"叭、叭、呜"既可当名词表示"汽车",又可当动词表示"开车"。也表现为将名词词组实际上当做一个词使用,例如年龄较小的幼儿把"大象"、"小白兔"等词组分别当做一个词来用,把小象说成"大象",把小灰兔说成"灰的小白兔"等等。稍后才能在使用中逐步分化出名词和动词、修饰语和中心语等词性。

(3)结构层次的分化:幼儿最初使用主谓不分的单词句、双词句,以后才发展到出现结构层次分明的句子。幼儿句子功能浑沌不分化的原因与其认知水平低下有关。幼儿早期,对客观世界的认知是浑沌不分化的,不能细致地分析事物的特征和细节,所以不能掌握相应的描述事物特征和细节的话语,从而犯语法错误。随着年龄的增长,句子表达的内容、词性和结构层次才逐渐分化。

2. 句子的结构从简单到复杂,从不完整到逐步完整,从松散到严谨。

(1)句子复杂性的发展:儿童语言中句子复杂性的发展,也是一个分化的过程。从最初出现的那种主谓不分的单词句发展为双词句,而后又发展到简单句,最后出现复合句。

(2)句子完整性、严谨性的发展:儿童最初的句子不仅简单,而且常常不完整,漏缺句子成分(漏主语等)或句子成分排列不当(如宾语提前和谓语提前等)。以后,随着年龄的增长,句子日趋完整和严谨。

3. 句子的类型从陈述句到非陈述句　儿童最初掌握的是陈述句,到幼儿期陈述句仍占全部语句的1/3左右,但其他句型如疑问句、否定句等也都发展起来。但幼儿对某些较复杂的句型仍不能完全理解,如对双重否定句、被动句也常常理解错误。

4. 句子的长度从短到长　句子的平均长度(以词为单位)也是儿童语言发展的一项指标。随着年龄的增长,幼儿使用句子的长度有延伸的趋势,含词量逐渐增加。

(四)言语表达能力的发展特点

1. 从对话言语逐渐过渡到独白言语　口语可分为对话式和独白式。对话是在两人(或多人)之间交互进行的谈话,独白则是独自一人向听者讲述。3岁以前儿童的言语基本都是采取对话形式,往往只是回答成人提出的问题,有时也向成人提出一些问题和要求。到了幼儿期,随着独立性的发展,幼儿常常离开成人进行各种活动,从而获得一些自己的经验、体会、印象等。因此,在与成人交际的过程中,幼儿有必要向成人表达自己的各种体验和印象。这样,报道、陈述等独白言语也就逐步发展起来了。当然,幼儿的独白言语的发展水平还是很低的,3~4岁时幼儿虽然已能主动讲述自己生活中的事情,但由于词汇贫乏,表达显得很不流畅,常常带有一些多余的口头语,还有少数的幼儿甚至显得口吃。同时,在集体(如班级)面前讲话往往不大胆,不自然。4~5岁能够独立地讲故事或各种事情。

2. 从情景性言语过渡到连贯性言语　情景性言语只有在结合具体情景时,才能使听者理解说话者的思想内容,并且往往还需要用手势或面部表情甚至身段动作辅助和补充。连贯性言语的特点是句子完整,前后连贯,逻辑性强,使听者仅从语言本身就能理解所讲述的意思,不必事先熟悉所谈及的具体情景。3岁前儿童的语言主要是情景性言语。3~4岁幼儿的言语仍然带有情景性,在说话中运用许多不连贯的、没头没尾的短句,并辅以一些手势和面部表情。4~5岁幼儿说话常常还是断断续续的,不能说明事物现象、行为动作之间的联系,只能说出一些片断。6~7岁幼儿才能比较连贯地说话,开始从叙述外部联系发展到叙述内部联系。

3. 言语功能的发展

(1)语言交际功能的发展:儿童说话和学习语言的动机主要是为了表达自己的愿望,表示不满、请求或命令别人做事,保持自己和别人之间的关系,获得知识,发表见解等。3岁前儿童活动独立性较差,基本上都是在成人帮助下和成人一起活动的,语言交际功能受到限制。主要是使用对话语言、情景性语言和不连贯语言;3岁以后儿童则往往是在成人的指导下独立地参加各种活动,这些活动往往是集体性的,幼儿需要用语言交流,因而促进了语言交际功能的发展;4岁以后儿童之间的交谈大为增加,他们会在合作的活动中谈论共同的行动;5岁以后在儿童的争吵中已经开始出现用语言辩论的形式,而不再是单纯依靠行动了。

(2)语言概括和调节功能的发展:随着幼儿知识经验的丰富、思维能力的发展,其言语的概括功能也逐渐加强了。但是幼儿从具体事物中概括本质特征的能力较低,只是到了6岁以后,才有较明显的进步。幼儿言语的调节功能也有一个逐渐形成和发展的过程。婴儿的行动起初不受言语的调节,随客观外界的变化及自身生理状况的改变而改变;以后开始受到成人言语的影响,在语言发展到一定水平后,儿童才能单独地对成人的言语有反应,其行为才真正开始受到成人言语的调节。儿童在3岁左右开始出现自言自语这种形式,言语的自我调节功能才随之萌芽并逐步发展起来。幼儿能以自己的语言来调节自己的行动后,其各种心理活动的有意性便随之出现,并逐渐得到加强。

(3)内部言语的发生发展:内部言语是指不出声的语言,是语言的一种特殊形式,特点是发音隐蔽,语句简略。内部言语是在外部语言发展到一定阶段的基础上派生出来的。4岁左右的幼儿在游戏活动中所运用的语言,从公开转为隐蔽。6岁女孩说出的语言明显地减少。男孩发展比女孩稍晚。但是,男孩的外部语言从2岁到6岁也随着年龄的增长而减少。幼儿期的内部言语刚开始产生,其特点是出声的自言自语,这是一种介于有声的外部言语和无声的内部言语的过渡形式。它既有外部言语的特点——说出声;又有内部言语的特点——对自己说。幼儿的自言自语出现在4岁左右,表现有两种形式:"游戏语言"和"问题语言"。"游戏语言"的特点是比较完整、详细,有丰富的情感和表现力。例如,幼儿做游戏时常常是一面做动作一面说话,用言语补充和丰富自己的行动。幼儿的年龄越小,这种游戏语言越多。"问题语言"的特点是简短、零碎,常常在遇到困难或问题时出现,表示困惑、怀疑、惊奇等等,儿童常在自言自语中表现出自己解决问题的思维过程和采取的办法。4~5岁幼儿的问题语言最丰富;6~7岁的幼儿已能默默地用内部言语进行思考,所以问题语言相对减少,但在遇到比较难的任务时,问题语言又活跃起来。不同年龄的幼儿游戏语言与问题语言在自言自语中所占的比例是不同的。3~5岁幼儿游戏语言较多,5~7岁幼儿则问题语言逐渐有所增加。

婴幼儿言语发育小结见表2-4-4。

表2-4-4　婴幼儿言语发育过程

时间	特　点	表　现
0~1岁	前语言阶段	言语发生的准备——前言语行为
1~2岁	学会说话	第一批次的产生 词语爆炸——单词句
2~6岁	基本掌握口语	语言丰富——从双词句到句子表达 完整口头语言发展关键期 连贯性言语逐步发展期

（江钟立　张　雁）

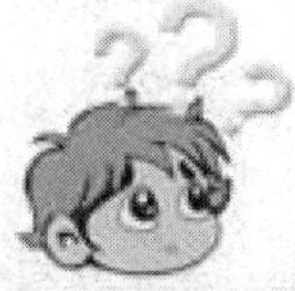

思考题

1. 婴幼儿语言和言语发育的联系是什么?
2. 在各年龄段语言和言语发育的内容是什么?
3. 言语前行为在小儿言语功能发育过程中的重要性。
4. 小儿言语发生的标志是什么?

第五章 婴幼儿期认知功能发育

学习目标

1. 了解行为构成要素。
2. 了解认知和情绪处理的中枢机制。
3. 熟悉上肢功能对认知发育的促进作用。
4. 熟悉游戏对认知功能发育的促进作用。
5. 掌握认知功能发育的顺序。
6. 掌握皮亚杰认知发育理论的概念。

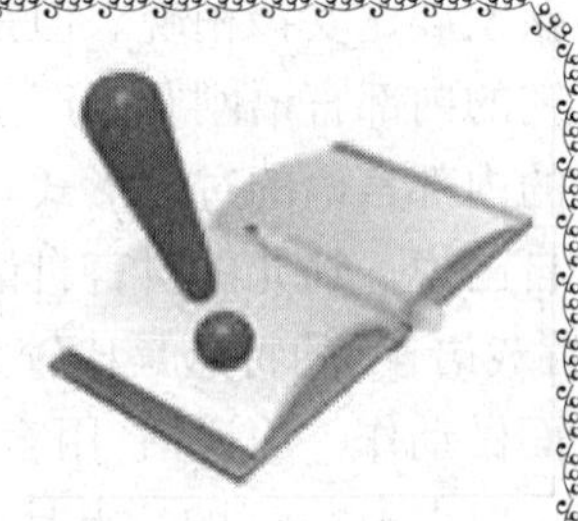

认知功能(cognition)是指对各种各样事物的特征、状态及其相关关系或事物之间的内部规律的知晓和判断的能力。个体为了能在环境中安全顺利地生存,必须彻底了解和熟悉自己及身边的事物,并作出合适的判断。这种熟知和了解既包括事物的形态、颜色、数量、质量、重量等具体属性的内容,也包括空间、时间、因果关系、言语、意义、价值等抽象性概念等发育心理学的内容。临床上通常采用心理活动对其进行详细的分类,但不如以一种整体方法进行考虑更为实用。因此,我们把"认知"作为一种功能进行描述。

一、认知功能的概念

(一)感觉、知觉、认识

认知功能多与感觉、知觉、认识等功能相关联。

1. 感觉(sense) 是指客观事物的个别属性在人脑中的直接反映。如物体的形状、大小、颜色、软硬、气味、声音等这些个别属性,直接作用于人体相应的感觉器官而产生感觉。皮肤的痛、温、触、压等也是感觉。感觉是一切认识的基础。

2. 知觉(perception) 是指客观事物的各个部分及其属性在人脑中的整体反映。知觉是在感觉的基础上形成的,它是多种感觉互相联系和活动的结果,也被称为意识化的感觉。因此,知觉具有整体性(知觉对象的整体反映)、恒常性(知觉映象保持相对不变)、选择性(当一组复合刺激发生时,首先感知某一个具有特性的对象)和理解性(凭借以往的知识和经验去认识对象)等基本特征。

3. 认识 是客观事物及其规律在人的大脑中的反映,它包括了记忆、思维、想象等过程。认识是在与外界事物相互作用的过程中产生并发展的。认识过程是建立在感觉和知觉基础上的,通过记忆、思维、概括、推理、想象而完成对外界事物本质的把握及其规律性的了解。

4. 认知功能　认知功能则包含了感觉、知觉和认识等过程。从人体的解剖结构来看，知觉的形成首先是通过来自身体内外的感觉刺激到达大脑皮质额顶叶的感觉区域，进而再接受来自联合野、额叶等大脑皮质广泛区域的信息，产生对感觉刺激内容的理解，变为认识的过程。例如，将手伸入口袋时，触摸到一枚扁圆形的、表面光滑质硬的物体，这时产生了"圆形、硬而光滑"的感觉称为知觉，"认识"到可能是"硬币"。也许还有其他更合适的名称，但必须是本人原已熟知或认识的东西方能正确命名。认识不只是辨别感觉的刺激，还包括印象和概念的操作等内容，范围比较广泛。虽然幼儿对获得1元钱需要付出多大的劳动无法想象，但幼儿园大多数幼儿却都知道有1元钱硬币。

认知是由认识和知觉这两个词的词首组合而成的，所代表的含义是感觉刺激的知觉处理水平上升到认识处理水平的过程。

（二）行为要素及其构成

1. 五个行为要素　发育的检查项目通常由五个行为要素所构成：①感觉；②运动；③认知；④情绪；⑤人际关系。各个发育领域又有各自的发育指标（图2－5－1）。将各个发育的终点连接起来就是儿童的发育过程。因此，要深刻理解发育过程，必须了解这五个行为要素功能之间的有机联系。

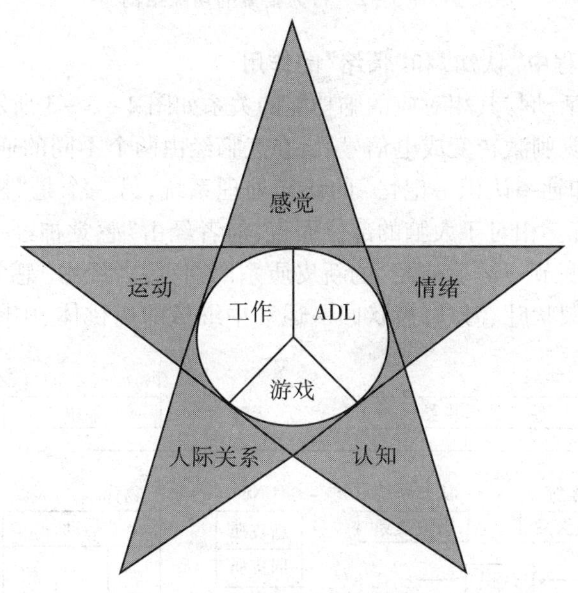

图2　5－1　行为的构成要素

2. 五要素的功能结构　无论是来自外界环境的信息还是身体内部的信息，传递到大脑都是感觉刺激，体内外来的信息不转变为"①感觉"也就无法传递到大脑；相反，大脑传出信息的最终反应形式表现为"②运动"——肌肉的收缩活动，即通过"运动"的形式向周围物体发布个体信息的内容。这里所说的运动是指肌肉收缩活动的总称，包括静止状态、表情和语言。表情的变化是表情肌运动的结果，声音是声带、舌、口唇等器官的运动导致空气震动的结果。感觉刺激在转换为运动的表现形式前须经过多种多样的处理，感觉刺激的典型处理方法是"③认知"和"④情绪"。

以上的处理过程用肉眼是无法直接观察到的，而只有通过动作、表情、语言来进行推测。

"感觉"和"运动"犹如一台计算机的输入和输出端口,计算机主机里装的是"认知"和"情绪"。运动的表达可以是由认知优先处理的结果,也可以是由情绪优先处理的结果。一般而言,经由认知优先处理过的运动表达主要是针对物体的动作,经由情绪优先处理过的运动表达主要是面对人的动作。"⑤人际关系"是指面向人的动作或行为的总称,与前面提及的4个概念构成了五角形的立方体(图2-5-2)。

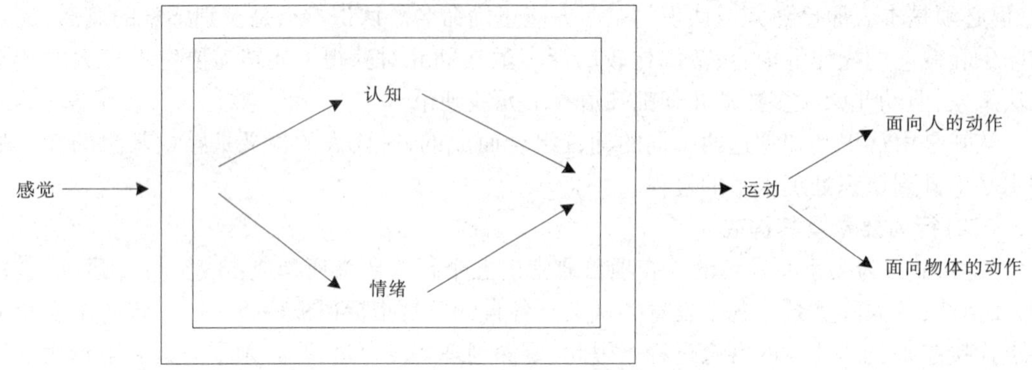

图2-5-2 行为要素的功能结构

(三)感觉处理过程中"认知"和"情绪"的作用

行为要素的功能活动与其相对应的脑功能的关系如图2-5-3所示。

感觉感受器将感觉刺激转变成电信号后,在大脑经由两个不同的通道进行整合和处理。一个通道是"感觉→知觉→认识→记忆"的认知处理系统,另一个是"感觉→知觉→认识→情感"的情绪处理系统。相对于大脑的部位而言,前者经由"感觉神经→感觉中继核丘脑新皮质→运动中继核基底节→运动神经"的新皮质系回路;后者经由"感觉神经→中脑→感觉中继核的丘脑下部→梨状叶、海马、齿状回→运动中继核的扁桃体、中隔核",被称为旧皮质系回路(灰质部分)。

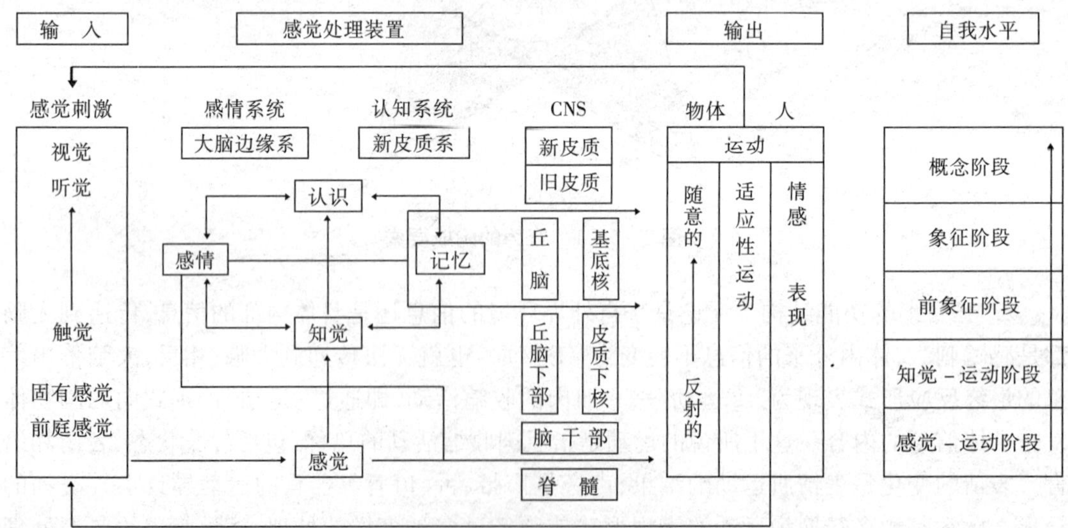

图2-5-3 感觉处理机制和自我意志发育

传入的感觉在大脑内经由感觉、知觉、认识三个不同的水平进行处理，运动也表现为相对应的三个层次。最低的层次是感觉刺激位于脊髓和延髓的水平段，运动神经表现为反射或反射运动（感觉反射水平）；第二个层次是感觉刺激到达丘脑顶叶的感觉区域，并接受来自皮质的大范围的信息而变换成运动，相当于由对象的刺激诱发的无意识的伸手，或感觉运动游戏中针对愉快的感觉刺激表现出的通常的动作（知觉－自发运动水平）；最高级的层次是感觉刺激接受大脑皮质的相关信息，在意志的基础上做出动作或创造性的动作（认识－随意运动水平）。随着大脑对刺激信息处理水平的高级化发育，感觉刺激较多地接受大脑其他部位传来的信息，动作的精巧细致程度反映了意志和判断能力的发育。

当熟悉的人走近时，不仅会认识是什么人，同时也会表现出高兴或不高兴。像这样的认识多少添加了感情色彩。知道是谁这是通过视觉刺激的认知系统处理所获得的结果，而高兴或不高兴可以说是情绪系统处理的结果。感情系统处理的水平与认知系统明确的区分是困难的，感情的表露对应于不同的处理系统而有所不同。空腹、疲劳、觉醒等生理原因引起的愉快和不快相当于感觉－反射水平，可以说是一种低水平的感情表露；面对人的感情，则是一种高水平的感情表露。

信息处理的方法是复杂的，存在几个不同的处理水平，人对环境的适应可以说是一种高效率、高水平的信息处理方法。新生儿期那样的“健壮生长”在早期发育阶段是可以的，但属于低水平处理方法，而“高质量的生活”则是较高水平的处理方法。

不知道最初的体验是什么，仅凭感觉去记忆，这没有经过“感觉→知觉→认识→记忆”回路，只是经由“感觉→知觉→记忆”缩短的回路处理。类似的情况也有情绪的缩短回路，如音乐或感触可以催生不快的感情。将眼蒙上用手触摸物体时，手会出现防御性动作。因为“不知道的东西要当心”的意识总是给人以提醒，这是一种合理的、有利于避开危险环境而生存的机制。外环境充满了大量而复杂的刺激信息，有时很难直接利用原形的刺激信息。

如果说认知处理系统是将模糊的信息经过条理化处理后作出相应的身体活动反应的话，那么情绪处理系统则承担着为身体活动提供能量的作用。

二、上肢功能与认知发育的关系

（一）上肢功能促进了认知功能的发育

“多动手有利于健脑”或“脑子好使的人手用得多”，在古希腊时代就有了这种说法，那时人们就已经知道了手的功能和认知之间的关系。“手下留情”这一常用语说明“心”的作用直接通过手表达出来。无论是我国的语言还是外国的语言，在有关精神功能的表述中含“手”字的词语尤为多见，如握手、金盆洗手、举手、打手、帮手等。可以想象出手的动作和精神功能之间存在着特别密切的关系。当唱歌或演讲至情绪高涨时，常出现手的自然摆动；同样，即使是一首曲调优美的歌，如不配有手的舞动，也不会营造出热烈的气氛。因此，手和感情是相互作用的。手和认知之间的相互作用也时常能见到。例如：“手书”指的是学习，通过手的书写认识和记忆词汇。一手好书法能够表现出作者的性格和当时的心情。

在人类进化过程中，人的祖先获得双足行走的功能后，使得手从支撑躯体的移动中解放出来。那时人类祖先的大脑重量是现代人通过头颅骨推算出来的：350 万年前大约是 450 克；但学会使用石器时大脑约为 900 克，现在人的大脑约为 1400 克。随着人对手使用的增多，大脑容量逐渐增大，便形成了现代的人类。如图 2－5－4 所示，儿童的身高、体重、头围、大脑的重量随年龄增长而发生改变。

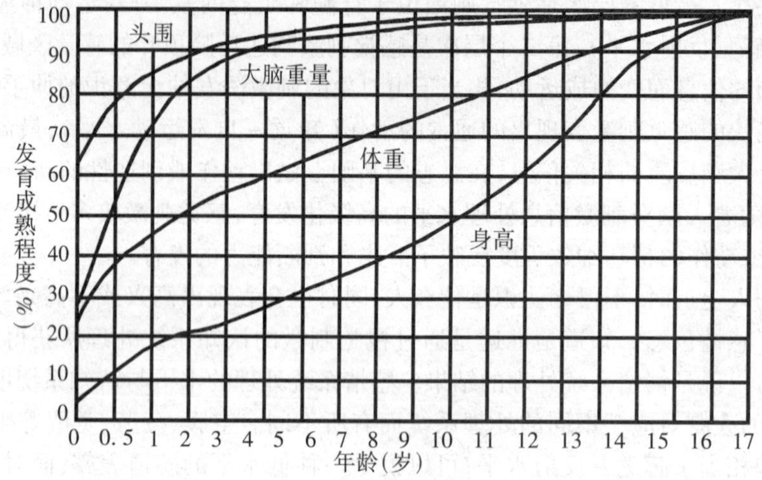

图 2-5-4 儿童身高、体重、头围和大脑重量随年龄增长发生变化

身高和体重随年龄的增长呈直线上升趋势。头围和脑重在最初的 12 个月内急剧增加，以后发育减缓。到 8 个月时，脑的重量是出生时的 2 倍。当 7~8 个月婴儿能坐时已不需要用手来维持姿势，是手进行探索物体最旺盛的时期。

(二)脑的活性化和上肢功能

有人测量在手的不同使用方法情况下大脑皮质的血流量有明显的不同，提示了不同的手部动作对大脑的活性化程度有影响。比较手指的屈伸或抓捏动作，发现以拇指为主的其他四指的顺序动作或手指弹钢琴动作会促使脑血流量明显增多(图 2-5-5)。因此，不管采用什么动作，不是只要使用了手就行了，而应考虑运用能促进大脑活性化发育的手部动作和方法。尽量采用可以促进大脑和手指功能共同发育的动作，既能提高大脑功能，又能增加手的灵活性和协调性的发育。

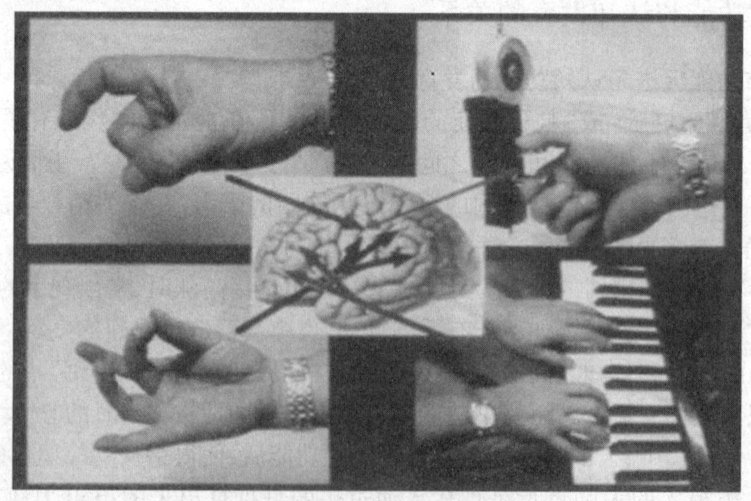

图 2-5-5 手的动作与脑血流的关系(线条的粗细表示血流量的大小)

三、认知功能发育的过程

（一）认知功能发育的顺序

对事物的理解过程分为三个阶段：动作表象（enactive representation），映像表象（iconic representation）和符号表象（symbolic representation）。动作表象是指光看不能理解，需要伴随着操作而逐渐理解的阶段。这里理解和动作是不可分割的，随着对物体的操作，加上视觉、听觉的确认，逐渐进入映像表象阶段。这一阶段是指通过动手操作增加了对事物的感性认识，形成知觉体验，上升为理性认识。这时看见某一物体即能立刻知道是什么东西。然后再将这一理性的认识抽象化，采用语言的形式表达出来，这就进入了认知的第三阶段——符号表象阶段。这样就可以从事物的本质入手认识事物，形成概念。这种认识的过程是通过自身的实践来完成的。

1. 对外界环境的理解和运动的发育　从感觉和运动两者的关系可以简单地概括认知发育的顺序（图 2－5－6）。抗重力姿势不仅有利于生存，还可以利用外界作为基盘。出生后具有的反射活动、重力的刺激、自发运动、触觉经验等都有利于促进认知发育的过程。

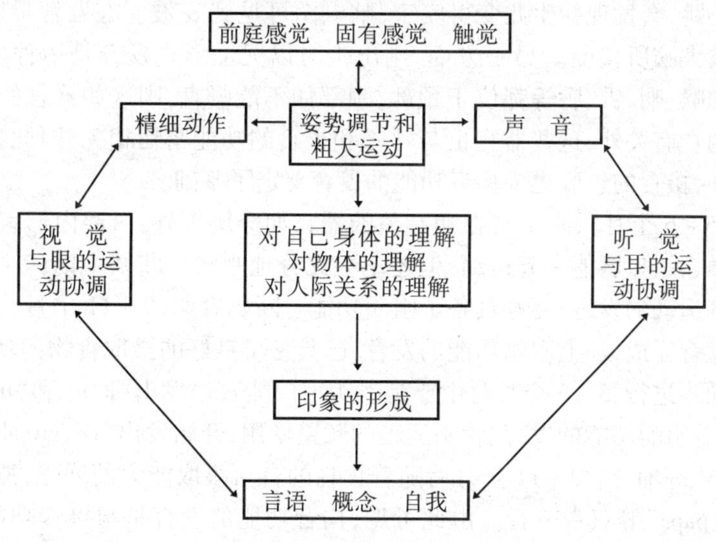

图 2－5－6　认知发育的顺序

身体与外界环境直接接触并产生感觉的部位是皮肤和肌肉，只有当婴儿活动中碰撞到物体后才会产生境界线的意识。例如，将婴儿放入浴盆里洗澡时婴儿哭泣不止，如果一旦婴儿的足踩到了盆底就会立即停止哭泣。将婴幼儿安放在床的中央睡觉时可以发现他会向床旁的栏栅移动，这就是境界线的意识。有了境界线的意识可以使婴幼儿产生安全感。孩子的手或足碰撞到墙壁后就不会进一步地伸展，意识到有个安定的支撑面存在，同时也会意识到墙壁与自己身体之间的距离。随着空间感知觉的出现，最初无意识的手足舞动逐渐有意识地向某一方向伸展。由于墙壁等障碍物的存在，婴幼儿出现了安定感和放松，同时也促进了运动方向性的发育。因此，支撑面和墙壁的发现可以说是婴幼儿活动和认识的基础。

从环境知觉和空间知觉的发育中可看到姿势和运动的发育过程。新生儿最初因环境音或自身的手或头部的活动而受惊出现拥抱反射；在仰卧位时出现生理性屈曲姿势，俯卧位时呈过度四肢躯干屈曲位的紧张性迷路反射。这些是由于胎儿期的子宫壁的安全感随着婴儿的出生而消失的结果,加上没有自身以外具有抵抗感的支撑面或墙壁,不能求得稳定感,不得不通过四肢的屈曲、肌肉的强烈收缩寻求自身内部的稳定点。由于视觉尚无法引导活动,只有靠身体各部位牵制着相互之间的活动。稳定点由体内向体外转移的过程正是身体从生理性屈曲状态逐渐缓慢地转向伸直和外展状态的发育过程。

2. 视听觉相关的运动功能发育　一旦头部和躯干能保持在抗重力体位后,口、眼球、上肢的精细控制开始发育。继而视听觉的识别能力提高,视听觉信息逐渐替代前庭觉、固有感觉和触觉来主导身体的运动。新生儿期,由于自我的保护和生存是最优先的发育课题,所以触觉中温痛觉的发育优先于位置觉、立体感觉和运动觉的发育。当手碰到有害的刺激时会立即出现回避反应以保护自己。随着手的活动的频繁进行,如触摸物体、支撑体重,渐渐获得手的识别功能,再加上视觉信息和触觉的体验,触摸物体后就能回想出物体的形状;同样,看到物体的外形后也能想象出物体的触觉感受。视觉是各种感觉的代表,对物体属性的理解是通过从"触摸"发展到"看见"这一过程来完成的。

听觉在发生学上起源于前庭核,与视觉比较早在胎儿期就有了功能。让新生儿听胎教音乐和母亲的心跳,会发现新生儿变得安宁,脑电图可见到 α 波。在发育早期,听觉刺激较视觉刺激容易被大脑所接受。另一方面,刚出生时以哭泣形式发音是一种危机警告功能。由于构音器官如喉、咽、舌、唇等都位于颈部,颈部如不能竖直,则这些器官的控制协调就无法完成。除与构音有关外,这些器官也与呼吸和摄食的功能密切相关,因此,除了姿势对构音器官的影响外,摄食的经验也为构音功能的发育奠定了基础。

断奶前期(5~6个月),除了与吞咽有关的器官如会厌等外,口腔内器官的调节功能尚未发育。虽然颚、舌、口唇能一起运动,但还不会充分地咀嚼。断奶中期(7~8个月),随着舌和下颚的控制运动的发育,逐渐具备了咀嚼功能。断奶后期(9~11个月),包括口唇在内的控制运动已发育完成,加上咀嚼功能的发育,已具备了良好的摄取食物的功能。构音功能的发育也与其同步进行,5~6个月时主要是喉头声门能直接发出"k、g"和"m、ng"的音。到了7~8个月随着咀嚼功能的发育、舌头运动的频繁使用,开始发出"oo、oh、ah"元音以外,也能发出如"t、d、n"等辅音。9~11个月后随着食物的自由摄取能力的增强,能够使用口唇发出"mama、dada、papa"等双音节音。由此可见,构音功能的发育是与摄食功能同步发展的,同样也是遵循由中枢向外周发育的原则,即喉头→舌、颚→口唇的顺序。

从声音的防御使用如哭泣发展到作为意志表达的手段的过程中,听觉也同样具备了类似视觉对物体的识别功能。儿童在与人进行交流的过程中注意到语言的象征性作用,于是开始模仿别人的语言,逐渐发育成用语言作为交流的手段来表达自身要求。

3. 印象、感情、意志的发育　当看到苹果的照片或图片时,就能回想起苹果那种光滑的触觉和酸甜的味道。这种印象在本质上是可逆的。一旦有了物体的印象后,婴儿不仅会去舔或敲打物品,还会将物品并立排放或拿进拿出地有兴趣地玩耍。这并不是直接来自物体本身的刺激,而是由于物体与物体之间的关系被理解所致。这样就增加了婴儿创作的兴趣,使之去探索新的发现。反复进行这样的操作,使得身体的活动变得更加熟练、更加自如。

继而认知的发育开始面向他人和自身。就像玻璃杯掉落打碎那样,当对某一物体进行反复操作时很容易造成这样的结果。人的情况也一样:当某一动作反复作用于同一人时可见到不同的反应;同样,某一动作作用于不同的人时,也可能得到相同的反应。这种应答反应的多样性和不规则性，表现出人和物之间的差异，从而使人能够识别这种差异。这样婴儿会留心他人的表情、动作和语言等所包含的感情含义，并由此来理解这些表情、行为和语言。

随着对人和事物理解的加深，由此引发意志的发育。意志的发育不被眼前的感觉刺激所左右，对人对事逐渐形成一种自觉的行为。在感觉－反射水平，看到食物的一刹那，会将手伸出，抓住食物放入口中；在知觉－自发运动水平，能使用食具者，也能理解别人的感情，会将食物先放入一容器内，然后用调羹去吃；在认识－随意运动水平，能够理解吃饭的规矩，能够很干净地将饭吃完，而不是洒落一地。这种认识的高级化发育是与行为的社会化过程重叠在一起的。

4. 语言发育　认知的最终发育阶段就是对语言（符号）的理解。所谓符号是将事物的本质提取出来，使其容量变小，增加记忆量。在回想起过去的事物的同时，能够想象出未来的事物。站在地球的表面可以想象出地球内部的东西。随着语言的获得，人们可以越过时间和空间进行思考，这被称为符号表象。

“喜爱”或“不喜爱”的感情也可以通过语言明确地表达出来，哭泣虽能表达某种含义但终究只是一种反应，而用语言表达的“不喜爱”便成为一种意志。语言的发育起到了表达感情或抑制感情的作用。此外，语言的发育不仅仅能够正确地表现出对自己或他人的作用，更重要的是能够对自身进行控制。

（二）皮亚杰认知发育理论

1. 同化和调节　3 岁的幼儿常常会对月圆月缺提出疑问，如果使用天文学知识进行说明，幼儿不能理解。相反，如果向小学高年级的学生解释说“月缺是由于月亮被小白兔啃掉了一块”所致，必然会引起学生哄笑。这就是说 3 岁的孩子和小学高年级的孩子对事物的理解是不同的，必须根据各年龄段的特点分别进行解释（图 2－5－7、图 2－5－8）。皮亚杰将这种对不同事物的理解和思考方法看成是“同化”和“调节”两个方面。将自身行为或思考

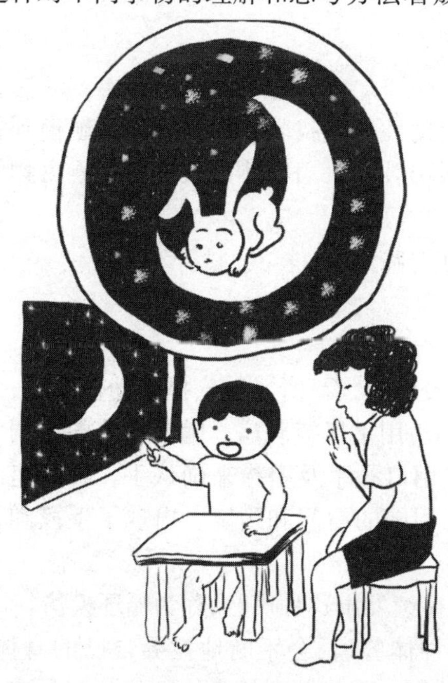

图 2－5－7　月亮是被小白兔啃掉了一块

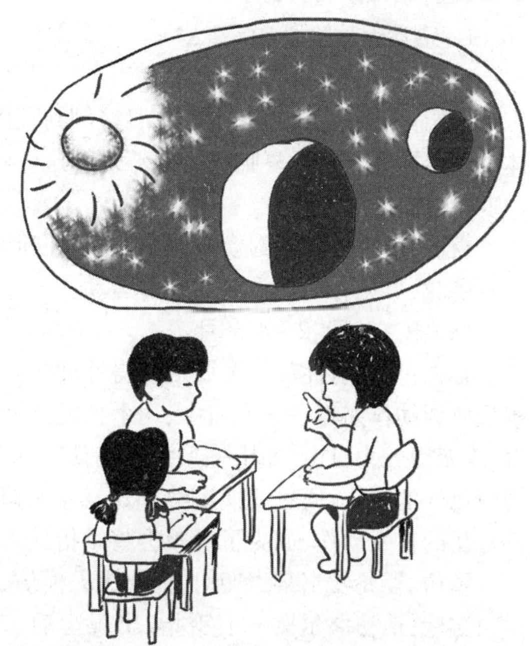

图 2－5－8　地球的影子挡住了部分月亮

方法构成图式(scheme),并能够理解和适应图式的过程被称为“同化”。原有的图式无法实现时,必须根据现实情况对图式进行修正以适应目前变化了的情况,被称为“调节”。如经历过将某食品放到嘴里引起疼痛或苦涩体验的人,根据自身经验会意识到并非所有的食品都是能吃的,有“我可以吃的食品”和“我不能吃的食品”,就会将原图式修正为“食物是指能够放进嘴里吃的食品”。这就是“调节”。

2. 游戏、模仿、智能　“游戏”可以说是“同化”占优势的状态,在游戏中儿童不管怎样都能按照自己的方式去玩耍。相反,“模仿”则是属于“调节”占优势的状态。首先必须让自身的动作和声音去适应并模拟对方。例如从棍棒上拔出轮子的游戏,懂得如何拔轮子的儿童总想着去玩这种游戏(按照自己的图式结构去玩游戏——同化过程)。实际上这种游戏有一定的技巧,轮子靠近自己身体侧时往往拔不出来,只有当轮子滑到棍子的远端时才容易拔出来。只有知道了这一道理才会有兴趣继续玩这种游戏(对原有的图式进行修正并适应于这种游戏谓之模仿－调节过程)。如果不明白这一原理,孩子就不想继续玩这种游戏。

正由于这种“游戏”和“模仿”之间的差距,使儿童产生了“想把轮子从棍子上拔下来”、“为什么拔不下来”的“欲望”,并会为此寻找各种方法,最终会获得“原来这样能拔下轮子”的结果,这时“同化”和“调节”达到了平衡状态。这种平衡状态被皮亚杰称为“智能”。儿童发育过程的各个时期就像这种“搞清楚、继续玩”的探索过程,即“智能”的发育过程。

3. 认知发育结构　智能是通过触摸物体和在运动中产生的,是逐步从低级的感觉刺激阶段(感觉运动阶段)向高级的印象、符号阶段(表象思考阶段)发展成熟的。所谓“操作”是指在头脑中运用符号进行思维推理的过程。“前操作期”是指概念形成前,具体事物的印象输入阶段。“具体操作阶段”是指将个别具体的事物归纳形成诸如“狗”、“花”、“饭”等概念的时期。“形式操作阶段”是形成诸如“和平”、“友情”等抽象概念的阶段。

(三)认知发育阶段

1. 感觉运动阶段(0～2岁)

(1)第一阶段:0～1个月。

智能:不能经由头脑思考,口唇接触到乳房时会反射性地寻找乳头而吸乳。手触摸到物体时就会抓紧。经反复吮吸后能够理解这样做可以吸出乳汁。当物体进入视野后看见物体(视觉定位)。

模仿:没有自发性的模仿,但其他婴儿啼哭时也随着啼哭。

游戏:可见有经常重复的反射运动。

(2)第二阶段:2～4个月。

智能:从反射性动作发展成获得性动作。除了吮吸以外,看、听、发声、抓等动作发育,并出现协调动作如将手放入口中、用手抓摸物体、边吃奶边用手抓摸乳房。随着动作的协调发育,手变得较为自由,如用一只手来确认另一只手,或用口舔手及手指来确认手。眼睛追踪视野以外的物体,通过变换姿势和舞动手来理解自己周围的空间和距离。出现了手段和目的分化的自发动作,如为了吮吸会将手指放入口中。

模仿:婴儿发出某声音时,如果大人模仿,婴儿则持续发出这种声音,称为循环模仿。

游戏:最初偶尔按一下手指,出现运动。有了这种体验后,会不断地拨弄自己的身体。动作朝向兴趣性方向发展,一旦成功,就成为习惯性动作。手能够到的身体部位如双足或另一手等很容易成为玩耍的对象。“同化”过剩时期,手、足或用手触摸到的任何物体都放入口中(第一次循环反应)。

(3)第三阶段:5~8个月。

智能:看到物体的某一部分,以此能推断物体的整体外形。通过伸手抓物、变换姿势、移动等动作,能够意识到身体周围的空间和距离,预想出物体运动的轨迹。开始理解自己与自己作用的对象物之间的关系,如按钮后发出声音。另外,经常会出现一些针对人或物体的动作,有时会出现有意用手抓黄油那样的动作以引起大人关注。

模仿:当着婴儿面做摇头动作,婴儿会跟着学摇头。孩子间流行的一些动作或音乐,做给婴儿看后,婴儿会模仿。

游戏:如果发现有嘎啦嘎啦摇出声音的东西,婴儿就会不断地去摇晃。即使是偶然出现声音,也会试图使其再生并维持。兴趣范围从自己身体扩大至周围事物,循环反应不只是针对自己身体的刺激,也包括摇、打击、压等发出声音的东西(第二次循环反应)。

(4)第四阶段:9~12个月。

智能:"左手拿布,右手抓东西",不仅仅有协调动作发育,而且出现目的和手段分化的动作,如为了取东西会将盖在上面的盖子揭开。开始了对物质永存性的理解,看不到东西,能理解其存在,丢失的东西会知道去寻找。用手玩弄物体时,开始知道其形状和重量。

模仿:能够模仿自己无法看到的动作和表情,如伸舌或皱眉等。也能模仿许多声音,如bye-bye等。

游戏:自己的身体、衣物、事物、日用品等不管什么都能成为游戏的对象。由玩具所引诱的玩耍变成为了游戏而做游戏。

(5)第五阶段:13~18个月。

智能:针对物体的动作方式发生了改变,知道不同的动作方式会得到不同的结果。因此,为了了解物体的特性,开始探索游戏的方法以寻求更有趣的结果。如用木棒敲击物体时,物体向对方运动;当用木棒挡在其前面时,物体向身边移动。会发现在自己的动作和物体之间介入其他东西时,因果关系会发生变化。了解这种因果关系后,就能自由地操作木棒进行游戏。

模仿:根据场所的提示,模仿全新的动作和声音。

游戏:寻找最有效的游戏方法(第三次循环反应)。用木棒代替调羹(看着玩耍),偶尔发现别人因踉跄步态被引笑时,就会模仿并应用于游戏中。

(6)第六阶段:19~24个月。

智能:能够回想起许多动作式样,能够理解物体的特征。知道了不需要一个一个具体操作也能解决问题时,会仔细观察事态,之后再进行实际操作。已能够熟悉周围的不太复杂的道路。

模仿:即使没有样品也能模仿(延迟模仿),经过一定的时间后仍能再现所记住的动作和声音。

游戏:使用象征性的游戏(如模仿开汽车游戏,把积木当做汽车)。

2. 前符号的思考阶段(2~4岁) 儿童会根据自己的印象来理解物体和语言。有一个3岁的小孩,常常被母亲带到其父亲工作的医院去,而孩子看到穿着白大衣的父亲时犹豫着不肯靠近。这一时期孩子不能对不同场所和不同服装的同一人进行判断。相反,对一些非常态的东西还会表示拒绝。偶尔也会对姐姐所拥有的贴有玩具娃娃的小饭盒感兴趣,无论跟他怎么解释现在已无类似的小饭盒卖,他也不相信。由于将物体与其属性联系在一起理解,非得要获取与别人同样的东西才肯罢休。

对于符号的认识只限于自己能够使用。随着语言词汇的急剧增加,“汪、汪”不只是指狗而是指一般的动物,语言“妈妈”的意思是指一般的事物,这时语言仅是主观上使用的东西。对于概念的隶属关系也不能理解。如“点心”一词,将巧克力与之并列,不能理解点心中包含了巧克力。这时虽然能够使用语言,但完全是按照自己的意思去应用,对大人话的理解也是以此推测,很难进行对话。

对事物的论述完全是按照自己的意愿进行。例如当父亲换日光灯管时搬来三角梯,孩子会问:“过圣诞节了?”因为每年圣诞节总是将三角梯从天井搬进屋内挂上装饰灯。像这种因某一事件而回想起过去的事情,并与现在的情况进行联系来对事物作出解释的现象,被称为“机械联合”。

另外,还认为在自己身上发生的事在别人身上也一定发生,例如因为小孩自己知道拔掉牙齿仍会长出恒牙,当看到祖父的假牙时会问:“是什么时候长出来的?”(类推)。不同的情况也能类推不同的结果,如一直由母亲接送去幼儿园的儿童,偶尔一次因父亲休息,父母同时去送孩子,孩子会问:“今天是去游乐园吗?”从上面几个例子可以看到这一时期的儿童尚不能从个别情况来推论一般的规律,这被称为“传导推理(conductive reasoning)”。

3. 直觉的思考阶段(5~7岁) 这一阶段基本能够在一定程度上对事物进行分类,明确事物之间的关系,并能从特殊情况归纳成一般的规律,但是思考的方法并不是一定的,常常受知觉和自身体验的影响。对分类、关系、数量等概念还不能进行论述性操作,仅靠知觉来理解和分类,被称为“直觉的思考”。

数和量的概念虽然已经开始出现,对物体的判断还主要依赖于视觉的体验。如将相同体积的两块黏土,一块做成圆球状,另一块做成长条状,问其哪个大,大多回答是长条状的大(图2-5-9)。

用手指触摸豆子并计数1、2、3……当最后数到9时,回答豆子是9粒。如果由于手指的按压方式发生错误时,最后的数数为8时回答豆子是8粒,针对两次不同的结果儿童并没有矛盾的感觉。这一时期的儿童只会对自己所见的东西进行理解。孩子从幼儿园回到家中,常常会对母亲说今天某某同学给了我什么东西,然而母亲并不知道某某同学是谁。孩子认为自己知道的事情,大家也都知道,这被称为“知觉的自我中心性”。

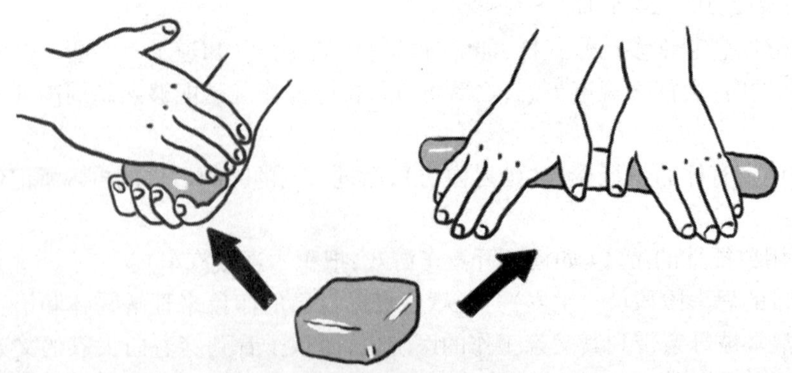

图2-5-9 体积相同的黏土做成不同形状比较大小

四、游戏与儿童认知功能发育的关系

（一）游戏在儿童发育中的作用

学前期儿童已能独立地较平稳地走、跑、跳，并能自如地做各种动作；思维和语言正在发展，对周围事物有了强烈的兴趣，渴望参加成人的一些社会活动。但由于幼儿年龄较小，受到知识、经验、能力、体力等的限制，不能真正同成人一样参加社会活动。游戏，这一活动形式可以解决幼儿的这种主观愿望与客观实际之间的矛盾，只有在游戏活动中，才可以用虚构的操作去替代实际操作，用假想的物品去代替现实的物品，而且行为内容保持不变。在游戏中，幼儿能在假想的情景里自由地从事自己向往的各种活动（如当妈妈、做教师、开汽车等），不受真实生活中许多条件的限制（如体力、技能、工具等），从而使主观愿望与实际行动统一起来。游戏活动在进一步促进幼儿运动能力和协调能力发育的同时，也促进了认知功能的发育。

1. 游戏对幼儿认知发育的促进作用　幼儿的认识过程带有具体形象性、不随意性和情绪性。幼儿对一些具体的、感兴趣和喜爱的事，在自然的或自发的、不需要有目的的控制情况下，比较容易认识。游戏使得幼儿直接接触玩具和各种材料，通过具体的操作活动发展各种感觉器官和观察力；游戏中往往重复地反映儿童经历的事件，起到加深知识理解和巩固记忆的作用，同时由于扮演角色的需要，必须自觉地、积极地、有目的地去记忆游戏规则和事件情节，发展了有意记忆能力；游戏是一个积极、主动的再创造过程，促进了幼儿思维能力的发育；游戏中幼儿不断变换自己的身份，一物多用，促进了幼儿想象力和创造力的发育；游戏中幼儿彼此之间交谈机会增多，促进了语言能力的发育。

2. 游戏对幼儿情感发育的促进作用　幼儿的感情过程带有不随意性、不稳定性和肤浅性，易受兴趣的影响。游戏符合幼儿的兴趣，对幼儿感情的发育也具有重要的作用。游戏中幼儿享有充分的自由，没有任何来自外界的压力和强迫，反映的是幼儿最感兴趣、印象最深刻的事物，幼儿的感情真挚、情绪愉快、稳定、积极；游戏还可以丰富和深化幼儿的情感，发展幼儿的美感，有利于幼儿消极情感的疏导。

3. 游戏对幼儿个性形成的作用　由于游戏是幼儿喜爱的活动，在游戏中幼儿的心理压力最小，对自己的行为的掩饰性也小，幼儿很容易表现出自己的能力、兴趣和态度，以及自己的特长和缺点。成人可以有针对性地给予教育和引导，使其个性得到良好的发展。

在内容健康的社会性游戏中，幼儿通过扮演角色，模仿社会生活中人们的语言、行动，体验人们对周围事物的感受，实践着社会所需求的行为规则。通过反复多次的练习，幼儿会逐渐把社会所要求的行为规则变为自己主动的行动，并迁移到现实生活中去。如让好动、缺乏自制力的幼儿在游戏中担任一些需要安静和认真工作的角色（交警、图书管理员等），让过于内向、沉默寡言的幼儿担任一些交往机会较多的角色（教师、售货员等），在经常的锻炼中能够减少或改变一些个性发育中的不足之处，逐渐培养起良好的性格。

（二）游戏的本质和特征

1. 游戏的社会性　游戏是儿童有目的、有意识、创造性地反映现实生活的活动，具有社会性。游戏是一种有目的、有系统的社会活动，是想象和现实生活的一种独特的结合，是人的社会活动的初级形式。首先，游戏是一种社会性的需要；其次，各种游戏的内容来自其周围的现实生活；再次，游戏同社会生活条件有密切的联系。社会性是游戏的本质特征，它把游戏与动物的本能活动区分开来，也把游戏与满足人类的基本生存需要（吃、喝等）的消费行为区分开来。

2. 游戏的具体性　游戏是一种由多种心理成分组成的综合性的活动，具有虚构性、兴趣性、愉悦性和具体性。参加游戏活动时，儿童主要的心理成分有想象、直接的兴趣和愉快的情绪、动作和语言。这些心理成分的参与，使得游戏呈现虚构性、兴趣性和具体性的特征。通过动作、言语与游戏的内容和材料相结合，在幼儿头脑里不断出现具体形象（表象）。这样，游戏的具体性不是单纯引起感知活动的具体性，而是引起表象活动的具体性。

（三）游戏的类别

1. 感觉游戏　指通过感觉器官的活动而获得快乐的游戏，如听轻快的音乐、看墙上所贴的卡通图画、摸到轻微震动的按摩垫等而感到快乐。

2. 功能游戏　指重复性的肌肉动作，如击鼓、滑滑梯、骑三轮车、重复跳上跳下、投球、彼此追逐等活动。此类游戏发生在1岁以内，2～3岁达高峰状态，3岁后便减少。儿童通过功能游戏的不断重复练习，从而熟悉知觉和动作活动，促进认知的发育。

3. 模仿游戏　婴儿只会重复自己的动作，1岁以后由于感知和认知的发展开始模仿他人的动作，如扮家家酒、模仿明星唱歌跳舞。2岁的幼儿会表现出与时间、场合相适宜的模仿行为。3岁的幼儿会在游戏中模仿某人的角色功能。

4. 被动游戏　由于当今社会经济结构和居住环境的改变，很多孩子没有和其他儿童进行互动的机会，大多数时间是一个人呆在家里看电视或录像、听音乐、看图书等，此时幼儿表现为一种被动承受而非主动参与的行为，此时的游戏被称为被动游戏。父母应该慎重选择被动游戏的内容，以免幼儿吸收不正确的知识，或模仿不该有的暴力举动，从而抹杀幼儿的想象力和创造力。

5. 建构游戏　建构游戏（model building play）有明显的目的，通过操作物体和玩具来构建或创造新作品，例如搭积木盖房、造汽车、剪纸活动等。建构性游戏行为最早出现在2岁时，4～5岁最为普遍，大约占所有游戏活动的51%。

（四）幼儿游戏的发展

幼儿游戏的发展，与其生理、心理发育密切相关。游戏的内容、形式、结构等随着幼儿的发育而改变，并且反映着幼儿的发育情况。了解幼儿游戏的特点，有助于了解幼儿整个身心发育的情况，也有助于有目的地通过游戏，不断促进幼儿身心的发育。

1. 练习性游戏阶段（0～2岁）　练习性游戏也称功能性游戏、感觉运动游戏，是游戏发展的第一阶段和最初形式。这时的孩子，由于尚未真正掌握语言，其认识活动主要依靠直接感知和实际动作，所以游戏中几乎不存在任何象征性，也没有任何特殊的游戏方法。游戏的动因在于感觉和运动器官在使用过程中所获得的快感，而所谓游戏只是孩子为了获得某种愉快体验而单纯重复某种活动动作，它既可以是徒手游戏，也可以是操作物体的游戏。游戏的形式以抓、摸、拿等动作为主，对孩子来说这是感知、动作的训练。反复摇哗啷棒，不断地抓、丢玩具，绕着房间四周跑，是这种游戏的典型表现。练习性游戏随年龄增长而逐渐减少，有调查在14～30个月时，这类游戏占孩子全部游戏的53%，3～4岁时占36%～44%，4～5岁时下降到17%～33%，6～7岁以后仅占15%以下。

2. 象征性游戏阶段（3～7岁）　幼儿游戏在这个阶段达到高峰。这时的幼儿，语言有了很大的发展，但还不能完全依靠语言这种抽象的符号进行思维，而主要依靠象征来思维。在游戏中,幼儿的象征性活动表现为通过以物代物、以人代人,以假想的情景和行动方式将现实生活和自己的愿望反映出来。有研究表明,儿童的集体象征性游戏的发展趋势呈倒 U 形曲线,5 岁时集体象征性游戏达到高峰,占孩子全部游戏的 71% ,6 岁时约占 65% ,而 4 岁和 7 岁时出现的比例低于 5 岁和 6 岁。儿童独自的象征性游戏的发展呈正 U 形曲线,5 岁时处于低谷,4 岁和 6 岁时比重上升。

3. 规则性游戏阶段(8 ~ 12 岁)　规则性游戏的发展标志着游戏逐渐丧失了具体象征性的内容而进一步抽象化。此时的孩子,语言及抽象思维能力有了发展,开始逐步解除"自我中心性",能站在别人的立场上看问题,利用别人的观点去校正自己的观点。所以在游戏中大家共同遵守一定的规则便成为可能。这时的游戏以一些有规则的竞赛性游戏为主,如下棋、玩弹子、打球等。研究表明,规则性游戏的发生频率在 6 ~ 10 岁之间呈稳步上升趋势,但 10 岁以后就下降了,14 岁是最低点。

(江钟立)

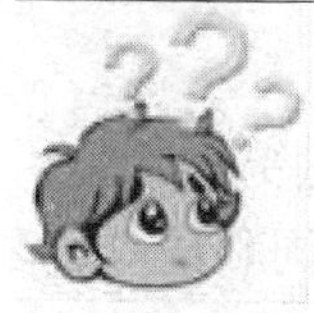

思考题

1. 简述行为要素及其构成。
2. 简述认知和情绪处理的中枢回路。
3. 论述认知发育与上肢功能的关系。
4. 简述认知发育结构。
5. 举例说明同化与调节的概念。
6. 论述游戏对认知发育的作用。

第六章　婴幼儿期情绪及社会功能发育

学习目标

1. 了解情绪和情感的概念、分类、区别和联系。
2. 熟悉情绪的功能。
3. 掌握情绪发育的规律。
4. 掌握情绪社会化的核心内容。
5. 掌握依恋和同伴交往的发育规律。

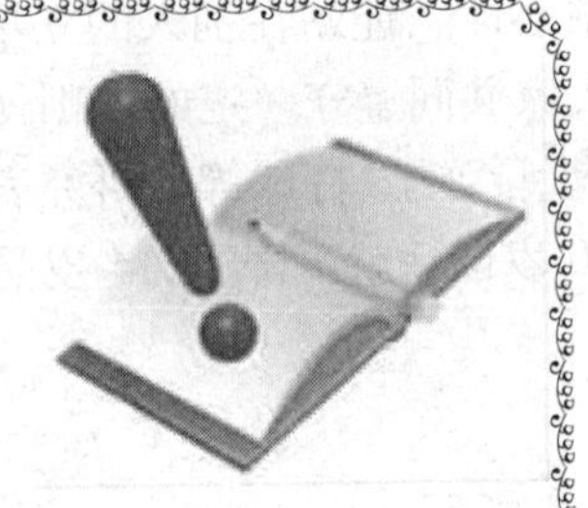

在与客观世界的相互联系过程中，个体不仅要认识客观世界（认知），还要感受客观世界（情绪情感），同时也不能避免与其他人的关联。社会在现代意义上是指为了共同利益，具有共同价值观和目标的人的联盟，所以个体认识社会、感受社会的过程就是个体社会化的过程。情绪社会化是个体社会化的基础与起点。

一、情绪的概念

情绪是人对客观事物是否符合自身需要而产生的态度体验。情绪同认识活动一样，也是人脑对客观现实的反映。情绪反映的是一种主客体的关系，是作为主体的人的需要和客观事物之间的关系。情绪以主观态度体验的方式来反映客观对象，并伴随着身体的行为表现和生理的变化。

美国心理学家伊扎德（C. E. Izard）认为，情绪包括生理层面上的生理唤醒、认知层面上的主观体验、表达层面上的外部行为。当情绪产生时，这三个层面共同活动，构成一个完整的情绪体验过程。情绪与有机体的需要联系紧密，它是以需要为中介的一种反映形式。客观世界的某些刺激并不全都能引发人的情绪，只有与人的需要有直接或间接联系的事物，才使人产生情绪。通常，那种能满足人的某种需要的对象，会引起肯定的情绪体验（例如满意、愉快、喜悦等）；反之，那种妨碍与干扰需要得到满足的东西，就会引起否定的情绪体验（例如不满意、痛苦、忧愁、恐惧、愤怒等）。

（一）情绪的三个组成部分

1. 生理唤醒　人在发生情绪反应时，常常会伴随着一定的生理唤醒。例如，激动时血压升高，愤怒时浑身发抖，紧张时心跳加快，害羞时满脸通红……

脉搏加快、肌肉紧张、血压升高及血流加快等生理指数，是一种内部的生理反应过程，常常是伴随着不同情绪产生的。

2. 主观体验　情绪的主观体验是人的一种自我觉察，即大脑的一种感受状态。人有许多主观感受,如喜、怒、哀、乐、爱、恶、惧等。人们对不同事物的态度会产生不同的感受。人对自己、对他人、对事物都会产生一定的态度,如对朋友的遭遇产生同情、对敌人的凶暴产生仇恨、对事业成功产生欢乐、对考试失败产生悲伤等。这些主观体验只有个人内心才能真正感受到或意识到。例如,我知道"我很高兴",我意识到"我很痛苦",我感受到"我很内疚"等等。

3. 外部行为　在情绪产生时,人们还会出现一些外部反应过程,这一过程也是情绪的表达过程。例如,人悲伤时会痛哭流涕,激动时会手舞足蹈,高兴时会开怀大笑等。情绪所伴随出现的这些相应的身体姿态和面部表情,就是情绪的外部行为。它经常成为人们判断和推测情绪的外部指标。由于人类心理的复杂性,有时人们的外部行为会出现与主观体验不一致的现象。例如,在一大群人面前演讲时,明明是心里非常紧张,还要做出镇定自若的样子。

(二)三个组成部分与情绪的关系

生理唤醒、主观体验和外部行为作为情绪的三个组成部分。只有三者同时活动,同时存在,才能构成一个完整的情绪体验过程。例如,当一个人佯装愤怒时,他只有愤怒的外在行为,却没有真正的内在主观体验和生理唤醒,因而也就称不上有真正的情绪过程。因此,情绪必须是上述三方面同时存在,并且有一一对应的关系;一旦出现不对应,便无法确定真正的情绪是什么。这也正是情绪研究的复杂性,以及对情绪下定义的困难所在。

二、情绪和情感的区别与联系

(一)情绪和情感的区别

我们一直将情绪和情感作为一个统一的心理过程来讨论,但从产生的基础和特征表现上来看,二者是有区别的,这体现在以下几方面。

1. 从需要的角度看差异　情绪多是与人的物质或生理需要相联系的态度体验。例如,当满足了饥渴需要时会感到高兴,当生命安全受到威胁时会感到恐惧,这些都是人的情绪反应。情感多与人的精神或社会需要相联系。例如,友谊感的产生是由于交往的需要得到了满足;当人们获得成功时会产生成就感。友谊感和成就感就是情感。

2. 从发生早晚的角度看差异　从发展的角度来看,情绪发生早,情感产生晚。人出生时会有情绪反应,但没有情感。例如,婴儿一生下来,就有哭、笑等情绪表现,而且多与食物、水、温暖、困倦等生理性需要相关。情感是在幼儿时期,随着心智的成熟和社会认知的发展而产生的,多与求知、交往、艺术陶冶、人生追求等社会性需要有关。因此,情绪是人和动物所共有的;而情感是人所特有的,是随着人的年龄增长而逐渐发展起来的。例如,新生儿刚生下来时,并没有道德感、成就感和美感等,这些情感反应是随着儿童社会化的过程而逐渐形成的。

3. 从反映特点看差异　情绪和情感的反映特点不同。情绪具有情境性、激动性、暂时性、表浅性与外显性。情绪常由身旁的事物所引起,又常常随着场合的改变、人和事的转换而变化。情感则具有稳定性、持久性、深刻性、内隐性。情感可以说是在多次情绪体验的基础上形成的稳定的态度体验。例如,对一个人的爱和尊敬,可能是一生不变的。正因为如此,情感特征常被作为人的个性和道德品质评价的重要方面。

(二)情绪和情感的联系

情绪和情感虽然不尽相同,却是不可分割的。因此,人们时常把情绪和情感通用。一般来说，情感是在多次情绪体验的基础上形成的，并通过情绪表现出来；反过来，情绪的表现和变化又受已形成的情感的制约。情绪是情感的基础和外部表现，情感是情绪的深化和本质内容。情感是在情绪的基础上形成的，反过来情感对情绪又产生巨大的影响。它们是一种心理活动过程的两个不同侧面，既相互转化，又相互依存。从情绪和情感的表现来看：一方面，具有一定社会内容的情感，可能以强烈、鲜明的情绪形式表现出来，又能表现为深沉而持久的情操；另一方面，与生理性需要相联系的情绪，都可能由所赋予的社会内容而改变它的原始表现形式，从而表现为情感。

三、情绪的功能

（一）信号功能

情绪的信号功能是指在人际交往中，人们除借助于言语进行交流之外，还通过情绪的流露来传递自己的思想和意图。情绪的这种功能是通过表情得以实现的。表情具有信号传递作用，属于一种非言语性交际。人们可以凭借一定的表情来传递情绪信息和思想愿望。在社会交往的许多场合，人们的思想、愿望、态度、观点，仅靠言语无法充分表达，有时甚至不能言传，只能意会，这时表情就起到了信息交流的作用。其中，面部表情和体态表情更能突破一些距离和场合的限制，发挥独特的沟通作用。

心理学家在对英语国家人们的交往状况进行研究后发现，在日常生活中，55%的信息是靠非言语表情传递的，38%的信息是靠言语表情传递的，只有7%的信息才是只靠言语传递的。表情是比言语产生更早的心理现象，在婴儿不会说话之前，主要靠表情与他人交流。表情比言语更具生动性、表现力、神秘性和敏感性。特别是在言语信息暧昧不清时，表情往往具有补充作用，人们可以通过表情准确而微妙地表达自己的思想感情，也可以通过表情去辨认对方的态度和内心世界。所以，表情作为情感交流的一种方式，被视为人际关系的纽带。

（二）动机功能

情绪具有激励作用。情绪能够以一种与生理性动机或社会性动机相同的方式激发和引导行为。有时人们会努力去做某件事，只因为这件事能够带来愉快与喜悦。从情绪的动力性特征看，可以分为积极增力的情绪和消极减力的情绪。快乐、热爱、自信等积极增力的情绪会提高人们的活动能力，而恐惧、痛苦、自卑等消极减力的情绪则会降低人们活动的积极性。有些情绪同时兼具增力和减力两种动力性质，如悲痛可以使人消沉，也可以使人化悲痛为力量。

个体的情绪表现还常被视为动机的重要指标。由于情绪可能与动机引发的行为同时出现，情绪的表达能够直接反映个体内在动机的强度与方向，因此情绪也被视为动机潜力分析的指标，即对动机的认识可以通过对情绪的辨别与分析来实现。

动机潜力是在具有挑战性的环境下所表现出的行为变化能力。当个体面对一个危险的情境时，动机潜力会发生作用，促使个体做出应激的行为。对动机潜力的分析可以由对情绪的分析获得。当面对应激场面时，个体的情绪会发生生理的、体验的以及行为的三方面的变化，这些变化会告诉人们个体在应激场合动机潜力的方向和强度。当面临危险时，有的人头脑清晰，沉着冷静地离开；而有些人则惊慌失措，浑身发抖，不能有效地逃离现场。这些情绪指标可以反映出人们动机潜能的个体差异。

(三)健康功能

人对社会的适应是通过调节情绪来进行的,情绪调控的好坏会直接影响到身心健康。作为心理因素的一个重要方面,情绪同身心健康的关系早已受到人们的关注。情绪对健康的影响作用是众所周知的。积极的情绪有助于身心健康,消极的情绪会引起各种疾病。我国古代医书《黄帝内经》中就有“怒伤肝,喜伤心,思伤脾,忧伤肺,恐伤肾”的记载。

美国心脏病学会将易患上心脏病的人群定义为A型性格人群,认为这类人群的特征是生活压力过大,自我要求过高,性情暴躁,易发脾气。一些临床医学研究也证明,长期受不良情绪困扰,会导致各种身心疾病。因此,对不良情绪进行控制、引导,代之以积极乐观的情绪,不但能提高生活质量,也能有效地防治疾病。所以,积极而正常的情绪体验是保持心理平衡与身体健康的条件。

四、情绪和情感的分类

(一)情绪的分类

情绪本身是非常复杂的,因此要对情绪进行准确的分类就显得尤为困难。许多研究者对此进行了长期的探索,其中有两种分类方法颇具代表性。

1. 依据情绪性质分类

(1)快乐:快乐是盼望的目的达到后,继之而来的紧张解除时的情绪体验。快乐的程度取决于愿望满足的意外程度。快乐的程度从满意、愉快到大喜、狂喜。快乐是一种追求并达到目的时所产生的满足体验。它是具有正性享乐色调的情绪,使人产生超越感、自由感和被接纳感。

(2)愤怒:愤怒是由于受到干扰而使人不能达到目标时所产生的体验。目的和愿望不能达到,一再受到阻碍,从而积累了紧张,最终产生愤怒。特别是所遇到的挫折是不合理的或是被人的恶意所造成的时候,最容易发生愤怒。当人们意识到某些不合理的或充满恶意的因素存在时,愤怒也会骤然发生。愤怒的程度依次是:不满,生气,愠怒,激愤,大怒,暴怒。

(3)恐惧:恐惧是企图摆脱、逃避某种危险情境时所产生的情绪体验。恐惧往往是由于缺乏处理、摆脱可怕情境的力量和能力而造成的。引起恐惧的重要原因是缺乏处理可怕情境的能力与手段。

(4)悲哀:悲哀与失去所盼望、所追求的东西和目的有关,是在失去心爱的对象或愿望破灭、理想不能实现时所产生的体验。悲哀情绪体验的程度取决于对象、愿望、理想的重要性与价值。悲哀的程度依次是:遗憾,失望,难过,悲伤,哀痛。悲哀所带来的紧张的释放会导致哭泣。

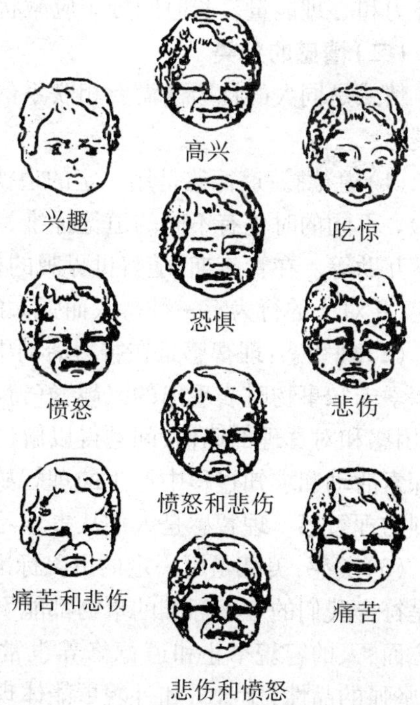

图2-6-1　与情绪相对应的表情种类

(5)其他:在以上四种基本情绪之外,还可以派生出众多的复杂情绪，如厌恶、羞耻、悔恨、嫉妒、喜欢、同情等。与情绪相对应的表情见图2-6-1。

2. 依据情绪状态分类

(1)心境：心境是一种使人的一切其他体验和活动都染上情绪色彩的情绪状态。它是持续的、微弱的、平静的。心境的特点是弥漫性。人逢喜事精神爽，生活中的事件，例如事业的成败，工作的顺利与否，与周围人关系的好坏，机体状况如健康程度、疲劳、睡眠情况等都影响心境。有些影响心境的原因不一定被认识到。心境是一种具有感染性的、比较平稳而持久的情绪状态。当人处于某种心境时，会以同样的情绪体验看待周围事物。例如，人伤感时，会见花落泪、对月伤怀。心境体现了“忧者见之则忧，喜者见之则喜”的弥散性特点。平稳的心境可持续几个小时、几周或几个月，甚至一年以上。

(2)激情：激情是一种爆发快、强烈而短暂的情绪体验。例如，在突如其来的外在刺激作用下，人会出现勃然大怒、暴跳如雷、欣喜若狂等情绪反应。在这样的激情状态下，人的外部行为表现比较明显，生理的唤醒程度也较高，因而很容易失去理智，甚至做出不顾一切的鲁莽行为。因此，在激情状态下，要注意调控自己的情绪，以避免冲动行为。

(3)应激：应激是出乎意料的紧张状态所引起的情绪反应。在突如其来的或十分危险的条件下，必须迅速地、几乎没有选择余地地作出决定的时刻，容易出现应激状态。当面临危险或突发事件时，人的身心会处于高度紧张状态，引发一系列生理反应，如肌肉紧张、心率加快、呼吸变快、血压升高、血糖增高等。例如，在应激状态下，人可能有两种表现：一种是目瞪口呆，手足无措，陷入一片混乱之中；一种是头脑清醒，急中生智，动作准确，行动有力，及时摆脱困境。对付应激状态的能力是可以训练的。应激状态不能维持过久，因为它很消耗人的体力和心理能量。长时间处于应激状态，可能导致适应性疾病的发生。

(二)情感的分类

情感是同人的社会性需要相联系的态度体验。人的社会性情感主要有道德感、理智感和美感。

(1)道德感：道德感是用一定的道德标准去评价自己或他人的思想和言行时产生的情感体验。不同的时代有不同的道德标准，社会主义国家崇尚爱国主义、集体主义、见义勇为和互帮互助等。在青年期，随着世界观的初步形成和人生理想的确立，人的情感也更为独立和稳定，并对人的行为有一种持久而强大的推动力。

(2)理智感：理智感是在智力活动中，认识和评价事物时所产生的情感体验。例如，人们在探索未知事物时表现出的兴趣、好奇心和求知欲，在科学研究中面临新问题时的惊讶、怀疑、困惑和对真理的确信，问题得以解决并有新的发现时的喜悦感和幸福感，这些都是人们在探索活动和求知过程中产生的理智感。人们越是积极地参与智力活动，就越能体验到更强烈的理智感。理智感是人们从事学习活动和探索活动的动力。

(3)美感：美感是用一定的审美标准来评价事物时所产生的情感体验。在客观世界中，凡是符合我们的审美标准的事物都能引起美的体验。一方面，美感可以由客观景物引起；另一方面，人的容貌举止和道德修养也常能引发美感，甚至一个人身上善良、纯朴的性格，率真、坚强的品性，比身材和外貌更能体现人性之美。人在感受美的时候通常会产生一种愉快的体验，而且表现出对美的客体的强烈的倾向性。所以，美感体验有时也能成为人的行为的推动力。

五、婴幼儿情绪及社会性的发展

从出生时起,婴儿就是一个社会的人,就被包围在各种社会物体、社会事件、社会刺激之中,形成和发展着情绪情感、社会行为和关系等。社会化就是由自然人到社会人的转变过程,每个人必须经过社会化,才能使外在于自己的社会行为的规范与准则,内化为自己的行为标准。这是社会交往的基础,并且社会化是人类特有的行为,是只有在人类社会中才能实现的。个体社会化是个体在社会环境影响下,认识和掌握社会事物、社会标准的过程,通过这个过程,个体得以独立地参加社会生活。情绪社会化是指个体根据社会要求理解、表达、调节自己的情绪活动,以实现与社会要求或社会预期相一致的过程。在个体发展的早期阶段,情绪社会化是个体社会化的最初形式和主要内容,而且儿童情绪社会化的程度直接制约他们的道德水平和未来的道德发展趋势。

表2-6-1从表达方法、依恋行为、社会游戏、自我概念等方面归纳了婴幼儿情绪发育的几个阶段。

表2-6-1 情绪及其社会性发育分期

分期	年龄	情绪行为	依恋和社会性	自我意识和独立性
得意期	1岁	向成人施以动作→大人不理睬仍然继续→大人理睬后出现微笑→等待时机→再次挑战 得意、爱、嫉妒、喜欢明确化	唱歌跳舞或和母亲一起做游戏	知道自己的名字 做小帮手 对于次序和交换有了意识
吸收期	1岁半	选择性玩游戏 回想游戏情景 回想游戏情景后情绪安定 向玩具娃娃或人施以动作	和母亲做选择性游戏,做问答游戏 ↓ 了解家庭生活成员,增加自己是家庭成员之一的意识	学会表达满足感 自己做的东西向他人展示 开始考虑如何做会更好一些 会按照言语的命令如"把玩具给我"付诸行动 "这是哥哥的东西"学会自我克制自己的行动
自立期	2岁	选择性地使用玩具娃娃做游戏 兴奋状态⟷情绪安定 收拾玩具 即使母亲不在身边也照样玩耍	自己的事自己做 意识到别的孩子 可以短暂地从成人身边离开 打断有兴趣的事会发怒	学会动脑筋做事 为了达到目的,开始学会思考"如果这样干……,就这样干……" 知道身体是由哪儿部分组成的
交友期	3岁	向他人描述自己的游戏经验 自我激发兴奋状态⟷自我控制情绪安定	用对比的方法思考问题,开始具有了竞争意识 会预想自己的行为及大人的反应 能够听别人的话	自我为中心,自我满足
	4岁	模仿游戏、扮演角色游戏 注意到事物的相似之处不相似之处	能够将自己的想法告诉别人	坚持自我意识→倾听他人见解
	5岁	按照游戏规则玩游戏	为了某一目的会与伙伴一起干	游戏中调整自我,服从集体

（一）最初的情绪反应

新生儿出生后即有情绪表现，如新生儿或哭，或静，或四肢蹬动。同时，初生婴儿的情绪反应就已是初步分化的。情绪专家伊扎德（C. E. Izard）研究表明，婴儿在出生时，就展示出了五种不同的情绪，它们是惊奇、伤心、厌恶、最初的微笑和兴趣。我国心理学家孟昭兰基于自己和他人的一系列研究指出，新生儿即已有兴趣、痛苦、厌恶和微笑四种表情。可见，婴儿出生后不仅有情绪，而且已初步分化。但是，最初的这种情绪反应大多是先天性的，是遗传本能，且与儿童生理需要是否满足直接相关。因此，它们是最初步的原始的情绪反应。

随着婴儿的个体发展，在成熟和后天环境的作用下，其情绪不断变化、发展。一般研究认为，婴儿在5～6周时，出现对人的特别的兴趣和微笑，即社会性微笑；3～4个月时，婴儿出现愤怒、悲伤；6～8个月时，婴儿出现对最熟悉、亲近者的依恋，并随之产生对陌生人的焦虑及分离焦虑等。1.5岁左右时，伴随着自我意识和交往、认知的进一步发展，小儿逐渐产生羞愧、自豪、骄傲、内疚、同情等更高级与更复杂的社会性情感，同时，原始的最初的情绪反应如笑、哭、恐惧等也不断分化与发展。比如，哭逐渐分化为因饥饿、寒冷、疼痛、困倦、玩具被拿走、成人离开、恐惧、惊吓、成人批评、焦虑等引起的哭；恐惧也由一开始的由物理因素如机体受到刺激（刺耳的高声、身体突然失去平衡）等引起，发展为渐与知觉、经验相联系，并越来越多地与人际交往、想象、语言等联系在一起。

（二）婴儿情绪的社会化

初生婴儿的情绪基本都是生理性的，是一种原始的、本能的反应，由机体内外某些适宜、不适宜的刺激所引起，并反映机体当时的内部状态、生理需要。但是，婴儿自降生的时刻起，即进入人类社会环境中，和成人进行交往，在人际交往中实现着情绪的社会化。婴儿的社会性微笑、陌生人焦虑、分离焦虑和情绪的社会性参照等，既是婴儿情绪社会化的核心内容，也是当前情绪社会化研究的中心主题。

1. 社会性微笑　社会性微笑的出现是婴儿情绪社会化的开端，是婴儿发展中一件极其重要的事件。虽然婴儿生来就有笑的反应，但最初的笑是自发性的，它与中枢神经系统皮质下的神经冲动自发发放有关，与脑干或边缘系统的兴奋状态变化有直接联系。因此，它通常发生在婴儿的睡眠中或困倦时，并且是突然出现、低强度的。这种笑通常也被称为内源性的笑，常常在没有任何外部刺激的情况下发生。

（1）出生后3周左右的新生儿在清醒时，轻轻地抚摩其面颊、腹部，也能引起微笑。

（2）婴儿4～5周时，把其双手对拍，让他看转动的纸板，或听到各种熟悉的说话声等，都能引起微笑。但是，此时这些微笑不管是内源性的还是诱发性的，都是反射性的，而不是社会性的微笑。

（3）约5周始，婴儿能区分人和其他非社会性刺激，对人的声音、面孔开始有特别的反应，大人的声音、面孔特别容易引起婴儿的微笑，社会性微笑开始出现。心理学家观察到，在此时婴儿如听到大人的声音或看见大人对着他点头，就会特别高兴，微笑十分活跃、眼睛明亮。8周时，婴儿会对一张不移动的面孔发出持久的微笑。

（4）从5周至3.5个月时，婴儿对人的社会性微笑是不加区分的，他们对主要抚养者或家庭其他成员、陌生人的微笑都是一样的。婴儿还不能区分不同人，对人的微笑是无差别的。甚至有研究表明，3个月婴儿对人的正面脸，不论其是生气还是笑，都报以微笑；如果把其变为侧面脸，婴儿则停止微笑。

(5)从3.5个月,尤其从4个月开始,随着婴儿处理刺激内容的能力的增强,能够分辨熟悉的脸和其他人的脸,婴儿开始对不同的人报以不同的微笑,出现有差别、有选择性的社会性微笑。他们对熟悉的人比对不熟悉的人笑得更多;对熟悉的人会无拘无束地微笑,而对陌生人则带有一种警惕的注意。这是社会性微笑的进一步发展,也是真正意义上的社会性微笑。许多研究表明,4个月以后,婴儿对主要抚养者——母亲笑得最多、最频繁,其次是对家庭其他成员和熟人,最后是对陌生人,对陌生人笑得最少。

婴幼儿情绪的社会化过程见图2-6-2。

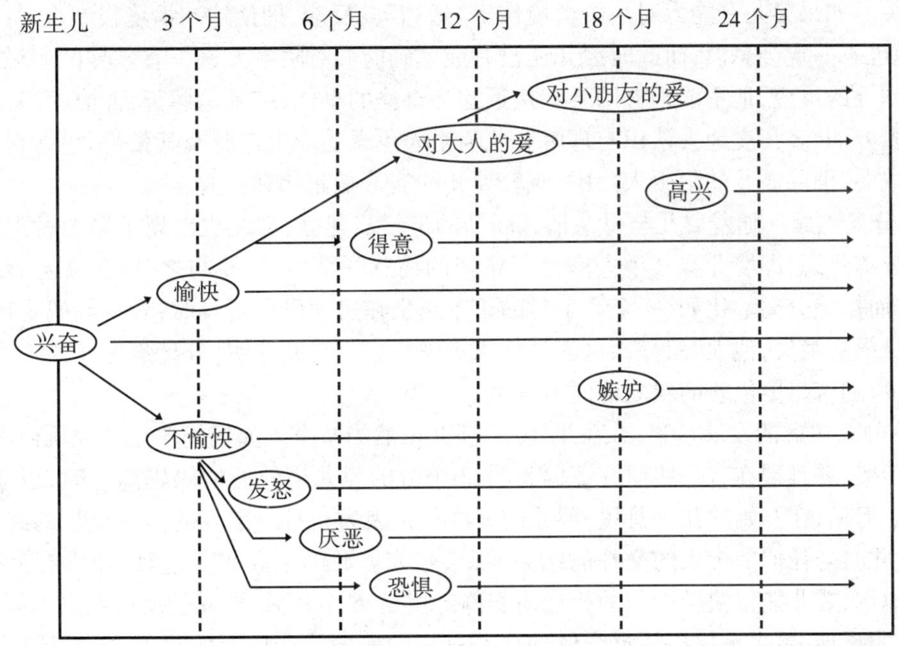

图2-6-2　情绪的社会化过程

2. 陌生人焦虑　随着婴儿逐渐能分清陌生人和熟人,随着母婴关系的日益亲密,婴儿能很好地把主要抚养者——母亲和陌生人区分开来,陌生人的出现便会引起婴儿的恐惧、焦虑。例如,当陌生人靠近正在玩玩具的婴儿时,婴儿会非常紧张,眼睛在陌生人和母亲之间来回观看,突然大哭起来。如果陌生人离去,婴儿会慢慢平静下来,但如果陌生人又回来,婴儿还会大哭。这种反应称为陌生人焦虑。

(1)陌生人焦虑的发展过程:研究表明,陌生人焦虑一般在婴儿6~8个月时发生。陌生人焦虑的发生发展是有个过程的。婴儿4个月前,连陌生人和熟人都不能区分,当然谈不上惧怕陌生人。4个月左右,婴儿开始区分陌生人和熟人了,对陌生人还笑,但明显比对母亲笑得少了,但这时并不害怕陌生人,对陌生人的态度一般还是比较友好的。5~6个月时,婴儿见到陌生人往往会表现出一种严肃的表情,笑得更少,但是仍然不害怕。而到6~7个月时,婴儿见到陌生人就开始感到害怕了,到8个月时,婴儿明显地害怕陌生人。

(2)引发陌生人焦虑的因素:陌生人焦虑的发生与诸多因素有关,受多方面因素的影响。

第一,许多心理学家研究、探讨了陌生人焦虑产生的机制与条件。有人认为,陌生人的出现引起陌生人焦虑,是因为婴儿在头脑中建立了母亲的表象,把陌生人与母亲的表象相比较,敏锐地感觉到了陌生人与母亲的区别。

第二,也有许多实验证明了陌生人焦虑的发生依赖于当时父母是否在场、婴儿与父母的距离、环境的熟悉性、陌生人的特点、陌生人与婴儿的距离等情境因素。例如,研究发现,当婴儿在母亲的膝盖上时,害怕反应较弱,而离开母亲一定距离时,则焦虑反应较强烈;如果婴儿是在家里被陌生人接近,几乎很少出现害怕,而如果是在不熟悉的实验室里被接近,就有近50%的婴儿怯生。

第三,还有一些研究表明,婴儿是否产生陌生人焦虑和婴儿是否能对当时情境作出某些反应有关。如果婴儿有能力对一个情境作出"适当"的反应,即使这一情境很新奇,甚至从未见过,他也不一定会恐惧;而此时婴儿还没有成熟到能够对陌生人这一有差异的刺激作出任何有控制性的反应,他不能把握陌生人接近这一奇怪的事件,结果是痛苦、害怕、大哭。

从多方面、多角度地去认识与理解婴儿陌生人焦虑的产生机制及其条件,可能对我们更有效地减弱、消除婴儿的陌生人焦虑,减轻婴儿的痛苦是非常有益的。

3. 分离焦虑　随着婴儿与母亲情感联结的进一步建立,婴儿也出现了第二种形式的焦虑——分离焦虑,即婴儿与某个人产生了亲密的情感联结后,又要与之分离,就会表现出伤心、痛苦而拒绝分离。比如,一个8个月的孩子正坐在房间里玩玩具时,看见妈妈走出去,随着妈妈身影的消失,他大哭起来,这就是分离焦虑反应。研究证明,分离焦虑在婴儿6~7个月时产生,随着母婴依恋的建立而同时发生。

(1)分离焦虑的发展过程:在头半年中,婴儿虽然当某个人如妈妈停止和他玩而离开时,他也可能哭,并且现在有一些研究证据表明,2个月的婴儿当他们的妈妈离开时,也会激动、不高兴。但是,在开始的几个月里,婴儿的哭往往是因为与另一个人的愉快交往的终止而带来的,且此时与任何一个人的交往的结束,都会带来婴儿的不高兴。这时,如果有另外一个人来跟他玩,婴儿能很快接受他的替代而安静。但是,6个月后,婴儿的反应明显不同于头半年:婴儿明显地、更多地抗拒特定个体的离开——一般即为所依恋的对象,主要是母亲的离开,当母亲离开时,他们会非常不高兴、哭闹、不安;同时,他们不愿意再接受他人的替代,别人再跟他玩,他也一定要妈妈。这是婴儿社会性情感发展上的一个很大的转折。

(2)引发分离焦虑的因素:

1)与三方面重要的认知能力的发展有关,即提取记忆的能力、比较过去和现在的能力、预期可能在最近发生的事件的能力。头半年婴儿还没能产生这三方面能力,因此不会有分离焦虑。6个月以后,婴儿记忆提取能力提高,当母亲离开后,婴儿记忆中便能产生以前母亲在场的图式,并将其与目前情境相比较,推测现在可能会发生什么事及"母亲会不会回来"。如果婴儿能解答这类问题,即能正确预料到可能会发生的事情,就不会出现焦虑;但此时婴儿还不足以正确解答这些问题,所以,容易出现焦虑、苦恼并哭叫。

2)与婴儿应付情境的能力有关:当母亲离开时,此时的婴儿已能认识到自己正处于一个不同寻常的情境,但他们没有好的应对办法,不知如何作出积极、有控制性的反应以改变情境。当感觉自己无力减轻压力或改变环境时,压力便更大,婴儿感觉紧张、惊恐、痛苦,焦虑由此而产生。婴儿分离焦虑的发生还与婴儿和母亲分离时的即时情境有关。当母亲离开时,婴儿处于一个陌生的而不熟悉的环境,或与一个陌生人而不是熟悉的人在一起,则更容易产生焦虑。

（三）情绪的社会性参照

情绪的社会性参照(social referencing)是婴儿情绪社会化的一种重要现象和过程，充分显示了情绪的信号作用和人际通信交往的功能，是情绪社会化的重要方面。

当婴儿处于陌生的、不能肯定的情境时，他们往往从成人的面孔上搜寻表情信息，然后决定自己的行动。比如，当婴儿遇到陌生人递过的一个玩具时、当爬到山崖中间平地和深崖的交界处时，婴儿会犹豫不决、迟疑不定，这时，他们会抬起头来看母亲，试图从母亲面孔上搜寻能够帮助确定当前情境的信息，然后再采取相应的行动或作出相应的反应。这一现象即称为情绪的社会性参照。

1. 情绪社会性参照的发育过程　情绪的社会性参照是在婴儿发展的特定时期发生的人际情绪的交流和他人情绪信息的利用，是在特定情境中发生的特定情绪交流模式。它包含了婴儿对他人情绪的分辨和如何利用这些情绪信息来指导自己的行为两方面内容。这对婴儿来说是一种相当复杂的心理活动和心理能力，经历着一个逐渐发展的过程。研究发现，婴儿的情绪社会性参照能力包括了四个相互连接、逐步递进的发展水平(Klinnert, Campos, et al., 1983)：①无面部知觉(0～2个月)；②不具备情绪理解的面部知觉(2～5个月)；③对表情意义的情绪反应(5～7个月)；④在因果关系参照中运用表情信号(7或8个月到10个月)。由此可见，婴儿的情绪社会性参照能力是婴儿成长到七八个月时才发生的。这是因为，这时婴儿具有了一定的活动能力，活动范围与接触事物的范围扩大，遇到陌生、不确定的事件和情境的机会迅速增加，婴儿需要从母亲面孔上寻找信息、理解和评价情境，以确定自己的反应，这使得婴儿的社会参照能力不断提高。

2. 情绪社会性参照发育的意义　情绪的社会性参照对婴儿的发展具有极其重要的意义，特别是对于0.5～1.5岁的婴幼儿，其语言能力尚未发展，情绪的社会性参照能帮助婴幼儿超越仅仅回应他人信息的阶段，能通过这些信息来确定他人的内在心理状态和偏好，并以此来决定自己的行为(Saarni, Miunne & Campos, 1998)。情绪的社会性参照在很大程度上决定着婴幼儿的生活质量和发展机会。婴幼儿与成人主动进行情绪交流，参照成人的情绪信息，能避免、摆脱许多险境和危险物体，并有利于婴幼儿行为的调整与改变。同时，婴幼儿经常与成人分享情绪体验，共享同样的情感，有助于丰富婴幼儿的情感世界，密切母子、父子亲情。积极的社会性参照更能成为婴幼儿认知发展的媒介，促进婴幼儿探索新异情境和事物，进一步扩大活动范围，发展智慧能力。值得注意的是，要注意避免消极的社会性参照，因为不适宜的参照信息与条件同样会对婴幼儿起作用，导致婴幼儿不良的情绪、行为体验，形成消极、懦弱的性格，限制婴幼儿的探索和操作，障碍其智力发展。

（四）婴幼儿的依恋

依恋是婴幼儿与主要抚养者(通常是母亲)之间的最初的社会性联结，也是情感社会化的重要标志。

在同主要抚养者的最多、最广泛的相互接触中，在同母亲的最亲近、最密切的感情交流中，婴儿与母亲之间逐渐建立起一种特殊的社会性情感联结，即对母亲产生依恋。通常表现为：婴儿将其多种行为，如微笑、咿呀学语、哭叫、注视、依偎、追踪、拥抱等都指向母亲；最喜欢同母亲在一起，与母亲的接近会使他感到最大的舒适、愉快，在母亲身边能使他得到最大的安慰；同母亲的分离则会使他感到最大的痛苦；在遇到陌生人和陌生环境而产生恐惧、焦虑时，母亲的出现能使他感到最大的安全，得到最大的抚慰；当他们饥饿、寒冷、疲倦、厌烦或疼痛时，首先要做的事情往往是寻找作为依恋对象的母亲，接近母亲的愿望大于接近任何其他人。

依恋对婴幼儿整个心理发展具有重大作用。婴儿是否同母亲形成依恋及其依恋性质如何，直接影响着婴幼儿的情绪、情感、社会性行为、性格特征和与人交往的基本态度。

依恋不是突然发生的，依恋的性质也是有所不同的。

1. 婴幼儿依恋的发展阶段　根据心理学家特别是鲍尔比(J. Bowlby)、安斯沃思等的研究，依恋是婴幼儿在同母亲较长时期的相互作用中逐渐建立的，其发展过程可分为以下四个阶段。

(1)第一阶段：无差别的社会反应阶段(从出生到3个月)。这个时期婴儿对人反应的最大特点是不加区分、无差别。此时的婴儿还未有对任何人(包括母亲)的偏爱。

(2)第二阶段：有差别的社会反应阶段(3~6个月)。这时婴儿对人的反应有了区别，对人的反应有所选择，对母亲更为偏爱，对母亲和自己熟悉的人及陌生人的反应是不同的，但是此时还不怯生。

(3)第三阶段：特殊的情感联结阶段(6个月到2岁)。从6~7个月起，婴儿对母亲的存在更加关切，特别愿意与母亲在一起，与母亲在一起时特别高兴，而当母亲离开时则哭喊，不让离开，别人还不能替代母亲使婴儿快活。同时，只要母亲在身边，婴儿就能安心地玩、探索周围环境，好像母亲是其安全的基地。这一切显示婴儿出现了明显的对母亲的依恋，形成了专门的对母亲的情感联结。

与此同时，婴幼儿对陌生人的态度变化很大，见到陌生人不再微笑，而是紧张、恐惧甚至哭泣、大喊大叫。

(4)第四阶段：目标调整的伙伴关系阶段(2岁以后)。2岁后的幼儿能认识并理解母亲的情感、需要、愿望，知道她爱自己，不会抛弃自己，并知道交往时应考虑她的需要和兴趣，据此调整自己的情绪和行为反应。这时，幼儿把母亲作为一个交往的伙伴，并认识到她有她的需要和愿望，交往时双方都应考虑对方的需要，并适当调整自己的目标。这时其与母亲的空间上的邻近性逐渐变得不再那么重要。

2. 婴幼儿依恋的类型及其形成原因　婴幼儿对母亲依恋的性质并非相同。安斯沃思等通过陌生情境研究法，根据婴幼儿在陌生情境中的不同反应，认为婴幼儿依恋存在着三种类型。

(1)婴幼儿依恋的三种类型：

1)安全型依恋：这类婴幼儿与母亲在一起时，能安逸地操作玩具，并不总是依偎在母亲身旁，只是偶尔需要靠近或接触母亲，更多的是用眼睛看母亲、对母亲微笑或与母亲有距离地交谈。母亲在场使婴幼儿感到足够地安全，能在陌生的环境中进行积极的探索和操作，对陌生人的反应也比较积极。当母亲离开时，婴幼儿的操作、探索行为会受到影响，婴幼儿明显表现出苦恼、不安，想寻找母亲。当母亲回来时，婴幼儿会立即寻找与母亲的接触，并且很容易经抚慰而平静下来，继续去做游戏。这类婴幼儿约占65%~70%。

2)回避型依恋：这类婴幼儿对母亲在不在场都无所谓。母亲离开时，他们并不表示反抗，很少有紧张、不安的表现；当母亲回来时，也往往不予理会，表示忽略而不是高兴，自己玩自己的。有时也会欢迎母亲的回来，但时间非常短暂。因此，实际上这类婴幼儿对母亲并未形成特别密切的感情联结，所以，有人也把这类婴幼儿称为无依恋婴幼儿。这类婴幼儿约占

20%。

3）反抗型依恋：这类婴幼儿在母亲要离开前就显得很警惕，当母亲离开时表现得非常苦恼、极度反抗，任何一次短暂的分离都会引起大喊大叫。但是当母亲回来时，其对母亲的态度又是矛盾的，既寻求与母亲的接触，但同时又反抗与母亲的接触，当母亲亲近他，比如抱他时，他会生气地拒绝、推开。但是，要他重新回去做游戏似乎又不太容易，不时地朝向母亲这里看。所以，这种婴幼儿的表现又常被称为矛盾型依恋。这类婴幼儿约占10% ~15%。

（2）三种类型的成因：安全型依恋为良好、积极的依恋，而回避型和反抗型依恋又称为不安全型依恋是消极、不良的依恋。安斯沃思和其他研究者认为，婴幼儿对母亲的依恋类型既具有明显的稳定性，但同时在家庭环境经历较大变化、母亲与婴幼儿的交往发生较大转变时，也可能发生变化，安全型可以转变为不安全型，或者不安全型转变为安全型。

婴幼儿依恋的性质取决于与婴幼儿有关的母亲的行为。依恋并不仅仅是母亲使婴幼儿的需要（包括食物、水、温暖、舒适、解除痛苦等）得到满足，与母亲在一起的时间多少也不能单纯决定婴幼儿依恋的性质。依恋是在婴幼儿与母亲的相互交往和感情交流中逐渐形成的。在这一社会性交往过程中，母亲对小儿所发出的信号的敏感性和其对小儿是否关心是最重要的方面。如果母亲能非常关心小儿所处的状态，注意收集小儿的信号，并能正确地理解，作出及时、恰当、抚爱的反应，婴幼儿就能发展对母亲的信任和亲近，形成安全型依恋。

（五）早期的同伴交往

婴幼儿在头三年里，虽然主要与其父母交往，但事实上也已开始了同伴间的相互交往，并在其交往中显现出婴幼儿在社交方式和社会接受性方面的差异。同时，随着婴幼儿认知能力的增长、活动范围的扩大，其与同伴交往的时间和数量越来越多，同伴交往在其生活中所占的比重越来越大，并对婴幼儿的个性、社会性发展起着日益重要的作用。

大量的观察和研究表明，婴儿从出生后的后半年起即开始出现真正意义上的同伴社交行为。婴儿早期同伴交往经历以下三个发展阶段：一是以客体为中心阶段，婴儿的交往更多地集中在玩具或物品上，而不是对方本身；二是简单交往阶段，婴儿已能对同伴的行为作出反应，经常企图去控制另一个婴儿的行为；三是互补性交往阶段，婴儿同伴间的行为趋于互补，出现了更多更复杂的社交行为，相互间的模仿已较普遍，婴儿不仅能较好地控制自己的行动，而且还可以与同伴开展合作性的游戏。

1. 以客体为中心阶段　6 ~8 个月的婴儿通常还互不理睬，只有短暂的接触，如看一看、笑一笑或抓抓同伴。在第一年，大部分社交行为是单方面发起的，一个婴儿的社交行为往往不能引发另一个婴儿的反应。然而，单方面的社交是社交的第一步，当一个婴幼儿的社交行为成功地引发了另一个婴幼儿的反应时，就产生了婴幼儿之间的简单的相互影响。

2. 简单交往阶段　在简单交往阶段，婴幼儿的行为有了应答的性质。研究者们对这个阶段的婴幼儿的交往行为提出了“社交指向行为”的概念。“社交指向行为”指婴幼儿意在指向同伴的各种具体行为，婴幼儿在发出这些行为时，总是伴随着对同伴的注意，也总能得到同伴的反应。具体有微笑和大笑、发声和说话、给或拿玩具、身体接触（如抚摸、轻拍同伴的身体，推、拉等）以及较大的运动（如走到同伴旁边，然后跑开）、玩与同伴相同或类似的玩具等。这些行为的目的都在于引起同伴的注意，与同伴取得联系。婴幼儿在这个阶段就是通过这种社交指向行为而积极地寻找自己的同伴的，同时也对同伴的行为作出反应，相互影响。婴幼儿在进行独立活动的同时，通过对周围环境的留意来取得对同伴的信息，并且由于观察或模仿同伴的行为,婴幼儿之间有了直接的相互影响、接触,简单的社会交往即由此产生。

3. 互补性交往阶段　在互补性交往阶段,婴幼儿之间相互影响的持续时间更长,其内容和形式也更为复杂,出现了婴幼儿间合作的游戏、互补或互惠的行为。比如,你需要有伴时,我和你一起玩,你跑我追,你躲我找,两人在一起共搭一个造型。这个时期婴幼儿交往最主要的特征是同伴之间的社会性游戏的数量有了明显的增长。16~18 个月是小儿交往能力发展的转折点,之后,小儿的社交性游戏迅速增多。2 岁左右时,小儿的社会性游戏在数量上绝对超过单独游戏,而其社会伙伴则更经常是同伴,与母亲的交往表现出明显下降的趋势。

婴幼儿社会性游戏的发展见图 2-6-3。

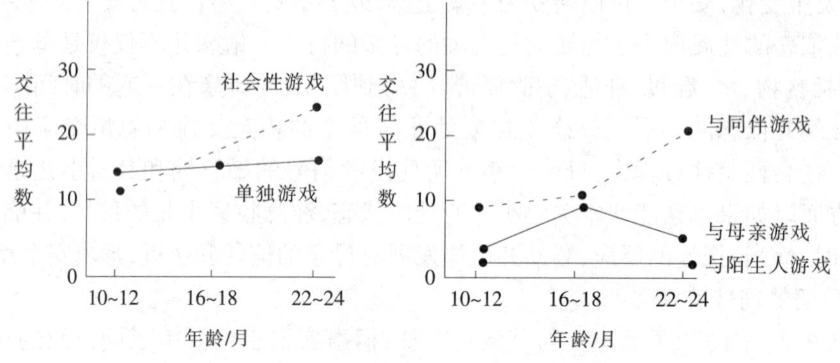

图 2-6-3　婴幼儿社会性游戏的发展

(Eckerman, Whatley & Kutz, 1975)

(张　雁　江钟立)

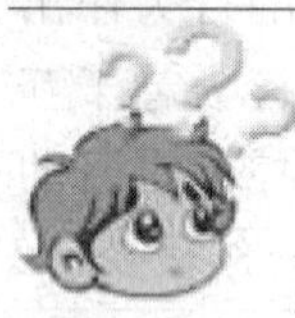

思考题

1. 为什么婴幼儿的情绪发育和社会功能发育关系密切?
2. 婴幼儿情绪社会化过程中社交指向性行为的作用是什么?
3. 总结婴幼儿情绪社会化过程中核心内容的发育规律。

第七章　儿童期和青年期

学习目标

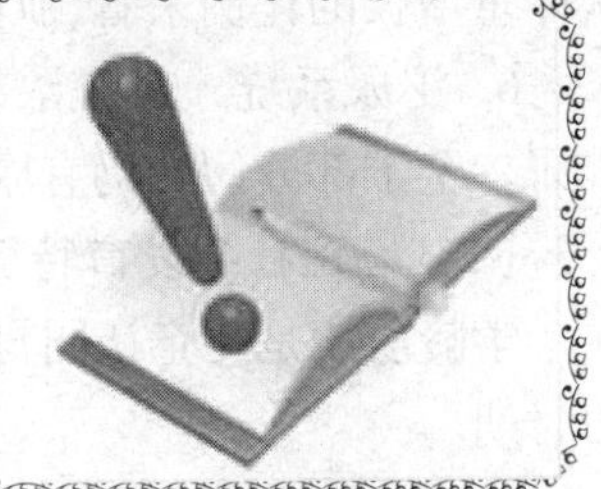

1. 了解各个时期儿童所面临的主要问题。
2. 熟悉各个时期儿童的生理发育特点。
3. 熟悉各个时期儿童的心理社会发育特征。
4. 掌握各个时期儿童的身心保健要点。

幼儿期结束后标志着运动、语言、心理社会功能等基本能力发育的完成，开始顺序地步入学龄期、青春期和青年期，前一阶段所获得的各种能力在这一时期进一步提高和完善，为独立进入社会生活奠定了基础。学龄前期发育所面临的问题是感觉统合、性别认同和社会行为的发展；学龄期发育所面临的问题是认知学习能力的获得和提高；青春期是生理功能发育成熟的转折点，这一时期可能较多伴有一些涉及性心理的问题；青年期生理功能发育已经完成，人格发展也逐步完善，更多的是面临人际交往、恋爱、择业等问题的困惑和这一阶段所出现的各种各样的心理矛盾。

一、学龄前期

3至6岁为学龄前期，即小学入学前的时期，相当于“幼儿园”阶段。

（一）生理发育特点

1. 呼吸系统　肺活量逐渐增长，呼吸频率约每分钟25次。仍以腹式呼吸为主。

2. 循环系统　心脏在胸腔内的位置由婴幼儿时期的横位逐渐降低和倾斜。心率平均为100次/分。血压约为100/70mmHg。

3. 消化系统　胃容量逐渐增大至500ml，排空时间逐渐延长。但是，相对于成人而言，胃容量仍较小，而排空时间仍偏快，因此可以在两餐之间增加一些点心。另外，胃酸和一些消化酶在学龄前期逐渐达到成人水平，对食物的消化能力得到提高。

4. 神经精神发育　神经系统的发育速度远超过其他系统，中枢神经系统的髓鞘化进程仍在不断完善。3岁时，脊髓神经髓鞘化完成；4岁时，小脑与大脑之间的纤维传导束的髓鞘化完成。随着左右大脑半球有差异的发育，在学龄前期建立右利手或左利手。随着神经系统的髓鞘化的完成，并且伴随着与周围环境的接触，儿童的运动技能越来越精细，能够把注意力集中在感兴趣的对象上，也能够进行较为细致的观察和进行简单的推理，并且逐渐形成基本的数字概念。但是，6岁以前的儿童仍不具备抽象概念的运用能力，需要借助于实际感觉来认识事物，因此需要为儿童创造感觉统合（sensory integration）的条件，即通过适当的活动,使儿童的身体接受丰富多样的感官刺激,并将这些感官刺激传递到中枢神经系统加以整合,从而使身体能对环境刺激作出适宜的反应。这个阶段的感觉统合活动(例如游戏)将有助于儿童进入学龄期时更好地掌握抽象的文字或数学符号。

5. 骨关节肌肉系统 在学龄前期,儿童的体形发生重要变化——肩膀变宽、手脚变大、四肢变长。随着足弓的形成和脊柱生理弯曲的发育,幼儿时期的脊椎前屈和腹部凸出的特征在学龄前期逐渐消失,然后在学龄期向成人的胸曲和腰曲特征转变。因此,学龄前期的儿童在身材上逐渐变得修长,而且肌肉的力量和动作的灵敏度也比幼儿期有明显增强。另外,从体重增长的比例来看,肌肉的发育占到了这个时期体重增长的75%左右。

6. 泌尿系统 肾脏浓缩尿液的能力逐渐增强,4到5岁的幼儿大多已经可以控制夜间排尿。鉴于部分幼儿仍有尿床现象,所以有必要让孩子睡前排尿和控制晚间的液体摄入。

(二)心理社会发育特征

学龄前期是儿童认同自己的社会性别角色、学习适宜的社会行为、发展社会分工与合作的时期。

1. 建立性别认同 儿童从2岁起,开始会使用与社会性别相关的人称。但是,这个时期的儿童,仍然需要依据发型、服饰或社会行为来辨别他人的性别。例如,如果女生剪了头发,儿童可能就认为这个女生变成男生了。到6岁左右,儿童能够认识到社会性别是稳定不变的,并且接受与自己性别相应的社会角色和社会行为特征。

2. 社会行为、道德感与罪恶感的发展 学龄前期的儿童已经开始学习“对”与“错”的社会行为观念。“对”与“错”的观念需要通过奖赏与惩罚来建立,并且在很大程度上受到父母的文化背景、宗教信仰、世界观、价值观的影响。通过对社会行为适宜与否进行判断,儿童建立起道德感与罪恶感,并开始在社会活动中对自我加以约束和控制。

3. 社会分工与合作的发展 对学龄前期儿童而言,游戏既是生活的基本内容之一,也是他们的学习方式。通过游戏,儿童开始学会与他人沟通、分享和相处。同时,儿童也开始能够接受角色分配、设定目标并努力完成目标。语言逐渐成为主要的社会互动方式。最初是以自我为中心的语言。随着年龄的增长,儿童开始接受别人的观点、与别人交换意见、相互沟通。这种通过语言交流来协调社会分工与合作的形式有助于儿童在进入学龄期后适应学校环境。

4. 思维和情绪的发展 学龄前期儿童的思维已经从完全以自我为中心转向能为他人考虑。他们可以使用语言、图画、游戏等多种形式来展现自己的经历或幻想,也可以理解别人的简单叙事。他们对事物的认知是局部的、直觉性的、肤浅的、所见即所得的,不具备逆向思维和逻辑推理能力。或者说,这个时期的儿童的思维在深度和广度上都有赖于进一步发展。由于这个时期的环境体验更丰富,因此他们的情绪体验也更复杂。但是,由于认知和思维的局限性,使儿童还没有完备的情绪处理和自我控制能力,在很大程度上需要父母的情绪支持。

(三)身心康复保健

1. 调整营养摄入和饮食行为 需要建立良好的饮食习惯,均衡营养。在学龄前期,饮食的“质”比“量”更重要。在三餐中,早餐非常重要,需要有足够的热量摄入。在饮食行为上,由于味觉在4岁以前尚不敏锐,所以易挑食。但是,到了5岁左右,儿童就已经可以在父母的影响下尝试多种新的食物,并且能够理解餐桌礼仪。这个阶段对不同食物、不同饮食文化或不同饮食习惯的接触将影响儿童今后的食物偏好和饮食行为。

2. 保护视力与牙齿　学龄前期儿童的智力发育已经达到可以配合进行视力检查的程度。需要注意的是,学龄前期儿童在感到眼部不适时不一定会主动说出来。这就需要监护人特别留意儿童眼部不适的征兆,例如阅读时需要移动书本靠近眼睛、不愿意玩需要较长时间注视的游戏、手眼协调能力不良等。在6岁前儿童正常视力可发育完成,所以在学龄前期及早做视力检查,将有可能提高弱视、斜视等视力问题的矫治疗效。

虽然直到6岁才开始出现第一颗恒牙,但是当所有乳牙发育完成时,在这些乳牙下方的颚骨内,恒牙也已经形成了。如果在学龄前期出现龋齿,在表面上看受损的乳牙最终会脱落,似乎不会影响成年后的咀嚼功能,实际上却会影响恒牙的牙列的整齐性,甚至会影响下颌骨的发育。因此,需要注意乳牙的保养,养成刷牙的习惯,并且避免摄入过多甜食或碳酸饮料等。

3. 预防安全事故　由于学龄前期儿童精力旺盛、活动范围大、好奇心强、喜欢模仿长辈的行为和自制力不足,所以容易发生安全事故。因此,学龄前期儿童的身心康复的一个重要的任务,就是要从环境改造、危险行为控制、安全教育等多方面来预防安全事故。

(1)家庭环境改造:妥善保存危险物品(如药物),选择安全的玩具(如是否有小部件易被误食),去除儿童活动空间内的危险因素(如尖锐的桌角)。

(2)危险行为控制:不将儿童单独留在家中,不把危险的任务给儿童,不让儿童接近危险的场所。

(3)安全教育:教育儿童如何安全使用某些工具(如剪刀),让儿童懂得哪些场所不可接近,教育儿童哪些游戏是有危险的。

4. 引导正确的性别观　学龄前期是开始性教育的适宜时机,但是教育者需要遵循一定的原则。

(1)对待儿童的性问题要采取与年龄相适应的回答方式,而不是用成人的理论来表述。

(2)对儿童在这个时期所表现出来的对性的好奇心、所提出来的性问题和所进行的诸如玩弄生殖器的性游戏行为,教育者要能够从正常发育阶段的角度来看待,从而进行正确引导。

(3)和睦的家庭氛围对儿童的性别角色、性别认同和性别观念的发展有着重要影响。

5. 实施良好的学前教育　在我国,学前教育大多数由幼儿园等机构承担。幼儿园的学前教育将为儿童进入小学后顺利适应学校环境打下基础。

二、学龄期

从小学入学起(约满6周岁)到12周岁进入青春期为止,为学龄期。这正是小学阶段的时期。

(一)生理发育特点

1. 呼吸系统　呼吸中枢和肺的发育已趋成熟,肺脏容量逐步增大,肺泡数量已接近成人,肺活量不断上升,男孩肺活量大于女孩,经常参加体育锻炼者,其肺活量可显著增高。呼吸频率已从1~3岁的每分钟24次下降至20次,并且在7岁左右逐渐转变为胸式呼吸。

2. 循环系统　儿童心脏发育是跳跃式的,在7岁前和青春期发育最快。新生儿心脏容积只有20~22ml,1岁时增至2倍,2岁半时增至3倍,7岁时增至5倍,以后发育速度减慢,到青春期又加速;男孩的心脏比女孩略重。心肌纤维也随年龄的增大和活动能力的提高而增多、增粗。在幼儿期,左右心室壁厚度几乎相等,心肌纤维交织较松、弹性纤维很少;6~7岁后,左心室壁逐渐增厚,弹性纤维增加,增强了心脏的收缩功能和弹性,但迷走神经对心脏收缩的抑制能力不强,儿童稍微做剧烈运动,心率就明显增加。因此,一些需要长时间憋气或静止性用力的活动如举重、拔河、双杠等,对儿童是不适合的,因为这些运动会使心率持续加速,心脏舒张期明显缩短,使心脏本身冠状循环的血流量减少,引起心肌供血不足而相对缺氧,如再长期屏气,加重心肌缺氧程度,就容易造成心肌过度疲劳而影响健康。

3. 消化系统　6岁时长出第一颗恒牙——第一磨牙,乳齿开始按出牙顺序脱落。换牙期间常常出现暂时性的牙列不齐,容易嵌塞食物、刺伤牙龈而发炎。4~8岁是儿童龋齿高发时期,应注意防治。各种消化酶的分泌已比较齐全,但分泌量少,效价也低,易受炎热气候和各种疾病的抑制而引起厌食和腹泻。学龄儿童的脑力和体力消耗较多,营养需要量也大,必须保证足够的营养摄入。

4. 神经精神发育　学龄儿童大脑半球继续发育,脑重由6岁时的1200g增至7~8岁时的1400g左右,接近成人水平。与高级神经活动有关的额叶显著增大。脑重量的增加与脑神经细胞的增大、脑细胞纤维的增长有关。随着神经细胞体积的增大,细胞之间轴突和树突的联系更加密集,出现了大量新的神经环路。大脑皮质的内部结构和功能更加复杂,使学龄儿童的运动更加协调和准确;大脑皮质的抑制能力也加强了,已能对自己的欲望和情感进行自我克制;分析和综合能力加强,能进行复杂的联想、推理、概括、归纳等抽象思维活动;通过系统学习知识,词汇大量增加,理解力、注意力和记忆力变得更有意识。

5. 骨关节肌肉系统　体格随年龄而逐渐增长,女孩在10岁、男孩在12岁以前处于相对稳定阶段,每年平均体重增长2kg、身高增长5cm左右。以后到青春期前,生长又加速。

学龄期的骨骼有两个特点:第一是软骨多,骨干又短又细,骨化尚未完成;第二是骨的化学成分与成人不同,有机成分(主要是蛋白质)多,无机成分(钙、磷等无机盐)少,两者比例为1∶1(而成人是3∶7),所以骨的弹性大而硬度小,不容易骨折而容易变形。足部的趾骨、跖骨、跟骨一般要到14~16岁才发育成熟,各足骨之间依靠关节联结在一起,构成拱形的足弓,具有良好的弹性,使站立和走路保持平稳并具有保护、缓冲作用。如果在儿童时期长时间站立、行走或负荷过重,超出了足部肌肉的负荷能力,会引起不同程度的足弓塌陷,即为扁平足。脊柱的胸曲在7岁以后形成并固定,腰曲要到14岁以后才固定。脊椎骨的骨化较晚,13~14岁以前各椎骨间充满着软骨,总长约占脊柱总长的1/3左右,软骨骨化要到21岁左右才完成。椎骨周围的肌肉、韧带比较薄弱,所以儿童要注意保持脊柱的正常状态,如果长期低头走路、歪头扭身写字、歪身站立、使用单侧肩臂背书包等,容易引起脊柱侧弯、后凸等变形。

学龄期肌肉比较柔嫩,肌纤维细,间质细胞相对较多,肌腱短而宽。肌肉中水分多,蛋白质、脂肪、糖和无机盐少,所以能量储备不足。这些特点使儿童时期的肌肉弹性强、伸展性好,而耐力和肌力不足,容易疲劳;但由于新陈代谢旺盛,所以恢复很快。后期,儿童肌肉发育速度增快,肌肉容积增大,肌力增强,运动速度和运动协调性进一步提高,可掌握多种运动技能和技巧。

(二)心理社会发育特征

学龄期的儿童开始由以游戏娱乐为主的家庭或幼儿园进入有着一定约束力、以学习为主导活动的学校,这是儿童进入社会的第一步。

1. 智力发展的最快时期　此阶段儿童智力已达到可以接受教育、进行学习的水平。儿童口头语言迅速发展，书面语言也开始发展，到了童年中后期，大多数儿童能进行独立写作。童年末期，儿童的色觉辨别力、言语听觉敏感度已基本接近成人。这一时期，记忆能力迅速发展，通常在小学四年级时，形象思维向抽象思维过渡，有人称其为形象抽象思维阶段。

2. 高级的社会情感有了较大的发展　情绪渐趋稳定，意志力增强，自觉性开始发展，不再是幼时那种"以我为中心"了，不过还保持着好动、好问的倾向；开始关心周围世界，有了一批同性别的小伙伴，喜欢集体活动，从中培养了初步的社交能力。与此同时，表现为理智感、荣誉感、友谊感、美感、责任感等方面的社会情感有了较大的发展；道德感也有了一定的发展，但认识与行为常发生脱节。富于热情、情绪直接、容易外露、波动性大、好奇心强、辨别力差。从小学高年级开始能逐渐从个性品质上评定别人的行为。因此，学龄期是培养和巩固良好的心理、行为和道德品质以及卫生习惯的大好时期。

3. 认知过程逐步完善　感知的敏锐性提高，并逐渐具有目的性和有意性；有意注意发展，注意稳定性增长；无意记忆向有意记忆发展；形象思维逐步向抽象逻辑思维过渡。儿童高级神经活动的基本过程——兴奋和抑制功能得到进一步发展。兴奋性及抑制性条件反射比以前容易形成，潜伏期短、不易泛化，形成以后也比较巩固。它能保证儿童和外界事物建立更多的联系、学习更多的东西，能使儿童对学习内容很好地学习并加以分析；还能支配自己的行动，遵守纪律，遵守社会规则。由于语言的进一步发展，第二信号系统活动日益发展起来，在教学的要求下，如识字、计算、阅读等就逐渐成为独立的思维过程，同时能形成更多的更有抽象性和概括性的联系，使儿童具有逐渐发展抽象逻辑思维的可能性。学龄儿童在10岁以前，心理活动基本上还未达到抽象逻辑思维阶段。从11～12岁进入逻辑思维期。到13～14岁称为学龄中期，学龄中期儿童的抽象逻辑思维迅速发展起来。

4. 个性得到全面发展　自我意识进一步发展，社会意识迅速增长，个性品质及道德观念逐步形成；学习的积极性、自觉性都大为提高，有更大的独立性、主动性和积极性去关心和维护学校和班级的利益；同时作为少先队员，也担负一些社会工作，在完成工作的过程中，形成新的个性品质，如同志感、义务感、纪律性等；喜欢模仿，但性格的可塑性大。

（三）身心康复保健

1. 适应学习环境　幼儿园与小学的生活规律有很大区别，这对儿童来说就存在着适应问题，要做好从幼儿园进入小学的过渡工作，家庭、学校、社会都应关注这个问题。进入小学以前改变其生活习惯，培养学习兴趣，这对适应学校生活非常必要。

2. 建立良好的学习模式　学习是童年期的主导活动，帮助儿童建立良好的学习模式，即有计划、有系统地学习文化知识，重视课堂学习常规和道德行为常规的训练，要注意教学的直观性和趣味性，用肯定和表扬鼓励的方法激起儿童的学习兴趣和热情，为主动学习打好基础。

3. 参加各种活动　引导儿童多参加文体娱乐和社会活动，这是由于儿童处于"形象抽象思维"阶段，仍然喜欢生动、具体、形象的事物。因此，在保证完成学习任务的同时，要鼓励儿童积极参加文体娱乐和社会实践活动，为适应社会打好基础。

4. 注意非智力品质的培养　传统教育非常注意智力的培养，以致忽视了儿童非智力品质的培养。素质教育的提出及实施使人们更加注意儿童的非智力品质，如学习兴趣、爱好、独立能力等方面的培养及适应社会的训练，以利于儿童人格的发展。

5. 培养优秀品质 培养集体意识,让儿童体会到自己是集体的一员,有维护集体荣誉的义务;培养持之以恒的意志力和坚韧不拔的毅力,不畏艰难;培养对社会、对他人的爱心和对家庭的责任心。针对这一时期的特点,父母和教师不要再把他们当成小孩子,要适当尊重他们的意见,但也不要把他们当成成熟的青年,要给以正确的指导和监督。既要充分发挥他们在学习上和生活上的独立性和自觉性,又要积极而恰当地克服他们的幼稚性、冲动性和依赖性。

6. 保证规律和充足的睡眠 虽然平均睡眠时间有较大的个体差异,但是仍然需要保证有规律和充足的睡眠。平均睡眠时间在6岁时约为11~12小时,至12岁约为9~10小时。

7. 健康的饮食习惯 在学龄期,儿童在饮食上逐渐脱离父母的监管范围,同时又容易因学业的压力、食品广告和社会环境等因素的影响而导致不吃早餐、多吃零食或偏食等不良习惯。这就需要父母和老师多加观察,积极引导和教授正确的饮食营养知识,使儿童养成良好的饮食观念和习惯。

8. 牙齿和视力保健 在牙齿方面,需要培养口腔卫生观念,指导正确的刷牙方法,养成刷牙习惯,定期进行口腔检查。

在视力方面,由于学业压力问题,儿童的近视比例不断增高,因此需要养成良好的用眼习惯(例如不躺在床上看书),创造护眼的环境(例如使用适宜的台灯),及时检查视力并进行矫正。

9. 预防安全事故 相对于学龄前期的活动范围而言,学龄期儿童的活动范围更大、内容更多、强度更高,这就导致更容易发生意外伤害事故。因此,需要加强急救及安全教育(例如不能玩火,在发生烧伤或烫伤时应当正确应对)。在环境控制方面,除了家庭环境以外,需要增加对学校和社区这两种活动场所的安全考察。

10. 进行正确的性教育 从父母角度来看,应当持有开明的态度来解答儿童的性问题,而不是一味地抑制儿童的好奇心和探索行为。从学校角度来看,应当在这个时期开始实施正规的性教育。另外,需要警惕和关注学龄期儿童的性侵害问题。

三、青春期

青春发育期(adolescence)简称青春期,是儿童发育为成人的过渡时期,即介于童年和成年之间的时期。

(一)青春期的分期标准

青春期的青少年既不同于儿童,也不同于成人。他们需要经过使青少年出现成人特征的许多生理方面、社会文化方面的变化后,才成长为成人。由于这些变化的开始,接近于童年的结束,接近于成年的开始,故此人们就把某个重要方面变化的起止时间,作为青春期开始或结束的时间。

1. 青春期分期的生理学标准

(1)青春期分期的生理学标准Ⅰ:从生后第二次生长突增开始起,止于体格发育停止时。本期又可按三种标准细分。

第一种标准:青春期可细分为:①青春期前期,指生长发育迅猛,生长突增,约为10~14岁。②青春期后期,指发育逐渐缓慢下来,约为15~19岁。

第二种标准:青春期可细分为:①早期,指女孩月经初潮前或男孩首次遗精出现前的生长突增阶段，约持续 2～3 年。②中期或称性征发育期，指月经初潮（女）或首次遗精（男）出现起，到第二性征已发育如成人，约持续 3～4 年。③晚期，从第二性征已发育如成人，到体格发育停止，一般持续约 3 年。

第三种标准：青春期可细分为：①青春前期，指第二性征出现前，体格形态开始加速发育的阶段，约 2～3 年。②性征发育期，指第二性征开始出现，到性发育成熟阶段，约 2～4 年。③青春后期，从第二性征已经发育如成人，到体格停止生长为止，约 3 年。

（2）青春期分期的生理学标准Ⅱ：亦有从生后出现性发育起，到身高停止增长时称为青春期。本期可按 Tnnner 的性成熟分期（SMR）把青春期分为：早期，相当于 SMR2；中期，相当于 SMR3～SMR4；晚期，相当于 SMR5 到身高停止增长时。SMR 的分期标准见表 2－7－1。

表 2－7－1　性成熟的分期标准

	女		男		
	阴毛	乳房	阴毛	阴茎	睾丸和阴囊
SMR1	无	未发育	无	性发育前状态	性发育前状态
SMR2	阴唇上出现稀少、色浅、较直的阴毛	乳晕直径增大。乳房乳头呈小丘状轻度隆起，乳核直径不超过乳晕	阴茎根部出现稀少、色浅、较直的阴毛	轻度增大	睾丸和阴囊开始增大，阴囊皮肤开始变红，出现纹理
SMR3	毛色增深，开始弯曲，数量增多，扩展到阴阜	乳房、乳晕增大，乳房直径超过乳晕。乳房和乳晕外表面尚未分开	毛色增深，数量增多，开始弯曲，扩展到阴阜	又增长	又增大
SMR4	粗糙、弯曲，数量较丰富的阴毛，但数量少于成人，且尚未扩展到大腿内侧面	乳头和乳晕突出于乳房上，即在乳房上形成丘状隆起	粗糙、弯曲、数量较丰富的阴毛，但数量少于成人，且末扩展到大腿内侧面	又增大，阴茎头和其外形宽度又增加	又增大，阴囊颜色增深
SMR5	女性成人型倒置三角形分布，阴毛向下扩展到大腿内侧面皮肤，但不沿腹中线向上扩展	发育成熟，乳头突起，乳晕回缩而成为乳房外形的一部分	男性成人型菱形分布，阴毛向下扩展到大腿内侧面，并可沿腹中线向上扩展	成人型	成人型

注：睾丸长径（不包括附睾）超过 2～2.5cm，体积 >2.5～3.0ml，宽 >1.4cm，为睾丸增大。

2. 青春期分期的心理学和社会学标准

（1）前青春期（preadolescence，约 12～13 岁）：此期少年对“青春期文化”的兴趣增强，对伙伴友谊的重要性大为增加。

（2）青春早期（early adolescence，约 13～15 岁）：此期对父母的矛盾感情和疑问（依赖与独立，亲近与疏远）大为增加。对与伙伴间的交往缺乏鉴别能力。

（3）青春中期（mid－adolescence，15～16 岁）：本期青春期的成熟表现更明显。①本期性的感觉和活动更强烈，提高了对性的自我认定作用。②与伙伴间的、缺乏鉴别能力的强烈依赖关系有所改变；与父母之间的矛盾感情或疑问开始逐渐消失，并有时增加了对父母的依赖性;拓宽了社会联系,其中包括与一些成年人的联系。③确定了感情上的独立。④有了满意工作的自我认定。

(4)青春晚期(late adolescence,17 岁以后):工作的自我认定被坚定地建立。此期可能有求爱事件发生,有了性的自我认定。大多数的青春期青年仍住在家里,但对父母、家庭有了更深的感情。与同龄伙伴和年轻的成年人有了更多的交往,并能与之和睦相处。

(二)生理发育特点

1. 青春期早期

(1)体格发育:男、女身高和体重的年增加值,与早期以前的年增加值差别很小。身体组成成分有明显变化,即女性体内脂肪明显增多,而男性肌肉开始发达。乳牙的犬齿和第一磨牙、第二磨牙脱落,恒牙的犬齿、前磨牙和第二磨牙萌出。

(2)神经的发育:青春期脑形态无明显重大变化,但仍存在着神经持续性的成熟发育。脑电图显示 α 节律波的活动增加,而 θ 节律波的活动减少。神经发育检查都表现为成熟反应(通常在 12 岁时出现成熟反应),例如手掌五指并拢、伸直,然后可独自分开第 3 和第 4 手指。

2. 青春期中期　相当于 SMR3 ~ SMR4,本期身体有显著的生长,性也有进一步的发育。在身高生长速度曲线峰值后 6 个月,出现体重生长速度曲线峰值。本期女性有大量脂肪出现。男性有大的肌肉块出现。本期通常开始于男孩的 12 ~ 15 岁,女孩的 12 ~ 14 岁。

(1)体格发育:在本期生长突增中,身高年增长值女性在 12 岁时平均为 8cm/年,男性在 14 岁时平均为 10cm/年。骨骼遵循着从身体的远端开始向近端生长的规律,即生长首先从脚开始,6 个月后是小腿开始生长,然后是大腿的生长。上肢的生长也是遵循此规律,因而青春期的孩子有着较大的手和脚,而显得比较笨拙。通常在大腿长度突增高峰后 4 个月,出现胸和臀部的加速生长高峰;而躯干延长和胸部前后直径的增加,是生长突增的最后表现。身体组成成分明显变化,女性体内脂肪进一步沉积,其肩胛下皮褶厚度增加。男性则出现较大的肌肉发育,显得肌肉呈块状隆起,肌肉发达。由于男性体内较多的雄激素的作用促使男性有较大的肩宽等,又由于男性生长突增较女性为晚,男性骨骼遵循着从身体的远端开始向近端生长的规律,故四肢长度与身体的比例男性较女性为大。由于女性体内较多的雌激素的作用,促使女性有较宽的骨盆直径等特点。

(2)神经发育:本期神经发育已表现成熟,但是通过对青少年睡眠的研究,还发现一些变化,晚间睡眠时间缩短,而白天睡眠时间延长。这可能促使父母把此正常生理现象误认为是孩子变懒,故应予以注意。

3. 青春期晚期　相当于 SMR5,正常男孩本期开始于 14 ~ 16 岁,女孩开始于 14 ~ 17 岁,而一般结束于 17 ~ 21 岁时。

(1)体格发育:青春晚期逐渐达到年轻成年人的身高和身体比例,但是青春中期出现生长突增后,此期身高增长速度和身高本身增长不显著。仍存在的骨骺,如股骨、肋骨、胸锁骨连接处的骨骺逐渐融合,有时可推迟到 20 岁方能融合完全。女性体内脂肪含量继续增多,女性肩胛下皮褶厚度也明显增加。男性则肌肉更趋向发达。

(2)神经发育:在青春中期末,神经生理的结构和功能已发育完成。

(三)心理社会功能发育

1. 青春期早期

(1)认知的发育:①信息加工能力增强。②在各个领域积累的知识增多,因而青年就可较儿童有更强的能力,可以凭借自己积累的各个领域的较多知识,凭记忆来解决现实问题。③在具体运筹期中,小儿多为根据经验来推测行动的过程和结果;而在形式运筹期中,青少年则由较多的假设来推测行动的过程和结果。④思考质量,青年由比儿童质量高的检测方法来思考解决问题,而儿童多为用一个测量方面的概念来思考解决问题。⑤对比赛的感觉,随着年龄的增长,参与比赛和竞争、迎接挑战的兴趣增加。⑥随着知识的积累和感情经验的丰富,对问题反复、仔细思考的能力增强。⑦现有能力的改进、能力的成熟是逐渐发育的,在青春早期,性别能力差别已出现。男孩在空间和数学方面能力水平较高;女孩在语言表达方面能力水平较高。其性别间差别原因尚不清楚。随着认知的发育,道德水平亦相应提高。

(2)心理社会发育:心理社会的发育与身体的发育密切相关。心理社会发育主要表现为两个方面,即认知方面和感情方面。认知过程是感知、推理、判断、记忆的基础。感情方面包括忧虑、抑郁、害怕、生气、悲伤、高兴、兴奋、妒忌、镇定、温和等等。儿童的大多数活动都是使认知和感情统一的活动。

在研究青春期的正常发育时,应注意少年心理社会的正常发育和特点。艾力克森的心理社会发育论认为,人类的内在动力常与环境发生一系列矛盾,一个人的性格即在解决矛盾后形成的,青春期的矛盾是“身份感对身份混淆”,青春期儿童体态的变化、认知能力的发展、社会对他们的要求等,均能造成此期少年的心理矛盾。例如:要求独立于家庭与依靠父母之间的矛盾,生理上性的发育和社会要求晚婚而性得不到满足的矛盾等。如果这些矛盾得到妥善解决,即称之为达到个人身份建立,否则即为身份混淆。青春期早期时,少年的家庭、同伴、学校在其心理社会发育中起着重要作用,而且这三方面彼此间有着复杂的相互作用。青春早期随着性发育的开始,与过去相比常常增加了对怀有慈爱心的异性父(或母)的距离。这时孩子们产生了保有个人秘密的愿望,有些事情不再像过去那样愿意告诉父母等人。孩子们开始想独立处理一些事情,想独立于家庭,但是他们想独立完成一件事情、又必须依靠父母的帮助,尤其在经济上对父母的依靠更为明显。这样,青少年想独立的愿望和实现此愿望而需要的客观条件经常发生冲突,而当父母未能满足其需要的客观条件时,就使孩子与父母的距离更增加了,这样青少年就转向同龄伙伴。

因此,青春期早期心理社会发育的特点是:少年开始从家庭中独立,同时也使以前家庭的平衡发生明显的改变。此期与同伴的友谊表现,主要是与同性同伴的友谊,这种友谊缺乏深度和亲密性,主要集中在共同的活动中,但此种友谊对孩子的影响是不容忽视的,而且也是孩子们所需要的。学校中很多因素可以影响孩子的成长或他们在学校的表现,而性发育的早晚也是一个很重要的影响因素。

2. 青春期中期

(1)认知的发育:认知进一步加深发展。

(2)心理社会的发育:本期由于体格和性的急剧发展,孩子对自己性和体格的发育感到更关心和困惑。性发育时脂肪的沉积,常被年轻的女性认为影响身材苗条,而采用节食、减肥等措施,当发展到极端,可能引起神经性厌食。不对称的乳房发育,也可能被少年认为自己发育异常。此期感到自身形象不美是一个多见的问题,特别是女性或患慢性病的人。

随着青少年的成长,其“成人感”意识更强了,此时孩子与父母的话愈来愈少,而与同龄人的交往愈来愈多;性发育亦可改变父母与子女间的相互作用。性发育中的男孩与其母亲之间较青春早期和青春后期更易发生摩擦;而女性随着性的发育,常伴随着与母亲更多的争论,与父亲也更为疏远,从而导致家庭关系的更不稳固、不协调;当性发育完成时,家庭的稳固和一致性的倾向又趋于再建立。中期孩子的社会活动又扩大到异性,并可能开始发生约会或早恋。

孩子的独立意向发展也很快,他们要求别人尊重他们,渴求自己独立处理一些事情,但他们对道德、人生观、理想、前途、性、宗教等还缺乏稳定和正确的认识,他们感到精力充沛、力量无穷,但有时分辨不清是非,对外界刺激缺乏控制能力。青春期的男孩对成绩和独立性的需要更迫切,在与同龄伙伴的交往中,希望有更好的表现,起最好的作用;而青春期的女孩在发展更亲密的同伴友谊关系,在接受同伴的委托行为和分担信息时对忠诚方面,较男性表现得更突出。

总之,在艾力克森的心理社会发育论中,本期是一个自我身份确定或自我身份发育的时期,也是性的自我确定或性感觉适当的发展时期。

3. 青春期后期

(1)认知的发育:识知继续巩固和加深发展。

(2)心理社会发育:本期青少年逐渐地改变过去对家庭的疏远,而在新的更高一级的意义上走向家庭的团结;虽然仍是绝对独断地独立思考问题,但此时他们大都能与父母进行对话。在与伙伴关系方面,他们与异性的交往更密切,发生早恋行为的可能性增多。本期对职业和升学的选择基本上是坚定的,其自身身份的确认有了进一步的发展,然后逐步过渡到成人期。

(四)青春期的心理特征

心理的成熟以生理的成熟为前提,并受个体社会化过程所制约。由于此时期生殖系统的迅速发育,特别是第二性征的出现,加快了男女青少年在体态上的变化。这些迅速发展变化的生理特征对其心理、情绪、行为影响极大,易使他们陷入各种矛盾和困惑之中,主要表现在以下几方面。

1. 独立性与依赖性的矛盾　由于青少年的身心得到迅速发展,成人意识迅速加强,他们希望以一个"成人"的角色进入社会,要求社会承认他们的社会资格,竭力想摆脱家庭对他们的管束,要求自作主张,产生一种盲目的成熟感,心理学将其称为"第二反抗期"。但是,由于经济上尚未独立,社会阅历和经验缺乏,对事物认识主观片面,是非分辨不清,无法独立地或妥善地处理一系列较复杂的实际问题,仍需要依赖家庭、老师等。这种独立性与依赖性的矛盾使他们陷入无端的苦恼之中,因此,又可称为"心理断乳期"。

2. 闭锁性与交往心理的矛盾　渴望与人交往和企求得到别人的理解是青少年的又一显著特点。他们希望参与各种活动,寻找知己,发挥自己的作用;也希望与长辈接近,接受渊博的知识和丰富的阅历。但是,自己的许多思想感情却不轻易向他人吐露,对个人的秘密也很少向外泄露。有时,由于长辈对他们的训诫多于鼓励,批评多于同情,使得他们感到无人理解和支持,故尔显得冷漠孤独,甚至心理闭锁。

3. 理想与现实的矛盾　思维能力和想象力十分丰富,对未来充满憧憬。常常使自己置身于"美好的幻境"之中,一旦这种幻境不能实现,便很容易产生挫折感和矛盾心理,甚至导致对现实的不满。另外,自视清高,不能正确地评价自己,也是其特点之一,一旦发现现实中的自我不是理想中的自我时,便产生严重的不安和痛苦、忧郁,造成心理危机。

4. 求知欲强与识别力低的矛盾　青少年时期是智能快速发展的时期,知识容量迅速扩大，对一切事物都有新鲜感和好奇感，有强烈的求知欲望。但是，因为没有良好的抽象思维方法和丰富的感性经验，社会成熟度低，识别力差，对一些复杂的事物难以作出精细而准确的判断和推理，易受诱惑和误导，以致在人生的道路上有可能陷入泥潭而不能自拔。

5. 情绪与情感的两极矛盾　朝气蓬勃，精力旺盛，勇于探索和创新，对新鲜事物特别好奇，标新立异，有理想，这是积极向上的一面；另一方面受知识、经验的局限，再由于心理上的不成熟，看问题容易主观武断，固执己见，强词夺理，以感情代替理智。因此，遇到挫折时，常产生消极颓废情绪而萎靡不振，常常表现为兴奋与抑制交替出现，希望与绝望不断变幻，积极与消极相伴而生，情绪波动性大。

6. 性生理与性心理的矛盾　对性知识的好奇和需求是性发育和性心理的必然产物，性幻想和性梦是正常生理状态的心理反应。但若没有跟上相关的教育和正确的引导，及时解释疑虑或消除困惑，便容易产生苦恼和惊恐不安。对异性的关注、吸引和好感是随性功能成熟而产生的性心理现象，但因处于幼稚期，易出现强烈的情感反应，甚至情绪失控。

（五）身心康复保健

1. 处理好独立与依赖的关系　父母要从实际出发，实事求是，仔细了解子女情况，及时交流思想，耐心诱导，提出要求，帮助他们处理好矛盾的关系。子女也应该尊重父母的经验和意见，求得家长的帮助、理解和支持。同时，摆正自己在家庭和社会中的位置，正确地认识和对待自己，正确地对待他人。

2. 保护自信心和自尊心　自信和自尊是个体心理健全发展的支柱。无论在家庭、学校和社会的教育中，都应该给他们信任、鼓励和尊重。

3. 树立正确的人生观和世界观　青少年时期是人生观和世界观形成的关键时期，应当帮助他们把理想与现实结合起来，把个人的志向、抱负和社会的需要、人类的需要结合起来，顺应历史的发展和潮流，坚韧不拔，锲而不舍，通过努力实现他们的理想和抱负。

4. 科学的性教育　科学的性教育可以使他们正确地了解性生理、性心理、性道德和性疾病方面的有关知识，排除他们的困惑，稳定情绪，使他们正确地对待青春期的生理变化及各种心理失衡，理智地与异性交往。

四、青年期

进入青年期标志着生理功能发育已处于完全成熟的阶段，认知功能也已获得了极大的提高，人格特性逐渐形成。这一时期大致是18～22岁左右。这一年龄阶段，将面临着就业、恋爱等一系列问题，导致各种心理纠葛和矛盾，若能妥善地解决这些矛盾，就能适应这一时期的社会生活，顺利地进入成年期阶段，否则会带来许多心理问题，造成精神心理疾病，如自闭症、抑郁症等。

（一）青年期心理发育特征

1. 认知的发展　认知的发展是人走向成熟的基础。青年的认知发展的核心是思维的发展。具体表现为：产生了思维的独立性、批判性和创造性，逻辑性强，有独立见解，喜欢怀疑和争论；同时对人生观和世界观等问题发生兴趣，喜欢探讨人生的理想、价值、意义等方面的问题。所以，青年时期常产生苦恼和迷惑。此外，记忆力、分析能力等也有了很大发展。

2. 自我意识的确立　主要表现在：

(1)越来越多地谈论理想、信念、人生观、价值观等问题。他们开始把注意力集中在自己的内心世界，表现出明显的闭锁性。

(2)第二次心理诞生：这是青年步入成年所必需的心理变化，主要过程是“分离”和“个别化”。分离是指个体与家庭或亲密的朋友渐渐地或突然地脱离，去寻求个别化，也即寻求更高程度的适应于社会的独立性。

(3)同一感形成：所谓同一感是一种关于自己是谁，在社会上应占什么样的地位，将来准备成为什么样的人及怎样努力成为理想中的人等一系列感觉。

3. 情绪敏感而不稳定　青年人的社会接触增多，随之产生了大量的内心体验，使得他们的情绪、情感不断分化，并表现出敏感而不稳定的特点，对事物的反应带有明显的二极性，时而热情奔放，时而郁闷消沉。

4. 人格逐渐形成　青年人在与外界接触的过程中，在知识学习与经验积累的同时，在接受社会教化的历程中，不断调整自己的行为方式，形成对客观事物稳定的态度，完成了社会化过程，同时也形成了自己的人格特点。另一方面，由于自我意识迅猛发展，个体对自己的心理活动、心理品质和个性特点有了较明晰的认识和体验，并通过不断的自我调控、自我修养，使自己的人格日益完善。

5. 性心理不断成熟　由于性器官发育成熟，个体对异性产生好奇、好感，青年人渴望对性知识的了解，在了解的过程中，逐渐形成了男性、女性的概念，产生性别认同，强化了自己的性别角色。此外，在个体人格特征的参与下，在家庭、学校教育、社会传播媒介和周围环境的影响下，逐步形成了自己的性观念，包括对性行为、性道德、性伦理、性文化等的认识和态度，还包括恋爱观、婚姻观等。青春期是对性的迷茫时期，也是个体性观念形成和发展的关键时期。随着年龄的增长，个体在与异性的接触过程中，不断修正完善自己的性观念，到了青年时期对性问题有了比较系统稳定的认识和态度，性观念基本成熟，性心理发育成熟。

6. 择业的困惑　人为了生存和发展，在社会中总要寻求一个适合于自己的职业，这就是择业。青年阶段处于择业的关键时期，青年们在择业过程中常有一些共同的心理特点，主要表现为：

(1)理想与现实的脱离：也即出现明显的自我意识矛盾，常常使青年在择业理想和现实需要面前感到苦恼。

(2)情感矛盾：青年学生毕业后开始寻求职业，即将走上工作岗位的兴奋，面临着的机遇、挑战、竞争，常使他们产生难以掩饰的焦虑情绪。

(3)意志的摆动：青年在择业时，有时能积极进取，勇于克服困难，自我推销，但有时又表现为意志衰退、决心动摇、少有努力，甚至出现“自暴自弃”的想法。

(二)青年期身心康复保健

青年是人生最有特色、发展最为迅速、问题最为复杂、心态最为矛盾、行为最为混乱的阶段，故其心理卫生问题比较复杂，影响的因素也比较多，在此仅就青年常见的心理卫生问题做一阐述和探讨。

1. 顺利度过心理上的“断乳”期

(1)需要解决的矛盾：

1)独立性与依赖性的矛盾。

2)孤独感与强烈的交往需要的矛盾。

3)求知欲强烈与识别力低下的矛盾。

4)情绪与理智的矛盾。

5)幻想与现实的矛盾。

6)强烈的性意识与社会规范的矛盾。

(2)解决方法:就心理卫生而言,自我意识良好的核心是自知和自爱,而实现自知和自爱的过程就是自我意识矛盾的调节过程。其实,自我意识的矛盾就是“理想我”和“现实我”之间的矛盾。青年自我意识矛盾时的情绪特点是莫名的紧张和焦虑,此时应注意剖析自我意识,明确“理想我”和“现实我”,找出差距,积极调控。

2. 处理好人际关系　人际交往是人的一种合群倾向,是人的一种基本心理需要。

(1)青年人际交往的意义和作用:

1)可促进青年的心身健康。

2)这是进一步完善青少年社会化的唯一途径。

3)可促进良好个性的形成。

4)这是青年获得知识和事业成功的手段和条件。

(2)处理方法:

1)学会克制自我,特别是克制冲动的情绪。

2)增强人际吸引,包括仪表吸引,如动作、风度、服饰等;人格吸引,如气质、性格等;学识吸引,如智慧、能力、知识等。

3) 学会与人沟通,包括语言沟通和非语言沟通。

3. 解决学习过程中的障碍　青年时期是获得知识的黄金时期,学习是青年的主要任务之一。调查发现,因学习而产生问题、引发烦恼的学生比例并不少。青少年常见的学习心理卫生问题有:

(1)厌学:主要表现为学习动力缺乏和学习兴趣降低。因此,应注意培养青少年的学习兴趣,注意非智力因素对学习的影响。

(2)学习疲劳:指青年的心理性的学习疲劳,主要表现为注意力不集中、思维迟钝、记忆力减退、情绪波动、学习效率降低等。因此,应注意合理安排学习时间和学习内容,做到劳逸结合;同时注意激发学习动机、调动学习热情等,以利于学习疲劳的防治。

(3)考试焦虑:指青年在学习考试过程中所产生的一种紧张不安的心理体验。有资料显示,大、中学生中有65%的学生对考试有厌烦感,另有相当一部分学生处在高度紧张的考试焦虑状态中,这对于青年学生的心身健康有很大危害。心理学的研究表明,短时、适中的焦虑有助于激发学习的动机,引发学习的需要或兴趣。因此,对于学习中的一般性焦虑不应过于敏感。长期、过度的学习焦虑才是青年学生应注意克服的,保持适中的学习动机和良好的学习方法,可以预防学习焦虑。对已经有考试焦虑反应的学生应调整期待水平,加强考试指导,提高应试技能,较严重者可通过放松训练,脱敏治疗,改变“不良假设”等方法来纠正。

4. 正确对待择业　做好择业的心理卫生工作十分重要,其内容有下面几点:

(1)培植职业兴趣:对职业有浓厚的兴趣,才能积极主动,充分发挥自身潜能,并创造性地开展工作。同时,从事有兴趣的职业,可使青年获得良好的情感体验,使青年维护良好的心理健康和心理卫生。

(2)端正职业意识:有的人在选择时对一些职业有偏见,较多考虑地位、收入,而较少考虑其社会价值,这易使青年人产生心理困扰,因此要纠正职业意识偏差,注意职业的社会价值，处理好远大理想与现实需要的关系。

(3)坚定职业意识：不少青年人在择业时犹豫不决，职业行为缺乏目的性，职业情绪低落，缺乏应有的工作热情，许多青年常常因此产生焦虑情绪，影响了心身健康。因此，青年人应注意培养自身的意志品质，勇于面对择业中的困难，坚定信心，敢于实践，不怕失败，以赢得事业的成功。

(4)注意人－职匹配：青年人在寻求职业、走向事业成功的道路上，首先要认识自我，学会分析自己的人格，对自己的职业兴趣、职业气质、职业性格和职业能力有所了解，并能扬长避短。只有这样，才能达到“人－职匹配”，才能工作得轻松愉快、事业有成。

（江钟立　林枫　贺丹军）

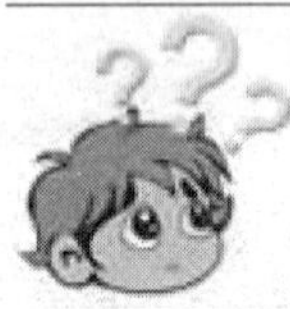

思考题

1. 简述学龄前期的神经精神发育特征。
2. 简述学龄前期、学龄期、青春期和青年期面临的主要发育问题。
3. 论述学龄期的心理社会发育特征。
4. 论述学龄期的身心康复保健原则。
5. 论述青春期的心理特征。
6. 青年期的心理“断乳”有哪些主要矛盾需要解决？

第八章　中　年　期

学习目标

1. 掌握中年期的生理发育特点。
2. 了解中年期的心理发育特征。
3. 熟悉中年期心理发育的影响因素。
4. 熟悉中年期身心康复保健的要点。

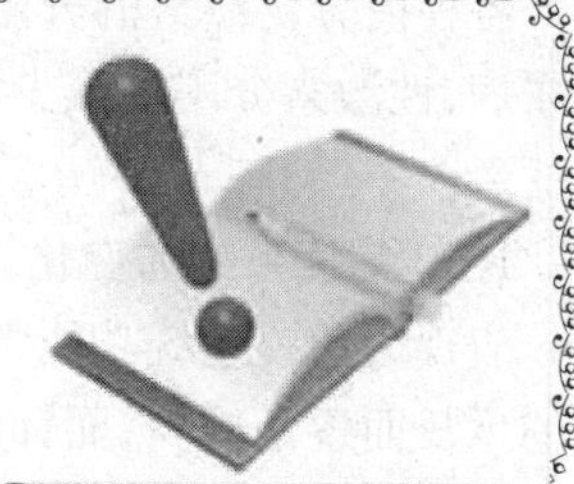

成年期是从22～60或65岁一个人生跨度最长的时期。成年期又可分为成年早期(22～35岁)、成年中期(35～50岁)以及成年后期(50～60或65岁)。从发育学的观点来看,以成年中后期即中年期的各种生理功能和心理社会功能变化最大,故本书着重叙述中年期的发育变化。按照世界卫生组织(WHO)1991年提出的划分年龄期的标准,中年期一般指45～59岁的人群;其中,中年后期,即进入老年期前的一段过渡时期又称更年期。按照我国的传统习惯,中年期一般是指35～55岁这一处于青年与老年之间的时期。中年期是个体一生中最成熟、精力最充沛、工作能力最强的阶段,处在这个时期的社会人群是整个社会的中坚力量。中年期的身心健康状况不仅影响本人和家庭的幸福,同时也会给事业和工作带来很大的影响。充分了解中年时期的生理、心理特点,随时解决所出现的身心问题是中年人健康的主要课题。

一、中年期生理发育特点

经过青年时期的生理功能发育后,进入中年期的个体的各个系统、器官和组织的生理功能便开始从完全的成熟逐渐走向衰退。一般认为,30岁以后的个体,其生理功能的衰退平均每年以1%左右的速度递增。由于组织器官的功能开始衰退,罹患各种疾病的可能性也随之而增加。

(一)心脑血管系统的变化

心脑血管系统功能的衰退主要表现在由于动脉硬化、血管壁的弹性下降、心排血量的降低,致使血压自我调节能力减弱且呈逐渐加快的趋势。同时,脂质代谢功能降低、胆固醇的浓度有所增长。这些因素都可以促使中年人发生心脑血管系统的动脉粥样硬化,使心脏、脑或其他重要器官供血不足,所以会导致心绞痛、心肌梗死、猝死、脑血栓形成、脑溢血等疾病的发生。

(二)消化系统的变化

由于生长发育停止和机体新陈代谢的功能趋于缓慢,对营养物质的需求量相对减少,而出现消化功能的降低。主要表现为:胃酸、胃蛋白酶的分泌以及其他消化腺的分泌逐渐减少,使胃的消化功能逐渐下降。

(三)呼吸系统的变化

呼吸系统功能的减退表现为肺组织的弹性开始下降,肺活量变小,肺泡和毛细支气管的直径开始增粗,尤其是肺支气管的抵抗能力下降,容易遭受各种感染,如果治疗不及时则可迁延不愈,形成慢性支气管炎等慢性呼吸道疾病。

(四)生殖内分泌系统的变化

各种内分泌激素的分泌开始减少而引起相应的疾病,如因胰岛素分泌的减少可能罹患糖尿病,性激素分泌的减少可导致性欲减退。中年后期可出现内分泌紊乱而导致更年期综合征。

(五)免疫系统的变化

表现为免疫系统功能整体水平的下降。在体液免疫方面,各种免疫球蛋白的产生随年龄的增长而逐渐减少,而针对正常组织的自身抗体的形成则可能会增加,因此自身免疫性疾病的发病率可能升高。在细胞免疫方面,各种免疫细胞的功能开始下降,对各种感染的抵抗能力明显地不如青年人,这也是中年人易发生慢性疾病的主要原因之一。细胞免疫功能下降的另一个重要机制是免疫监视功能也在下降,对变异细胞的免疫监视作用减弱而易患癌症等各种恶性肿瘤。这些变化的高峰大约在50岁左右,故尔在此期间的中年人常易罹患各种疾病。

(六)肌肉骨骼系统的变化

从骨骼系统来看,中年期面临的问题是体内钙质的流失逐渐增加。对女性而言,骨质疏松已经成为中年期保健较为关注的问题。这个问题从女性35岁起伴随着生殖内分泌系统的变化而开始出现。但是,需要强调的是,骨质疏松不是女性的专利,男性在这个时期也同样存在风险,只不过两者的风险相差了8倍。适当补充营养(如钙剂和维生素制剂)并配合有氧运动训练,可以改善或延缓骨质疏松。

肌肉系统的功能在30岁前达到巅峰状态。通过适宜的营养和运动,这种状态可以保持到中年期。进入中年期以后,随着年龄的增长,肌肉的收缩力量和速度会逐步下降。腰背肌受到这种影响较为明显,尤其是50岁以后更易发生损伤。在真正进入老年期以前,这种因年龄引起的肌肉系统素质下降不容易引起人们的警惕。因此,需要在接近老年期时对原有的活动模式及时加以修改,避免一些需要剧烈肌肉收缩的活动(例如具有激烈对抗性的球类运动),以免发生运动损伤。

(七)其他变化

从中年期开始,夜间深度睡眠时间有可能减少。为了补足睡眠时间,导致白天需要增加额外的休息,但白天睡眠的增加又有可能影响到夜间的睡眠质量,这就有可能造成恶性循环。因此,有规律的作息将成为中年人保持良好睡眠的重要方式。另外,肥胖的中年人还需要警惕是否存在睡眠呼吸暂停综合征。这种综合征是发生心血管病的独立危险因子。

视、听、味、嗅、触觉在中年期随着年龄的增长逐渐退化。虽然这些改变在老年期以前并不明显,但有可能伴有其他风险。例如:由于味觉减退,导致吃东西的口味越来越重,甚至会有年轻后辈抱怨中老年长辈烧的饭菜太咸。这种饮食口味的改变有可能增加高血压等慢性病的风险。

二、中年期心理发展特征

一个人步入中年期后，生理功能由盛转衰，而心理功能则处于继续发展和相对稳定的阶段，中年期是个体心理能力最成熟的时期。但是，心理能力的状况也因人而异，主要又与个体的个性心理，如理想、信念、世界观、人生观和性格等因素有关。只有积极进取、正确认识社会与自我，不断勇于探索和不畏艰险者，才能保持心理上的青春活力。

(一) 中年期心理发展特点

1. 智力发展到最佳状态　知识的积累和思维能力都达到了较高的水平，主要表现在观察能力、认识能力、记忆力，特别是意义识记能力以及逻辑思维、联想推理和综合分析能力等方面的水平较高，善于联想、善于分析、善于总结规律作出理智的判断，有独立的见解和独立解决问题的能力。因此，中年期是易出成果、事业成功的主要阶段。

2. 情绪稳定、心理平衡　人到中年，体力和精力、感知和记忆以及反应速度等方面虽然比青年人有所下降，但仍然是较为稳定的，性格和情绪的稳定较为突出。与年轻人相比，中年人更善于调控自己的情绪，决定自己的言行，有所为和有所不为，较少冲动性。此外，丰富的阅历、广博的知识、再学习的潜力使他们保持较强的自信。尽管中年人的生活中会有各种矛盾、问题，但由于他们具备了良好的心理素质和较强的调适能力，所以他们的心态常处于动态平衡之中。

3. 个性成熟、特点鲜明　中年阶段是自我与社会相互作用从而走上成熟的过程。在几十年中，个体经历了自我意识的确立、改造、再完善的漫长社会化过程，个性逐步成熟起来，且呈现出独特性。这种成熟而独特的个性有助于个体排除干扰、坚定信念，于是能够以自己特有的行为方式和态度体系建立人际关系、适应社会环境、完成工作任务及追求自己的人生目标。

4. 意志坚定、自我意识明确　中年人的自我意识明确，对自己的能力、地位、才识等有较客观的认识和评价，并能根据个人和社会的要求调节自己的言行。因此，在实现人生目标的道路上，一方面有勇往直前的精神、坚韧不拔的意志，另一方面又能理智地调整目标和选择实现目标的方式。

5. 多种角色、心理冲突增多　中年人是社会的中坚，他们同时扮演着多种社会角色。可以讲，中年期是一生中价值体验的高峰期，是人生中社会责任和家庭责任最重的时期。中年人在工作上大多成为了业务骨干，在家庭中又承担着抚养老人、教育子女的责任。因此，他们承担了工作、家庭、经济等多方面的压力。这诸多的社会角色，反映在中年人心理活动中，很容易引起各种心理冲突，形成有碍其心身健康的多种心理问题。

(二) 综合分析

总之，中年期不仅是智力与创造力的最佳时期，而且是人格成熟和稳定的时期，同时，也逐渐地积累起了比较丰富的社会经验，形成了相对稳定的人生观、世界观。这为他们担负“社会中坚”的历史重任创造了条件。步入中年期以后，一方面由于其社会角色的日渐增多、工作负荷日趋加重、建功立业心切、夫妻情感要求更新，另一方面由于社会责任、家庭经济负担及子女教育压力增大，也常常产生对职业及自身的不满、情感调节不力、多种社会角色矛盾、“力不从心”等心理问题。因此，可以讲，中年期是既值得骄傲，又令人担忧的时期。中年不仅是事业发展之年、身心变化之年，也是负荷沉重之年、婚姻多变之年，成熟与收获、困扰与压力构成了中年人的基本心理框架。

三、中年期心理发展的影响因素

(一)生理功能逐步衰弱

进入中年期以后,人体的各个系统、器官和组织的生理功能从完全成熟走向衰退。到中年后期,还会因内分泌功能紊乱而出现更年期综合征,表现为情绪的变化,如焦虑、抑郁、紧张、烦躁等,以及以阵发性潮热、出汗、心悸等为主的自主神经功能紊乱的症状。

(二)心理压力超负荷

中年人肩负着社会与家庭的重任,是各行各业的主力,又是家庭的顶梁柱,具有多重社会角色,对事业成就的期望值高,劳心劳力,尽职尽责,但是由于主客观的种种因素影响,事业上经常会遇到困难、挫折与失败,长期承受着高强度的精神紧张和心理压力,这些严重威胁着中年人的心身健康。

(三)家庭与婚姻矛盾

婚姻问题常常会成为影响中年人心理健康的重要因素,虽然离婚不一定对每个当事人来说都是坏事,但是感情上的创伤、经济上的纠葛、子女的疏离,都会带来一些阴影。特定历史条件下的高离婚率也确实给当事人带来许多心理健康问题。丧偶给家庭成员带来的精神创伤也会极大地损害心身健康。

(四)亲子关系的处理

在我国,望子成龙是一种普遍存在的现象,父母希望后代超过自己,希望未酬之志由子女来实现。然而愿望并非现实,一方面是子女的意向是否与父母的期待相符,另一方面是事物的发展也非愿望所能决定,过分苛求,将造成亲子关系的紧张和不快。

(五)人际关系错综复杂

中年期是人际关系最为复杂的时期,上下级关系、朋友关系、长幼关系,常常使得他们心力交瘁,情绪烦躁,疲惫不堪。

四、身心康复保健

(一)角色适应与事业发展

"立业、成家"是人生两大主题。人进入成年以后常把事业的发展作为自己的人生目标和追求。角色增多是中年期,尤其是中年早期的主要特征。因此,面对多种多样的社会角色,如何协调、如何适应便成为中年人心理卫生的重要课题,甚至可以说是个体事业发展与成功的基础。因此,中年人应确立正确的角色意识,形成相应的角色行为,以利于事业发展。此外,多种社会角色的冲突也是导致中年人心理困扰和影响事业成败的重要因素。在此种情况之下,要审时度势,根据不同的情况,确立不同的社会角色,并确立相应的角色意识和行为,防止角色模糊和角色行为紊乱。如一个人在单位是领导,在家中是丈夫、父亲,那么他只可能在单位行使领导权力,在家庭中则必须尽人夫、人父之责。

(二)婚姻调适与家庭稳定

爱情是男女之间相互吸引、彼此爱慕之情,是婚姻的基础。良好的夫妻关系是个人和家庭幸福的标志。因此,婚姻的成败和家庭的和谐与否不仅是中年人心理卫生的重要内容,更关系到整个社会的安宁和民族的兴衰,因此具有重要的社会意义。

随着社会的发展,家庭结构和功能也随之发生了变化,加上避孕技术的进步和性道德观念的淡化,使家庭不稳定的趋势更加突出,导致离异和婚外情增多,给步入不惑之年的中年人带来许多烦恼和痛苦,也给家庭生活投下了许多阴影。因此,对于中年人来说,注意婚姻的调适十分重要。一般来说,婚后夫妻之间的矛盾多属可逆性的,对可逆矛盾的妥善解决非常重要。常用的方法有:

1. 理解　主要包括对爱情做深刻、全面的再理解,对配偶及自身事业、情趣等的再理解。

2. 互补　性格上的互补是群体关系和谐的重要条件,夫妻之间的和谐也常以此为基础。夫妻之间性格的差异是存在的,但能否达到互补,在于彼此进一步了解和找到相互欣赏的部分。

3. 主动　家庭生活有矛盾是难免的,也可以说是正常的,彼此主动沟通、主动交流、主动查已不足、主动加倍体贴、主动防止矛盾发生、主动解决矛盾是婚后生活稳定的良方。

4. 避免激化矛盾　如在对方发火时,另一方应保持沉默或暂停"交流",或转移话题,或幽默对答。

5. 激发情趣　生活需要激情和趣味,爱情也是如此。

(三)更年期的心理调控

更年期是指从中年向老年过渡的时期。

女性的更年期通常是从45~50岁开始,表现为心身不适、易激动、失眠、多虑、烦躁、易怒等。由于她们缺乏更年期的心理准备和必要的知识,一旦出现不适,就感到紧张、焦虑,甚至到处求医问诊,把自己当做"病人"。对此,我们应使更年期的妇女了解身心保健常识,努力帮助她们消除恐慌和疑虑,并增强自我调节和控制能力,保持积极乐观的生活态度,更年期的心理困扰可以较容易地排除。当然,对有些妇女在更年期出现的明显异常反应,如过度焦虑、抑郁、严重失眠等,应及时求助于医生。

男性的更年期,通常是在50岁以后,他们也常有许多心身不适,如紧张、头痛、失眠、情绪不稳、易疲乏、注意力不集中、记忆力减退、缺乏兴趣、感到孤独等。

男性更年期的身心反应一般不像女性更年期那样明显。在实际生活中,许多男性是在不知不觉中度过更年期的,他们并不感到有什么明显不适。男性更年期的心理调控,除解决认识和情绪上的问题外,还应注意生活规律、有节奏感,并要注意劳逸适度等。

(四)退休前的心理准备

在现实生活中,许多人都很注意老年人退休后的适应问题,而很少关注退休前的心理准备。其实,许多老年人退休后的适应困难,都来自于退休前的心理准备不充分。做好退休前的心理准备,应注意这样几个问题:

1. 提前安排退休后的角色转变　退休意味着主要社会角色及社会地位和社会价值的丧失,努力摆脱原有的"社会角色",同时要主动设计退休后的社会角色(往往以家庭角色为主),这一角色转变前的提前安排越有序、越合理,退休后的适应就越主动、越平稳。

2. 培养新的兴趣和爱好　生活的愉快在于生活的充实,用新的兴趣、爱好填充退休后的时空,是老年人退休后愉快生活的重要保证。因此,退休前新的兴趣和爱好的培养是重要的心理准备内容。

3. 重新认识和调整夫妻生活　总体而言，此时期的夫妻关系是稳定的，情感是默契的，但也可能出现波折甚至痛苦，尤其是更年期时双方的情感都很脆弱，也易导致夫妻矛盾。重新认识和调整夫妻生活，包括生活起居的调整和培养共同的兴趣、爱好等，只要彼此给予更多的理解和关心，情感的依恋会更为加强，甚至有的夫妻会产生“重新恋爱”的感觉。这可以说是夫妻关系中的一次新的升华，有助于退休前的心理准备和退休后的生活适应。

（江钟立　林枫　贺丹军）

思考题

1. 简述中年期的生理发育特点。
2. 简述中年期的心理发育特征。
3. 简述中年期心理发育的影响因素。
4. 讨论怎样做好更年期心理调控。
5. 应当如何做好退休前的心理调适。

第九章　老　年　期

学习目标

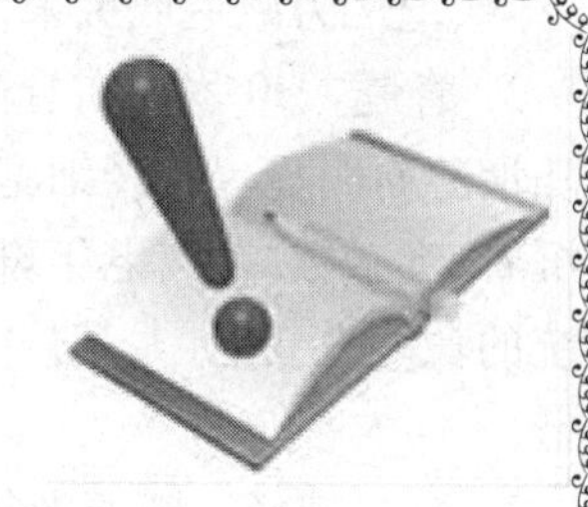

1. 熟悉老年期的生理发育特征。
2. 了解老年期的心理社会特征。
3. 掌握老年期的人格类型。
4. 熟悉老年期身心康复保健的要点。
5. 掌握临终者和丧亲者的情绪反应。

人体衰老本身是一种退行性改变,可因环境和自身因素(如疾病)而提前,但从另一个方面看,这种退变也是人体发育的一个组成部分,即人向着衰老方向发展。对于老年期的界定,各国规定的年龄不同。有的说男性75岁、女性70岁以后称老年;有的说男性50岁、女性45岁以后称老年;也有的说65岁以后进入老年期。世界各国对衰老的年龄界线在逐渐推迟。我国老年医学以45~59岁为"初老期",60~79岁为"老年期",80岁以上为长寿期。通常按我国干部退休年龄,男性60岁、女性55岁算老年期。随着人口的老龄化,老年疾病发病率的增高,致残率明显上升,以及老年人对生活质量的要求提高,老年期人口的康复医疗需求越来越多。了解老年期人体发展规律,有助于采用综合康复的医疗手段和措施,以延缓衰老,延长寿命,提高健康水平,预防疾病或促进疾病痊愈,加速病后身体功能的恢复,改善精神和心理状态。

一、老年期生理发育特征

人的生存有赖于机体各器官正常的生理功能,各器官衰老是人类不可抗拒的自然规律。须发由黑变白或脱落,颜面部皱纹增多,皮肤松弛及色素沉着,眼睑下垂,耳聋眼花,牙齿脱落,脊柱弯曲,步态缓慢,反应迟钝等表现,说明整体水平的衰老。器官的衰老,则表现为组织的萎缩,实质细胞数量的减少,许多重要酶的活性减弱,代谢缓慢,储备能力下降,以及某种微量元素的缺乏或过高等,导致人体生理功能发生改变。以下对人体各器官的衰老变化分别加以阐述。

(一)神经系统的衰退

老年人随着年龄的增长,神经系统逐渐走向衰退,在解剖、生理上都会发生逐渐明显的改变。脑、脊髓、自主神经及周围神经都可发生体积上的萎缩性变化,细胞数量减少及神经纤维数量减少,使神经精神的生理协调与平衡受到破坏。

1. 脑　位于颅骨腔内,是身体各部位生理功能活动的重要调节器官。人脑的平均重量为1400g左右。成年后随着年龄的增长,神经细胞逐渐减少,脑的重量逐渐减轻:60～70岁减轻5%,70～80岁减轻10%,到90岁时减轻20%,一般在60岁以前重量就已经开始减轻。脑萎缩见之于小脑Purkinge细胞,颞上回、中央前回、额上回、脑干的蓝斑核等细胞数明显减少,视丘下部减少较轻,而外展核、滑车核、下橄榄核等处并无改变。由于脑组织萎缩、体积缩小,致使颅骨内的腔隙增加,硬脊膜增厚,蛛网膜成为纤维结缔组织,脑回萎缩,脑沟变宽,脑室逐渐扩大,脑脊液增多;脑血管可发生硬化,血循环减慢,脑血液灌注量下降。细胞内胞质脂褐素的沉积增加,使神经的传导速度降低,从而影响神经细胞的生理功能,出现思维能力下降、记忆力减退或痴呆,还可表现为动作不协调、智力下降、生理睡眠时间缩短。

2. 脊髓　30岁左右脊髓重量最大,以后逐渐减轻,脊髓后索后根及后索的Goill束的变化随增龄而明显。神经细胞除数量减少外,其形态学也发生改变,如尼氏小体减少、老化,色素沉着,突触数减少,老年斑出现等。由于感觉器官生理性感觉衰退,脊髓神经及脑干传导系统的功能也衰退,尤其是突触的传导发生障碍,故中枢神经系统受到很大影响,反应能力降低。

3. 自主神经　随着老年人神经系统本身的退行性变及各脏器细胞的减少、萎缩,其功能也相应降低。当某一脏器衰退剧变时,自主神经系统的功能就很难协调平衡,因而发生疾病。这是因为全身电解质、pH值、体温、渗透压、血糖、血压、血液气体及生命必需之激素等,均由自主神经系统调节;而发烧、白细胞增多、肌肉防御反应等均是身体的基本保护性反应,都靠自主神经系统调节。

4. 周围神经　周围神经纤维及感觉器官的细胞数亦减少。检查颅神经可发现嗅觉、味觉减退,瞳孔缩小,眼球会聚受限,瞳孔对光反应缓慢。骨骼肌属于运动神经元的效应器官,老年人常出现肌萎缩,这种老年性肌萎缩的原因很多,但由于神经支配异常,引起神经源性肌萎缩是最多见的。

(二)五官的衰退

五官包括眼、耳、鼻、咽、喉,40岁以后人的五官逐渐由衰退走向老化,在形态、解剖、生理功能各方面发生渐进性变化,老年人的视、听、嗅觉生理功能都有不同程度的下降。

1. 眼　老年人眼眶内的脂肪组织减少,眼球向内凹陷、松弛、体积变小、上眼睑下垂。角膜边缘出现1～2mm的灰白色圈,通常被称为"老年环"。这是由于动脉硬化和脂肪组织的浸润所致,但不影响视力。角膜的曲度发生变化,出现散光。眼内晶状体的调节功能减弱,俗称"老花眼";晶状体发生混浊,即为"老年性白内障",使视力减退或失明。不同颜色光波的频率不同,红、黄色光的频率低于蓝、绿色光的频率。在七旬老人中,发现他们对蓝、绿色高频率的光波感受能力有所降低,而对红、黄色低频率的光波感受能力变化不大。

2. 耳　老年人耳郭弹性下降,软骨日趋钙化,前面凹面变浅,皱褶变平,故辨音的方向性变差,老年人常用手放于耳后以帮助辨别;外耳道皮肤变薄、腔隙增宽,细毛变硬密生,神经末梢日渐萎缩,耵聍易栓塞,招致听力下降;鼓膜增厚,变混浊,呈乳白色,周边有白环,因脂肪沉着而产生钙斑,导致活动受限,听力下降;中耳听小骨发生退行性改变;内耳的听觉细胞(即耳蜗的毛细胞)减少、萎缩,以及听神经和大脑听觉中枢退化,使听力逐渐下降,称为"老年性耳聋";耳咽管有扩张倾向,但因黏膜肿胀或由于耳咽肌功能衰退,使耳咽管开张功能失常或丧失,而导致耳咽管阻塞。腭帆张肌与提肌的纤维可由18000根减少至9000根左右,这是耳咽管功能衰退的主要原因;随年龄增加听力逐渐减退,首先是高音频感受器发生萎缩及变性，表现为高音频率感知能力下降，而对音调低的声音感知能力下降得很少；言语频率很少受损，故仍对话自如。这就是老年人喜欢听中音或低音音乐的原因之所在。

3. 鼻与舌　老年期后，鼻腔血管、海绵体和许多腺体与骨组织均发生衰退，鼻腔变宽，黏膜萎缩，鼻甲变薄，上皮纤毛及黏液腺体萎缩，鼻腔内黏膜小血管硬化。嗅神经细胞数量减少，嗅觉功能减退。嗅觉功能随年龄增高而下降的速度要快于味觉。老年人面对食品中的多种气味，通常只对1～2种反应较显著，特别是对咸味比较敏感；而青年人则可对食品中的多种气味同时加以鉴别。老年人对嗅觉减退的表述往往是“吃饭不香”或“吃饭没味道”。由于舌头的味觉也同时下降，导致老年人口味偏重或食欲下降。

4. 咽　成年后咽部淋巴结组织萎缩，细胞数减少，随年龄增长而体积缩小，30岁以后已有明显缩小，50～60岁近乎消失。老年人扁桃体窝变凹陷，可见残存扁桃体；如见一侧扁桃体区仍饱满，应警惕新生物。

5. 喉　老年人因为黏膜萎缩，喉腔变宽大。因基质萎缩，软骨的游离缘弹性减退而使会厌内翻。

（三）心血管系统的衰退

1. 心肌　心脏是人体生命的重要动力器官，在人生中一刻不停地跳动，将血液中的各种营养物质、氧气等输送到身体各个部位。成年后随着年龄的增长，心脏的内膜及瓣膜增厚、变硬和钙化。心肌细胞间质内出现纤维组织变性或淀粉样变。心肌细胞胞质内脂褐素颗粒增多；其颜色亦有改变，呈深褐色。心肌细胞和传导纤维的数量也减少，钙和镁离子含量减低，酶的活性下降，使心肌收缩力减弱，排出血量降低。营养心脏的冠状动脉发生硬化和管腔狭窄，导致心肌的血液灌注量减少。

2. 血管　成年人随着年龄的增长、寿命的延长，血管（其中主要是动脉的结构和功能）也逐渐发生变化，出现“动脉粥样硬化”的病变。也就是在动脉壁上发生了多个由于脂质沉积和坏死形成的灰黄色斑块，同时伴有纤维增生。在这种斑块内常继发出血、溃疡、钙化和血栓形成，从而引起动脉壁的增厚、变硬、失去弹性、动脉管腔变小、血流量降低，引起相关部位血供不足。有一些较小的动脉先是管腔狭窄，继则出现管腔闭塞，发生血液循环障碍，导致组织和器官缺血、缺氧。

在严重动脉粥样硬化部位，动脉的平滑肌萎缩，管壁变薄，向外膨出时形成动脉瘤。当患者强力劳动或剧烈运动，或当血压突然升高时，可引起动脉瘤破裂，有的人抢救不及时而因此丧命。

心脏、脑部、肾脏、四肢的血管如果发生动脉粥样硬化会产生严重后果。

当心脏血管发生粥样硬化时，冠状动脉管腔变窄，甚至发生痉挛与栓塞而致心肌梗死，出现心绞痛、缺氧，甚至危及生命。

当脑部血管发生粥样硬化时，血管，管腔变细影响脑部供氧供血，易发生头痛、头晕和晕厥；久之可导致脑细胞减少或脑容积变小、脑萎缩、脑皮质变薄；严重时智力减退、反应力差、行动迟缓、记忆力差。如果发生血栓，则可出现偏瘫、失语等症状。

肾动脉硬化时导致肾血管管腔变窄，肾供血减少，引起肾缺血萎缩和纤维增生，甚至发生肾区域性梗死，严重者可引起肾功能衰竭而发生尿毒症。

当动脉粥样硬化发生在四肢（多在下肢）时，可引起肢体供血不足，肢体发凉甚至发生缺血性剧痛，有的动脉远端发生痉挛或者栓塞，远端动脉搏动减弱甚至消失，可引起趾、指缺血性坏死。

(四)呼吸系统的衰退

1. 肺脏　老年人肺脏萎缩,重量减轻,体积缩小,肺泡壁薄弱,肺泡扩大。支气管黏膜亦有萎缩,纤毛的活动减弱。由于肺弹性明显低下,渐渐呈弛缓状态,沿气道纵行的弹性纤维增多,纤维束变粗,对气道肌肉萎缩起代偿作用。老年人由于支气管平滑肌及腺体萎缩,因而支气管的管腔多为扩张。这除了衰退的原因之外,与反复轻度炎症刺激引起的长期咳嗽有关;它同时还引起支气管树的平滑肌肥大。

2. 胸廓　老年人由于骨质疏松、脊柱变形、胸椎后凸,又由于胸骨及肋骨钙质减少,肋软骨钙化,脊柱侧凸畸形,胸廓的前后径增大、左右径缩小,使得保护肺脏的胸廓发生形状的改变;又由于胸壁肌肉萎缩,呼吸肌收缩力下降,使得呼吸动度减弱。

3. 肺功能　胸廓的改变,肺脏的老化,使肺的生理功能也发生变化;肺活量下降,而残气量增加;肺弹性回缩力减弱,气管的阻力增加;肺泡换气不足,氧气吸入减少,动脉氧分压低;呼吸道防御功能降低,对外界气候变化的抵抗能力减弱,咳嗽无力,呼吸道内的异物和痰清除困难,易患呼吸系统疾病。

(五)运动系统的衰退

运动系统由骨骼、关节和肌肉三部分组成。肌肉不仅是运动系统的动力部分,而且参与消化、呼吸、排泄、分娩等活动。肌肉的活动可以促进新陈代谢过程及体内各系统的功能活动。骨与关节除具有支持身体、保护内脏器官、作为运动的杠杆主持运动外,还具有造血和储存钙、磷的功能。人体99%的钙储存在骨骼中。

1. 肌肉　老年人骨骼肌的肌细胞内水分减少,细胞间液体增多,肌肉失去弹性,因而功能减退。肌肉组织有脂肪和肌纤维,个别部位生长特别明显,使肌肉假性肥大而工作效率降低,且易疲劳;同时肌纤维也变得瘦小,其弹性、伸展性、兴奋性和传导性都大大减弱。

肌力随年龄增加而下降,且肌肉韧带萎缩,弹性消失,变硬。有报告,男子55岁的握力为16~45岁平均值的86%,65岁则为此平均值的80%。老年人的神经肌肉兴奋性降低,所以有时在紧张的肌肉活动时可频发短暂的中断现象。

另外,老年人神经的传导速度往往降低,如尺神经的传导速度,20~30岁的人大约为每秒7.5m,而80~90岁的人为每秒5.2m;肌电图亦可见到与年龄有关的重要变化。所以肌肉工作能力降低是运动系统衰退的重要征象之一。

其次,老年人的肌肉量亦在发生变化。如30岁的男子肌肉可占体重的42%~44%,而老年人的肌肉则占体重的24%~26%。

由于老年人肌肉纤维逐渐变细,肌细胞数量减少、收缩功能减弱,可使肢体运动不灵活,运动的幅度缩小,走路缓慢。

2. 骨骼　骨骼是全身的支架,随着老化的影响,骨骼中有机物质如骨胶原、骨黏蛋白等均会减少,而无机盐如碳酸钙与硫酸钙等却增加。青年人骨中含无机盐50%,中年人含62%,到老年人则达80%。无机盐含量越高,骨骼的弹性、韧性则越差。老年人骨骼逐渐萎缩,骨骼钙质丢失,有机质的合成减少,脆性增加,容易发生骨折和骨裂。

老年人可发生骨质退行性变,骨的体积和外形变化虽不明显,但在内部结构方面则有骨皮质变薄、骨小梁减少并变细、骨密度减小等变化。正常椎体松质骨的密度约为0.22,但随着年龄增长而下降,到70~80岁时约减少一半。骨密度降到0.15时,临床上常可以诊断为骨质疏松症。骨质疏松以脊柱为多见,因为松质骨较密质骨更易脱钙,椎骨体受椎间盘的压迫而形成凹陷,脊柱弯曲畸形,表现为驼背或发生病理性骨折。

此外,老年人还经常出现老年性腰痛和类似坐骨神经痛。因为腰椎骨在整个脊柱中承担的负荷量最大,它使老人的躯干慢慢缩短和向前弯屈,肌肉萎缩,体力减弱,不能耐劳,而且对寒冷或机械性损伤很敏感,常常导致腰腿痛。

骨质疏松患者易发生髋骨、椎骨、桡骨下端骨折。老年人极其微小的损伤而致的骨折多为骨质疏松性骨折。骨质疏松是骨骼生理功能衰老的主要表现,其发生原因是多方面的,与老年人性激素分泌低下、膳食中钙的摄入量不足有密切关系。据统计,1/3 的老年人有不同程度的骨质疏松。

老年人由于椎间盘水分及有机物质减少,从而椎体变薄、椎体逐渐疏松,脊椎变短并弯曲,使老年人发生驼背、身高下降。男性老人身高约平均缩短 2.25%,女性老人身高要缩短 2.5%,容易发生颈椎病及椎间盘突出症。

3. 关节　成年后随年龄增大关节软骨、滑膜等均发生退变。关节软骨退变时,维持关节润滑和营养的水分将由 80% 减少到 75%,亲水性的黏多糖也减少到原来的 60%。与此相反,胶原则由 26% 增加到 59%。滑膜退变时,滑膜萎缩变薄,表面的皱褶和绒毛增多,滑膜细胞的细胞质减少,纤维增多,基质减少,滑膜的代谢功能减弱。滑膜下层的弹力纤维和胶原纤维均随退变而增多,因此滑膜表面和毛细血管的距离扩大,引起循环障碍。

此外,刺激自主神经也可以引起血运障碍。滑膜循环障碍的结果,可导致软骨损害。关节软骨在人的一生中都具有一定的生长和再生修复能力。儿童时期修复力强,成人期减弱,但仍能修复日常生活所引起的关节软骨的轻度耗损,参与关节的改造。关节的损耗超过关节软骨的再生修复能力时发生变性,关节损耗逐渐积累则发生骨关节病。老年人由于关节的退变使再生能力衰退以致关节损耗不容易修复。有时关节软骨可能完全损耗,活动时仅以其关节的两端骨面进行接触,并有磨损及增生,滑囊变厚,关节僵硬,出现疼痛;关节活动受限和关节变形是骨关节病的主要表现。

(六)消化系统的衰退

人体生长发育及能量供应来源于食物中的糖、蛋白质和脂肪。食物要经过机械和化学消化后才能被机体吸收利用。老年人消化系统解剖结构及生理功能的衰退,对其健康及寿命带来一定的影响。消化系统广义来说应包括口腔、食道、胃、肠、肝、胆、脾、胰。

1. 口腔　老年期面部改变是下半部的高度减小,面部皱纹增多,上颌骨与下颌体高度减小。老年人较突出的表现为牙龈萎缩,牙齿松动或脱落,牙槽骨吸收、消失。牙齿的损耗与丧失,降低了对食物的切咬咀嚼功能;与此同时,口腔唾液的分泌量的减少与质的下降也影响食物在口腔的搅拌,延缓了食物通过食道及在消化道的消化吸收。

2. 食道与胃肠　老年人对食物的口腔搅拌功能低下,吞咽功能欠佳,贲门括约肌弛缓,食道排空延迟,食道扩张,食道无推力的收缩增加,胃肠道肌纤维萎缩,蠕动缓慢,故机械消化功能减弱。老年人的胃肠道黏膜变薄,腺体萎缩,各种消化液的分泌减少,如胃蛋白酶、肠激酶、淀粉酶、脂肪酶等,胃黏膜腺体萎缩,胃酸分泌减少,故化学消化功能下降。据统计,60 岁以上老年人胃酸低或无胃酸者占 1/3,使其消化功能减弱,肠道吸收功能下降,食欲减退,还易发生消化不良。老年人肠道蠕动缓慢,结肠腺体及肌层组织萎缩,易发生便秘。

3. 肝胆　成年后随着年龄的增长,肝脏的表面积和体积会缩小。40 岁以上的人尸体解剖发现,肝平均重量为1900g;70岁以上肝的平均重量显著下降,100岁时肝的平均重量降低到1000g。老年人常见有肝脂肪变性,肝细胞减少和萎缩,肝的重量下降。肝的纤维组织增生,使肝脏的解毒功能减弱。由于肝功能衰退,使蛋白质的合成及储备均减少。老年人的胆囊亦有萎缩,胆囊壁增厚,胆管壁的弹性和胆囊的收缩力减弱。肝脏分泌胆汁减少,浓度高,故易患胆系疾病。

(七)泌尿系统的衰退

老年人泌尿生殖系统衰退,其程度随年龄增长而加重。

1. 肾脏 肾脏是泌尿器官,具有排泄废物、调节水电解质的平衡及酸碱度、调节细胞外液体量及渗透压、分泌多种激素(如肾素)等复杂的生理功能。每个肾的重量约120~150g,由100~150万个肾单位组成。随着年龄的增长,肾单位的数量逐渐减少,肾脏的重量减轻,60岁减轻10%,70~80岁减轻25%左右,体积也随之缩小。40岁以前肾脏血流一般正常,以后每10年约减少10%。肾小动脉发生硬化可以使肾血流量减少35%左右。肾小球受动脉硬化的影响,其滤过率下降,肾排泄废物和重吸收功能降低。老年人的肾脏储备能力下降,仅能勉强维持机体的内环境平衡。有30%老年人血压升高,与肾素分泌增多有关。肾脏的浓缩功能随着年龄增长也在下降,老年人脱水12小时后,其尿量及尿渗透压的改变不如青年人快。

2. 膀胱 膀胱是贮存尿液的器官。老年人膀胱肌层萎缩变薄,纤维组织增生,容量减少,收缩力减弱,排尿速度缓慢。大脑排尿中枢功能衰退,可使膀胱收缩失调。男性老年人常伴有前列腺肥大,使排尿困难。

(八)生殖系统的衰退

生殖系统由内生殖器和外生殖器组成,男性内生殖器包括睾丸、附睾、输精管、尿道、精囊、前列腺、尿道球腺。男性外生殖器包括龟头、阴茎及阴囊。女性内生殖器包括子宫、卵巢、输卵管等。女性外生殖器包括乳房和外阴。睾丸与卵巢属于生殖器官,其生理功能是产生生殖细胞,繁殖后代,分泌性激素。随着年龄的增长,生殖器官也发生退化。

1. 睾丸 男性老年期(50~70岁)以后睾丸逐渐萎缩、变小,生精功能减弱,精液中精子数可下降50%,80岁以后下降至10%,故无生育能力。雄性激素睾丸酮分泌减少,对性反应也减慢,需要更多的直接刺激,阴茎勃起力不坚实,性欲高潮期缩短,射精能力减弱,精量减少,射精后阴茎再勃起时间延长。男性中年后性功能逐渐减退但缓慢,比女性要晚得多。

2. 卵巢 老年期妇女可细分为更年期、老年期和长寿期三个阶段。更年期最突出的表现是月经逐渐停止,年龄在45~64岁,是卵巢功能由衰退到消失的时期,绝经前后为内分泌环境的异常变动时期。此期间仍有卵泡发育,但排卵功能发生障碍。卵巢分泌雌激素量减少,黄体功能消失,但垂体前叶产生促卵泡激素量增加,同时产生的肾上腺皮质激素及促甲状腺激素也增加。部分人因卵巢内分泌功能急速减退表现出自主神经功能紊乱为主的更年期综合征。老年期年龄为65~75岁,全身所有内分泌功能普遍低落,卵巢分泌功能消失,生殖器官逐渐全面萎缩。长寿期指90岁以上的高龄妇女,是全身各系统的解剖生理功能进一步全面老化期。

(九)皮肤黏膜的衰退

皮肤黏膜是人体的最大器官,是护卫人体的屏障。损伤后会给外界细菌、病毒、微生物进入人体提供通道。皮肤黏膜的衰退是老年人的必然过程,不但影响老年人的形象,而且也影响老年人的身体功能。

1. 皮肤　老年人皮肤的皮纹与皮沟加深,多皱纹,由于皮下脂肪减少,皮肤的张力减低而比较松弛,失去光泽;皮肤变得粗糙,呈污色,或色素沉着加深;面部、手、臂等处会有老年斑,皮肤较干燥,或呈糠皮状脱屑;毛发数量减少,混有白色毛发;指甲失去光泽,有的产生纵向裂纹或呈灰指甲。老年人皮肤对机械的抵抗力下降,因皮脂腺分泌减低,免疫功能低下,抵抗细菌及其他微生物的能力变弱,对碱性物质抵抗力低下,易引起皮肤炎。老年人的皮肤触觉、温觉和痛觉敏感度都较青年人略低。眼角膜与鼻部的触觉降低较明显,所以一些老年人对流鼻涕的自我感知能力降低,有时需要别人提醒,才能擦鼻涕。如同时触压老年人面部与手部的两点皮肤,高龄老人与学龄前儿童一样,只能感知一点受到了触压,说明老年人触觉定位能力差。老年人的皮肤温度感也减退,甚至有的老人体内温度低,尿液温度也很低,对外界温度变化感觉迟钝。对这类老人应特殊照料,注意室温的调节和手、脚的保暖,否则很容易出现冻伤。

2. 黏膜　老年人黏膜亦呈萎缩状态,口唇较苍白或发绀,口腔黏膜腺体有不同程度的萎缩,分泌物的质和量均有改变;食道、胃的黏膜也有老化现象,胃游离盐酸分泌量减少或消失,易患萎缩性胃炎;阴道及子宫内膜老化,月经停止,阴道分泌物减少,甚至很干燥,并且带来生理上的一系列变化。老年人黏膜呈萎缩现象,黏膜腺体亦发生萎缩,夜晚口腔干燥,阴道分泌物减少而患有干燥症。器官及其生理功能的衰老是一个复杂的演变过程,没有明显的时间界限,个体差异很大,进展速度不一;同样,器官衰老的程度也不一致。

二、老年期心理社会特征

(一)心理行为反应

1. 情绪变化　由于衰老、疾病、家庭结构的变化及社会角色的转换,老年人的情绪趋向不稳定、易兴奋、激惹、喜欢唠叨、常与人争论,常常表现为:①情绪体验强烈而持久;②易产生消极情绪,如失落感、孤独、抑郁、悲伤等;③“丧失”是老年人消极情绪体验的最重要原因,如地位、经济、专业、健康、容貌、体力、配偶等的丧失;④与青年人相反,老年人多在清晨情绪最佳;⑤研究证实,老年人的积极情绪体验仍是主流,多数老年人具有良好的情绪体验。

2. 感知功能退化　老年人的感知觉功能随年龄的增长而发生退行性变化,表现为视力下降,听力衰退,味觉也减退。老年人感知觉的另一个特点则是抗干扰能力较年轻人差。在噪声的背景下,老年人对特定人的说话声或信号声的识别能力较年轻人差。这种知觉的掩盖现象,在视觉中也十分明显。当图形与背景的颜色、光强度和形状的差别较小时,这种图形识别的掩盖现象在老年人中就十分明显,以致使老人难以识别图形。老年人记忆力、判断力、注意力减弱,对环境中的微小差异的感觉变得迟钝;由于感知觉功能的衰退,加之周围人对他们的老年角色的定位而勤于照顾,使老年人主观体验老化,很容易产生丧失感、衰老感。另一方面,随着年龄的增长而越来越自我中心化,表现为固执、超自尊感、过分自信和排他,还表现为认知的不守恒现象。

3. 记忆力减退　研究发现,老年人的记忆并非全面衰退,他们的初级记忆保持较好,次级记忆减退明显。此外,老年人的依赖于生理结构的学习能力(如近记忆力、敏捷性及反应速度等)随年老而逐渐衰退,而与文化知识经验有关的后天习得的能力,如知识广度、综合判断与推理能力等保持良好,通常认为在七八十岁以后才略有减退。

4. 智力的改变　老年人的智力结构和成年人的智力结构是非同质的东西。老年人的智力结构不能以成年期为依据往后类推,也不是量上的“衰退过程”,应该看成是个“变化过程”,更应该理解为一个“生长过程”。将65岁和90岁的老年人智力测验结果绘制成智力曲线,曲线不是单调地降低,在70岁初期和80岁期间出现了高原现象。因此,所谓“老年人智力下降”是量上的比较,是以与成人智力同质的假定为依据而得出的结论,所以还不能说明这是老年人智力的“真相”。由于智力测验的结果受到施行条件的左右,特别在老年人更是这样,所以必须考虑老年人独特的“智力影响因素”。

(1)学历差异:学历差异当然不是智力变化的直接影响因素,但从学历和智慧得分之间可以看到有相当高的相关性。在一项对100岁的高龄者的研究中,也存在着这样的倾向,学历越高的人,智慧测验得分也越高。

(2)身体状况:身体的好坏,特别是在老年期,明显地反映在智力的得分上。调查结果显示,身体状况不好的老人比健康老人的智力得分低,在卧床不起的久病老人中,存在着相当数量的痴呆老人。

(3)职业差异:从事的职业和智力之间存在着一定的关系。对100岁老年人的心理调查显示,曾从事管理职业的人比没有从事过这种职业的老年人,智力得分呈现有显著差异的高分。可是这种职业的差别,不能说是老年人特有的差别。

(4)其他:家族关系、设备和住宅等,在青年人被认为是影响相对小的因素,可是对老年人往往是很大的智力影响因素。

5. 人格的改变　老年人的性格基本上是稳定不变的,也即有较强的对传统习惯、作风的保持性,同时表现为保守、固执和顽强。在生活中,常表现为容易怀旧,做事周到、有条理,处事沉稳、谨慎。虽反应欠灵活、思维较缓慢,但经验丰富,对事物的判断准确,因此,老年人经常表现出沉默或多言。由于自我中心,常常影响人际关系,乃至夫妻感情。

老龄化的模式与每个人的人格及其青年期、中年期的生活方式有着密切的关系。因此,一个人是否能适应得很好,顺利地度过晚年,往往是根据他的人格类型及生活经历来评价的。对某个人来说可能是很充实的隐退生活方式,而对另一个人就不一定会感到满足。这就是说,各个不同的人格类型,都具有自己的独特的期待、要求、欲望、兴趣等特性,彼此差异是很大的。老年期有5种人格类型:

(1)成熟型:由于这一类型的人感觉到自己的一生是有成就的,即使在退休时也心安理得。他们对自己本身以及自己的过去和现在都能很好地接受,并能以强烈的关心和积极的态度对待现在。这种人格类型对人生抱有乐观态度,对未来充满希望,同时又能表现出恰如其分的自我尊重,满足于自己一生所完成的事业,并且在退休后还继续参加一些社会活动。在人际关系上他们也有着充实感,努力保持亲密的朋友关系。

(2)安乐型:属于这一人格类型的人对退休的现状及自身都能够接受,然而接受的态度比较消极。他们从责任中解放出来,享受超闲适的生活。这种人格类型的特征是不抱什么特别的奢望,但在物质上、精神上都期待着别人的援助和支持。

(3)装甲型:这种类型的人为了不被老龄化所威胁,设置了牢固的防卫体系。他们总是精力充沛地活动,想借此来排除因身体功能降低而产生的不安。他们这种活动性的盔甲在适应老龄化的过程中似乎起了充分作用。乍看起来会认为这一类型的人也同样适应得很好,实际上他们对老龄化这一事实是采取某种障目的手法,不过是用不断活动的办法从意识上来逃避自己老化的这一现象。因为属于这种类型的人,对于“闲暇”这种时间上的扩大,明显地缺乏正确的理解,所以对工作有过分的义务感,有强烈的事业心,并由此而对年轻人产生嫉妒心。

(4)好怒型:这种类型的人的特点是不服老,对退休生活不能适应。这些人因未能达到人生的目标而怨恨、绝望,将其原因归罪于别人,非难别人,自寻苦恼。这种类型的人是攻击型的,充满了偏见,而且往往表现为神经症的倾向。他们对退休老龄化采取根本否定的态度。另外,他们对死亡抱有强烈的恐惧感。换言之,他们没有发泄热情的对象,极度不安,悲观主义的思想方法、忧郁的精神状态等都是这种类型人的特征。他们对年轻人的感情是怨恨和嫉妒,有时甚至表示敌意。

(5)自我厌恶型:这一类型的人就是所谓老龄不适应者,他们把自己的人生看成是失败的一生,归罪于自己,责备自己。在这一点上,与归罪于别人和外界、责难别人的那种“好怒型”是不同的。换言之,这种类型人的攻击性不是外向化的,而是内向化的。而且,这种人格类型的人,一般来说是被动的,几乎不抱任何野心,根本没有继续体验自己人生的奢望。他们是悲观的,对别人不表示任何关心,内心是孤独的。对他们来说死亡并不是一种威胁,因为他们把死亡看成是从悲惨现实中得到解脱。

6. 价值观与生死观　老年人常以能否自我料理日常生活或给予别人帮助为生存的价值,一旦患病,自身价值感会受到挫折而烦躁不安,陷于自责和责备别人的困惑中。生死观是指一个人对生与死的态度。老与病通常是连在一起的,多数老年人身上不难找到3种以上的疾病,绝大部分老年人害怕患病,恐惧死亡。

老年期的生存模式可以说在很大程度上受个人身体素质的制约,尤其受生死观的左右。价值观与生死观极富于个性,应该说它是毕生经历的产物,而且也是一个人的性格成熟的标志。单就生死观来说,有的人构成了明确的世界观体系,有的人则混乱不清,还有的人在晚年仍在不断变化着。有在痴呆时“等待死神降临”的,甚至也有无所谓生死观而茫然混日子的。有积极对待的,也有消极对待的。他们中的大多数人虽也口谈多种多样的生死观,但这些往往是一种防卫心理,也可以称作老年性的“智慧化”,而其内心的生死观并未定型,抑制着对死的不安、偏执地贪恋生者为数不少,因此他们执拗地、多疑地诉说自己身体上的不适,有时也近似妄想地表白自己的不幸与嫉妒。也许人们认为这些情况大多发生在处于顺境的人身上,实际上却多发生在处于贫困或逆境的人身上。逆境会使人产生叛逆性格去反抗人生的终极。对于这样的老年人,只能予以安抚。

“长生不老”是人们的普遍愿望,但仅仅长寿是毫无意义的,我们所需要的“不老”是“老焉不服老”的精神高度和思想境界。然而许多人仅就长寿这一点对医学做出了过高的要求,而不少老年人对自己在心理上显示出的退化却一点也没有批判的意思。这些人有如释迦牟尼所揭示的“老吾老,为免老,烦见他人老”那样的感触。与此相对,那种“自然至老年,坦然梳白发”能接受现实的老年人,却能“老迈志不衰,黎明即起度春秋”。人的生与死,自古以来被宗教、哲学、艺术进行了不恰当的渲染,从而增加了它的神秘色彩,形成了固定的社会偏见,人们忌讳衰老,不愿死亡,老年人往往更是如此。老年人通常更加珍惜生命,留恋生活,总希望健康长寿;但同时,老年人也清楚地知道时间对他们来讲会越来越少。因此,树立一个正确的生死观对老年人的心理保健十分重要。在现实生活中,可见到许多老年人生理功能并未衰老,可是在社会偏见和传统习俗的影响下,形成了衰老的自我意识,这是十分不利的。确立正确的生死观,克服死亡带来的恐惧感,以坦然的心态对待死亡,这样才有益于老年人的身心健康。

(二)家庭社会因素的影响

1. 老年夫妻关系问题及再婚　老年夫妻虽经历了人生的风风雨雨,经受了许多生与死的考验,但也存在着一些问题。有很多因素影响老年夫妻的关系,其中,有生理上更年期的干扰和性生活的不和谐等;有心理上诸如兴趣、爱好及性格的变化等;也有生活中的各种分歧。老年人的再婚也存在着许多误区和压力,有来自老年人自身心理、观念上的,也有来自社会舆论方面的,还有来自子女的。

2. 社会角色的转换　老年人离退休以后,生活、学习一下子从紧张有序转向自由松散状态,子女离家、亲友来往减少、门庭冷落、信息不灵,均易使老年人出现与世隔绝的感觉,感到孤独无助;甚至由于地位变了、原有的权力没有了,心理上产生失落感,感到"人走茶凉";有的人放不下架子,不愿与一般群众交往,自我封闭,导致情绪障碍。离退休的心理反应与人格有关,在情绪特征上易怒和易激愤的人,常不适应退休,他们或者认为社会已将自己抛弃,或者认为自己无能。另外,离退休的心理反应与本人的看法、态度有关,如果把离退休看成退出社会舞台,走向坟墓,必然会有消极的心理行为反应。

3. 经济与社会保障　一些研究表明,缺乏独立的经济来源或可靠的经济保障,是老年人产生心理困扰的重要原因。一般来说,由于缺乏经济收入和丧失原有的社会地位,常使老年人产生自卑感和抑郁情绪,部分老年人甚至会产生"一死了之"的念头。

4. 生活应激事件　老年人有着强烈的安度晚年的愿望和较强的长寿愿望,但同时由于生理衰老和心理脆弱,实际生活中意外刺激难以避免。常见的生活应激事件有:

(1)疾病　疾病本身会使老年人处于紧张焦虑状态,老年肿瘤患者表现消沉、抑郁、绝望,老年心肌梗死患者常有悲观、抑郁、恐惧的情绪。老年人大多对各种辅助检查产生恐惧、痛苦、不安的反应。疾病对老年人引起的心理挫折比心理障碍更严重,老朽感和无价值感会因此而生。

(2)丧偶　老伴死亡,自己形影孤单、寂寞难熬,对未来丧失信心,而陷于孤独、抑郁、空虚之中。

(3)家庭不和睦　除了经济原因以外,长、晚辈由于对社会价值、伦理道德及生活方式等多方面的看法不一致,彼此之间又缺乏沟通和理解,导致各种家庭矛盾,为老年人的晚年生活投下了阴影,危害老年人的心身健康。

三、老年人身心康复保健

有针对性地做好老年人的身心康复保健,对于提高老年人的生活质量,使其安度晚年,至关重要。

(一)增强社会适应是保持心理健康的前提

适应是个体对自己的行为进行自我调节和自我控制,以保证与所处环境一致的过程。美国心理学家埃里克逊认为,人的一生就是一个适应过程,是学习新的社会角色、掌握新的行为模式,以适应新的生活的过程。老年人也不例外,他们常遇到的适应问题有:

1. 观念的适应　老年人有着深刻而丰富的人生体验,形成了许多对人生、社会的看法,且有稳定、固执的特点。而社会、环境甚至文化的变化日新月异,对老年人长期以来形成的观念产生了冲击而使他们经常处于矛盾之中，因此，老年人要学会更新观念。

2. 社会角色的适应　老年人大多数都离开了工作岗位，丧失了一定的社会角色，生活空间也明显缩小。同时，在家庭内部也需重新调整和建立新的角色，以适应新的离、退休生活。因此，离退休前的心理准备，离退休后兴趣、爱好的培养及社会活动的参与非常重要。

3. 身体变化（疾病）的适应　随着年龄的增高，生理、心理的衰老是不可避免的。老年人应自觉接受这一不可抗拒的客观规律，合理安排起居，适当体育锻炼，正确对待疾病，学会自我保健，建立积极的生死观，主动排解不良情绪和孤独感。面对现实，热爱生活，以乐观的态度过好每一天。

（二）加强脑体活动是延缓心理衰老的关键

"生命在于运动"，一方面，适度的体育锻炼不仅有助于延缓衰老，起到健身、防病治病、延年益寿的作用，还有助于保持积极的生活态度，起到调节精神、陶冶情操、愉悦身心的作用。另一方面，适当的脑力活动，能延缓脑功能衰退。老年人可以通过坚持学习，锻炼思维，强化记忆，获得知识，而且，通过学习还可得到无限乐趣和心理上的满足，延缓心理衰老。

（三）改善家庭关系是维持心情愉悦的保证

家庭人际关系是一种特殊的社会关系，具有自然（性爱、血缘爱）和社会（经济、法律、伦理、道德、心理等）两种属性。改善老年人的婚姻、老年人的夫妻关系与代际关系等，有利于老年人的情绪稳定，消除孤独，使老年人晚年生活更丰富、更和谐。

1. 老年夫妻关系问题　注意老年夫妻关系的调适：①相互尊重和理解；②相互照顾和关心；③相互协商和公开；④遇到矛盾学会"冷处理"。

2. 老年人的再婚问题　为减少老年再婚产生的心理卫生问题，应注意：

（1）观念的更新：老年人要解除传统观念的束缚，坚信再婚有利于心身健康。对于子女们来说，应尊重老年人再婚的权利，并予以理解和支持。

（2）性格差异的调适：一般说来，人的性格在25岁左右就已经定型了。所以，对于老年再婚夫妇来说，很可能存在着性格上的差异，处理不好，很易导致生活上的摩擦。因此，老年夫妇彼此应承认、接纳性格上的差异，逐步适应和慢慢学会欣赏彼此的差异，这是再婚后生活稳定的基础。

（3）生活习惯的相互适应：老年人都有多年来养成的生活习惯，且已经定型。因此，再婚老年人在一起生活时不应总用过去的经验来看待现在的生活，也应注意尽量少向对方描述过去生活上的细节，应把再婚真正地看作是新生活的开始。

3. 老年人的代际关系问题　代际关系主要是指家庭中两代人或隔代人之间的关系。主要包括有血缘关系的父子、母女、祖孙关系和无血缘关系的婆媳、翁婿关系等。作为一个社会现象，两代人之间的矛盾问题，已经影响到了老年人的心理卫生。矛盾总是来自双方面的，因此，两代人之间必须相互理解、相互尊重，平等相处、加强沟通，这是调节两代人关系的原则，也是维持老年人心情愉悦的佳境。

4. 保持乐观情绪是促进身心健康的良药　我国古代的《黄帝内经》曾指出："心者，五脏六腑之主也……，故悲哀愁忧则心动，心动则五脏六腑皆摇。"说明了不良情绪可致疾病。现代科学也证明：乐观情绪可使神经系统、内分泌系统和免疫系统调节到最佳状态，促进身体健康；乐观情绪也有利于促进人的感知、记忆、想象、意志等心理活动，延缓心理衰老。保持乐观，善于调控自己的情绪，防止不良情绪的伤害，是许多长寿老人养生的秘诀。

(1)建设一个和睦幸福的家庭:家庭是老年人活动的主要场所,也应当是生活的安乐窝。因此,和睦的家庭气氛、良好的家庭关系,是老年人拥有良好情绪的保证。

(2)要有知心朋友:老年人要避免孤独,保持心身不老,必须广交朋友,尤其要有几个知心朋友。通过交友,促膝谈心,交流思想,排忧解难,得到真正的友谊和真诚的关心,可以保持愉悦的心境,享受莫大的快乐。

(3)学会调控情绪:老年人并非生活在真空中,他们会有伤病的困扰、经济的压力,也会遇到各种生活事件,会产生各种负性情绪。因此,学会调控情绪显得十分重要。首先,要正确对待得失,做到"得之淡然,失之泰然"、"宠辱不惊";还要正确理解差异,做到"知足常乐"。其次,要学点幽默,幽默是有知识、有修养的表现,是一种高雅的风度。它可帮助自己解脱困境、排除烦恼,打开紧锁的眉头,找到生活的乐趣。再次,要适时释放不良情绪,如在亲友面前诉说,甚至痛哭一场,如此可释放紧张,解除压抑,减轻痛苦,使自己的心情好转。最后,还可通过其他一些途径来调节情绪,如自我激励、注意转移、运动旅游等,如此就可使老人笑口常开。

(4)保持年轻心态:随着年龄的增高,机体功能逐渐衰退,这是不可抗拒的规律,然而人的精神不能松垮,要尽量保持开朗乐观的情绪、饱满的精神状态和规律有序的生活;要善于修饰美化自己,不畏老、不服老,始终充满青春活力,保持年轻心态。

5. 纠正不良行为是防治心身疾病的根本　世界卫生组织曾指出:"个人的生活方式,包括饮食、烟草、酒精和药物的消费及运动,是决定个人健康的重要因素。"许多老年疾病,包括心脑血管病、恶性肿瘤、糖尿病等常见病、多发病都与社会因素,特别是不良生活方式和行为有关。不良的生活方式和行为主要是指那些不懂营养、不讲卫生、性格不健全的生活方式和行为,如吸烟、酗酒、暴饮暴食、偏食、高糖高盐饮食、嗜食烟熏炭烤油炸的食物等不良饮食行为;不爱运动;性格过于内向、急躁、忧郁、焦虑等;夜生活过度,生活不规律;滥用药物等。老年人应注意纠正不良的行为和生活方式,培养良好的习惯。

(四)防止跌倒是健康长寿的重要保证

从健康角度而言,要保持一定的生活质量,运动能力是重要的影响因素。但是,运动系统(肌肉、骨骼、关节)并不是唯一与运动能力有关的系统。心血管和呼吸系统、神经系统、认知系统等都有可能成为老年人运动能力的限制因素。这些限制因素也有可能通过适当的运动训练而得到改善。在所有这些系统中,最关键的是心血管和呼吸系统。因为其他任何系统的变化都直接或间接地影响到心血管和呼吸系统,而心血管和呼吸系统也制约着其他所有系统。对老年人而言,以骨骼肌肉系统的功能活动为手段,可以达到训练心肺系统的目的。这个时期,最安全、实用和有效的骨骼肌肉系统功能活动形式就是步行。但是,老年人却面临着跌倒的风险。这种风险成为最明显的老年人心血管保健的限制因素,也成为影响老年人预期寿命的重要因素。

从维持平衡的策略上分析,通过髋部的摆动而维持平衡的髋策略与前庭觉有关,通过踝部屈伸运动维持平衡的踝策略与本体觉有关,通过跨步和伸手维持平衡的跨步策略和伸手策略则需要小脑的协调功能和大脑皮质的控制功能作为保障。前庭系统功能往往从中年时期就开始衰退,但是由于其他代偿系统仍然在起作用,因而在中年期并不表现出平衡障碍。进入老年期,视力下降,下肢本体觉也逐渐减弱,再加上脑高级功能的衰退以及保持平衡的外周效应器官的功能减退(例如腰背部、膝周、踝周肌力的减弱,关节僵硬和疼痛等),就会使原有的前庭功能障碍变得明显起来。值得注意的是，注意力下降在这个阶段开始成为步行跌倒的重要因素。在狭窄昏暗的台阶或走廊步行的同时说话或做其他分散注意力的事情，往往会成为老年人跌倒致残的诱因。由于多次跌倒导致疼痛和功能障碍，甚至会使老年人对步行产生恐惧感，从而长期保持坐位或卧床，由此会带来心肺功能衰退等一系列问题。

因此，能否安全地步行和有效地维持心肺功能，就成为老年人能否健康长寿的两大重要决定因素。要维持心肺功能就需要步行活动，而步行越多，跌倒的机会就越多。需要采取综合措施来干预这两个因素。例如：在可控环境中采用多种方式训练心肺功能（如有监护的平板或踏车运动，在没有条件做下肢运动时改用上肢训练），减少家庭环境中的跌倒因素（如昏暗狭窄的走廊或楼梯、潮湿的洗手间地面、不易触及的照明开关），步行行为的调整（如培养专注步行的习惯，禁止在步行时交谈或转移注意力）或平衡策略的训练（如跨步训练或踝部肌力训练）等。

四、关于死亡的话题

（一）死亡的定义

死亡可以从不同的角度来界定，而每一种定义也同时反映着定义者的多种观念，诸如生命是什么？人的本质是什么？自我是什么？年龄、性别、社会文化、宗教信仰、哲学思想、大众媒体、健康状况或生存状态等多种因素都会对人的生死观念产生显著影响。

究竟怎样才能算是“死了”呢？目前较为普遍的定义涉及两个层面：生物学和法律。

生物学层面的死亡主要是指“脑死亡”。根据 1968 年哈佛医学院制定的标准，“脑死亡”的确定包括四个基本点：①对外界刺激无反应；②无自发肌肉运动和无自主呼吸；③没有反射，包括角膜反射、瞳孔反射等脑和脊髓水平的所有反射均消失；④没有脑活动，表现为脑电图检测显示平波。另外，需要 24 小时内反复检查证实以上改变不可逆，且排除低体温（低于 32.2℃）或中枢神经抑制剂的作用（如巴比妥类药物反应），最终才能确认脑死亡。

法律层面主要区分了两类死亡：第一类是人因伤病等因素而引起的死亡，第二类是因长期失踪而宣告的死亡。从人体发育学角度来说，需要关注的是第一类情况。由于安乐死立法的问题尚有道德方面的争议，对第一种情况下如何认定人死亡仍然没有普遍接受的标准，而往往要参照各个国家或地区所公认的医学标准。但是，不同国家或地区在宣布法律上的第一类死亡时都承认：循环和呼吸的不可逆性丧失是大多数情况下明显且充分的死亡依据。

（二）死亡观的发展

从人类个体对死亡的观念的发展来看，一般两岁以下的婴幼儿还没有“死亡”的概念。到了学龄前期，儿童开始发展出“死亡”的概念。这个阶段的特征是将死亡理解为“人不再活动”，并且把“死”理解为“生”的状态的一种可逆性的变化。学龄期的早期（约 5～9 岁），儿童开始把“最终状态”这个要素加入死亡概念中，但仍然没有“人必然会死”和“我会死”这两种要素。学龄期的后期，儿童的死亡观已经具有了“最终的”、“不可避免的”、“普遍的”和“人人都会死”等多种要素，并且可以罗列出各种各样的死亡原因。到了青春期，少儿已经开始能够系统地阐述抽象概念，对死亡的观念逐渐成熟。

1. 成熟死亡观的四要素

（1）普遍性：即死亡是无处不在、必然发生、不可避免的。

（2）不可逆性：即死亡是终结性的，死了就不可能复活。

(3)无功能性:即与生命有关的所有功能都随死亡而消失。

(4)因果性:即死亡总是有原因的。

2. 死亡观的建立 值得注意的是,青少年死亡观的成熟并不意味着他们同时具备了成熟的应对模式。由于这个时期的个体处于功能上升时期,自我的身强力壮感可能使青少年无法适应死亡概念所传递的崩溃感和终结意义。加上在这个时期的青少年开始逐渐脱离父母的监护环境,导致他们会比成年人更激进地追求某些带有危险性质的体验,例如药物滥用、酗酒或不安全的性行为。因此,父母要在这个阶段帮助孩子适应社会化的进程。严厉的说教、禁令或惩罚往往并不是最好的选择,而在适当时机以适宜的方式进行宣教有可能是更好的方法。例如在参加亲友的葬礼时引导孩子参与对生死意义的讨论。

(三)临终者和丧亲者的情绪反应

1. 临终者情绪反应的五个阶段

(1)否定期:这个阶段发生于刚接受到即将死亡的信息或遭遇到即将引起死亡的事件时。此时个体处于类似于休克的状态,会有一种不现实的感觉。往往会出现类似于"我不会"、"不可能"或"我不相信"这样的论断。这个阶段的存在也为临终者提供了一个逐步接受事实的缓冲。但是,这个阶段也有可能使患者完全否定自己身患绝症,坚持继续过自己原有的生活,从而使患者不能接受合理的医疗干预,以致缩短了生存期。

(2)愤怒期:个体在脱离第一个阶段以后,开始认识到事实情况,但又无法接受现实。此时个体处于愤怒的状态。在行为上表现出砸东西、发脾气、破口大骂或诅咒。往往会出现诸如"为什么是我"、"凭什么我要死"或"太不公平了"等表述。这个阶段的情绪往往极为激烈,但因为有明确的诱因可解释,家属往往会给予安慰。但要注意的是,激烈的情绪有可能使生命体征更加不稳定,需要及时干预。

(3)交易期:在事实无可更改的情况下,个体在这个时期已经意识到死亡的不可避免。此时个体为了能够延长生命,开始与各种现实或想象中的求助对象进行讨价还价,包括亲人、医生甚至是神灵。在某些个体,讨价还价的内容并非延长生命,有可能是自己尚未完成的愿望,例如给子女留下一笔可以继承的财产。这个阶段的个体,往往会极其乐意接受他人的意见和建议。但是,也有一部分个体会在这个阶段出现超出日常道德规范的行为(例如盗窃),或者表面上表现出积极的行为,而实质上是回避现实(例如吸毒),因此需要及时发现问题,给予恰当的引导。

(4)沮丧期:在经过讨价还价等多种交易而无效时,残酷的现实告诉个体:"死亡终将到来,已经无可回避。"个体会陷入抑郁状态,表现为恐惧、无奈、消沉、人际退缩、拒绝合理的医疗干预、暗地里放弃治疗,甚至会自杀。这个时期,往往会对各种心理干预毫无反应,甚至某些抗抑郁药物的使用会促使个体产生实施自杀行为的内驱力。家人的看护和温馨的环境往往有助于帮助个体渡过这个阶段。

(5)接受期:个体最终承认事实,不再回避现实。这个阶段的个体往往会关注眼前所作所为的现实意义,并争取把握这种现实意义。但是,人们对这个阶段往往会有误解,认为个体被动地接受事实就等于进入了接受期。实际上,最坦然的心境往往类似于"我的人生毕业了,要过渡到下个阶段"。这种心境所伴随的是一种内在的积极主动的心态,平静但不是麻木地迎接即将到来的死亡。在中国的文化环境中,往往以"善终"或"寿终正寝"作为理想结果。所谓"善终",包括了三个要素:身体痛苦降到最低程度、心理上不牵挂不孤独、思想上感到一生是有意义的。现代人往往是死在医院的病床上，围绕着死者的是一堆仪器、白墙和白大褂，而难以在家那样的温馨环境和亲友的环绕下简单且自然地面对死亡。这种理想的最终状态，在一百年前却是常态。因此，对于接受期的个体，如何在最后获得这种理想的状态，需要临终者、亲友和医务人员的共同努力。

2. 丧亲者的情绪反应　以上五个阶段同样适用于丧亲者。所不同的是，丧亲者的否定往往是象征性的，表现为仍然觉得妻子或丈夫会随时回家来，无法理解为什么亲人永远不再走进家门，觉得自己身处梦中。

在愤怒期，丧亲者所表达的愤怒情绪未必合情合理，例如蛮横地指责医生没有尽力抢救。值得注意的是，愤怒期的出现往往提示丧亲者已经获得了足够的安全感，已经能经得起未来的一切。这是走出丧亲阴影的第一步。

当丧亲者开始自责和愧疚时，往往意味着进入了交易期。他们会假设各种各样的情况，往往会说"如果当时……"、"要是我……"、"后悔没有……"。讨价还价行为伴随的是一种整理心绪的过程，但最终的结论仍然是"亲人确实永远离开了"。

沮丧期与交易期丧亲者最大的不同是，沮丧期的个体活在现在，而交易期的丧亲者的心理状态在过去与现在之间不断切换。进入沮丧期的丧亲者，往往找不到生活的意义，甚至也进入抑郁的状态，有部分个体甚至形成不良的生活习惯(例如开始抽烟甚至吸毒等)。但是，沮丧并不是精神疾病的症状，而是对巨大伤痛的正常反应。多数旁观者看到沮丧期的丧亲者往往会试图逗她/他开心。事实上这只是反映了劝说者本身无法忍受别人长期悲伤的样子。对于丧亲者，往往需要的是不受干扰但又不至于感到孤单的环境。

丧亲者进入接受期的时间长短并没有固定的规律。接受期的圆满达成不但要求丧亲者接受事实，还需要能够达到心灵的平静，而这并没有一个确切的终点。

3. 干预者须知　值得注意的是，以上五个阶段并不是线性进程，也没有明确的分割界限。从严格意义上来说，这五个阶段应该是五种心理状态。个体可能会在某些状态之间反复地切换。每个阶段的具体时间可长可短。对干预者而言，应当让个体经历这五个阶段，并最终达到接受的状态，而不是停留在其他状态。

（江钟立　林枫　贺丹军）

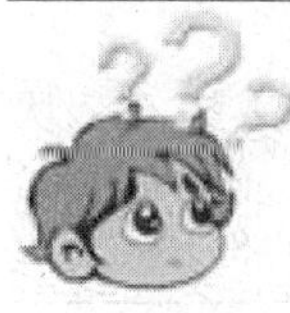

思考题

1. 简述老年期运动系统衰退的变化特征。
2. 简述老年期的人格类型。
3. 论述安全步行对老年人健康的意义。
4. 成熟的死亡观如何发展而来，应该包括哪些要素？
5. 简述临终者的情绪反应特征。

主要参考文献

1. 吴海生，蔡来舟，主编. 实用语言治疗学. 人民军医出版社，1995.

2. Shafffer D. R. 等，著. 邹泓，等，译. 发展心理学（第八版）. 中国轻工业出版社，2009.

3. 吴瑞萍，胡亚美，江载芳，主编. 实用儿科学. 人民卫生出版社，1996.

4. 陶国泰，主编. 儿童少年精神医学. 江苏科学技术出版社，2000.

5. 郑建仲，田时雨，编著. 神经病诊断学. 上海科学技术出版社，1991.

6. 陈立嘉，康复医学中常用的运动发育反射. 中国康复理论与实践，1997，3（2）：83－6.

7. 郭秀艳. 实验心理学. 人民教育出版社. 2007.

8. 鲍秀兰，等. 0～3 岁儿童最佳的人生开端. 中国发展出版社，2006.

9. 戴淑凤. 0～3 岁的感觉教育同步指导手册. 教育科学出版社，1997.

10. 达蒙，勒纳，著，林崇德，李其维，董奇，译. 儿童心理学手册（第六版）第二卷. 华东师范大学出版社，2009.

11. 董奇，曾琦，林磊，王雁平. 爬行与婴儿共同注意能力的发展. 心理科学，1997：20：298－302.

12. 服部祥子. 生涯人间达论. 东京，医学书院，2000.

13. 岩崎清隆，等. 达障害と作业疗法. 东京，三轮书店，2001.

14. 中村隆一，等. 基础运动学. 东京，医出版株式会社，1994.

15. 贺丹军，等. 医学心理学. 科学出版社，2002.

16. 庞丽娟，等. 婴儿心理学. 浙江教育出版社，1993.

17. 高月梅，等. 幼儿心理学. 浙江教育出版社 1993.

18. 张澍，现代儿科学. 人民军医出版社，1998.

19. 卢格，著，陈德民，等，译. 人生发展心理学（第三版）. 学林出版社，1996.

20. 缪鸿石，等. 康复医学理论与实践. 上海科学技术出版社，2000.

21. 无藤隆[日本]（著），黄志道，顾琪璋，译. 婴儿眼里的世界：语言前的儿童心理探索. 浙江教育出版社. 2006.

22. 董奇，等. 动作与心理发展（第二版）. 北京师范大学出版社，2004.

23. 索尔所，R. L.，麦克林，M. K.，& 麦克林，O. H. 著. 邵志芳，李林，徐媛，高旭辰 & 何敏萱，译. 认知心理学（7th Ed.）. 上海人民出版社. 2007.

24. 卡罗尔，著. 缪小春，等，译. 语言心理学（4th Ed.）. 华东师范大学出版社. 2006.

25. Haywood, K. and Getchell, N. Life Span Motor Development(5th Ed.), Champaign, IL: Human Kinetics. 2009.

26. Stiles, J., Reilly, J., Paul, B., & Moses, P. Cognitive development following early brain injury: evidence for neural adaptation. Trends Cogn Sci, 2005;9(3), 136－143.

27. McLaughlin Crabtree, V., & Williams, N. A. Normal sleep in children and adolescents. Child Adolesc Psychiatr Clin N Am, 2009;18(4), 799－811.

28. Landrigan, P. J., Kimmel, C. A., Correa, A., & Eskenazi, B. (2004). Children's health and the environment: public health issues and challenges for risk assessment. Environ Health Perspect, 2004;112(2), 257－

265.

29. Scheibe, S. , & Carstensen, L. L. (2010). Emotional aging: recent findings and future trends. J Gerontol B Psychol Sci Soc Sci, 2010;65B(2), 135 - 144.

30. Labouvie - Vief, G. Cognition and equilibrium regulation in development and aging. Restor Neurol Neurosci, 2009;27(5), 551 - 565.

31. Vereijken, B. The complexity of childhood development: variability in perspective. Phys Ther, 2010;90(12), 1850 - 1859.

32. Keen, R. The development of problem solving in young children: a critical cognitive skill. Annu Rev Psychol, 2011;62, 1 - 21.

33. Kopp, C. B. Development in the early years: socialization, motor development, and consciousness. Annu Rev Psychol, 2011;62, 165 - 187.

34. Pichierri, G. , Wolf, P. , Murer, K. , & de Bruin, E. D. Cognitive and Cognitive - Motor Interventions Affecting Motor Functioning of Older Adults: A Systematic Review. BMC Geriatr, 2011;11(1), 29.

35. Feldman, R. S. Development across the life span (6th ed.). Upper Saddle River, NJ: Prentice Hall. 2010.